W0274010

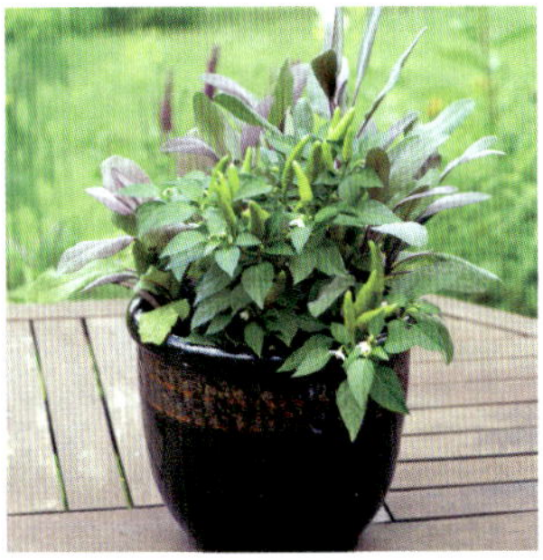

ma petite
pharmacie du balcon

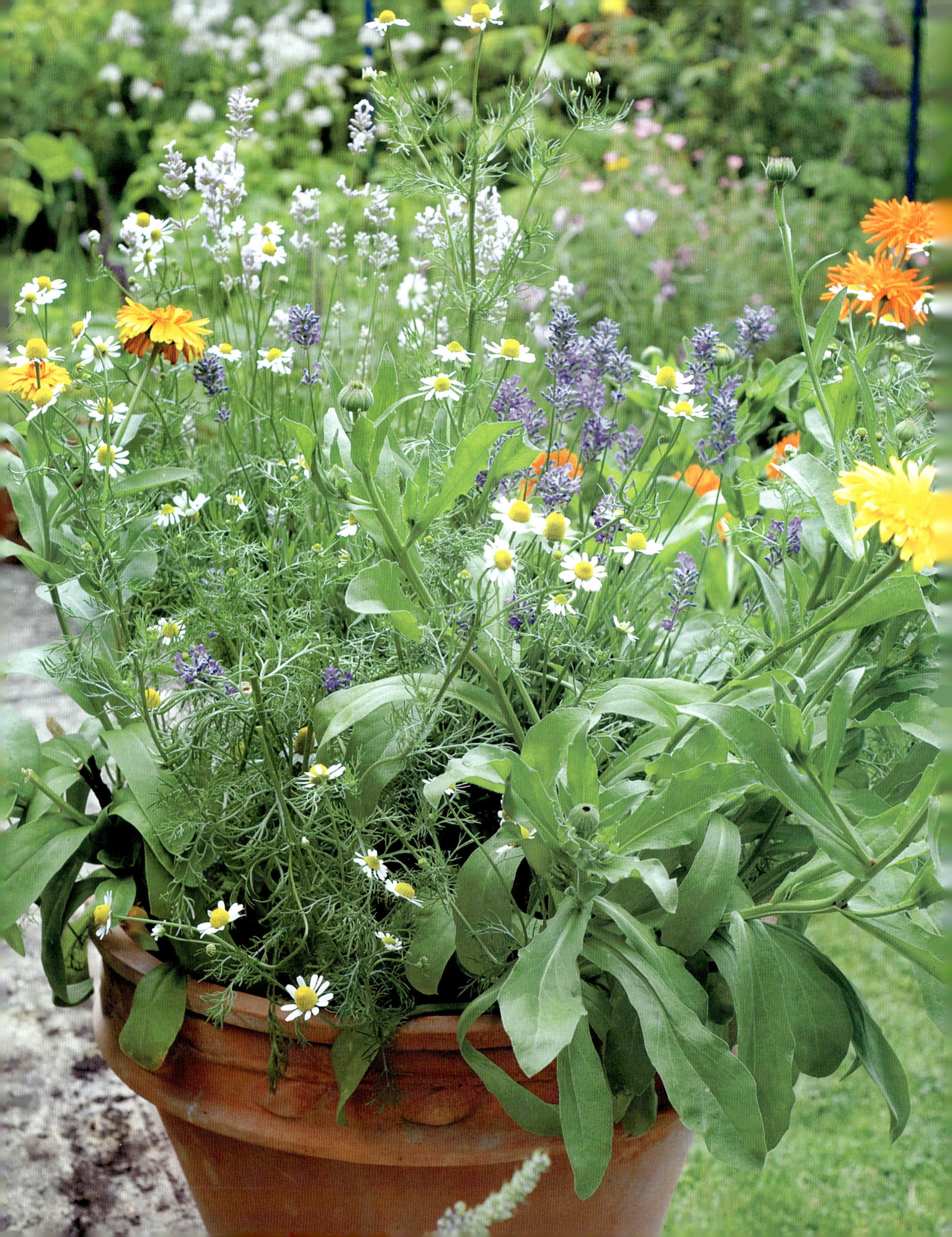

Anne McIntre

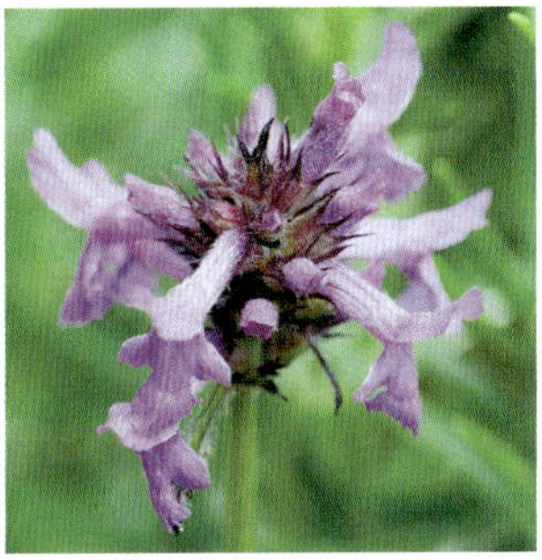

ma petite pharmacie du balcon

Ce livre expose les opinions et conceptions de l'auteur. Il est destiné à fournir un matériel utile et informatif sur les sujets abordés ; ni l'auteur ni l'éditeur ne s'engagent à rendre un service personnel ou professionnel dans ce livre. L'auteur et l'éditeur déclinent toute responsabilité pour toute gêne, perte ou risque, personnels ou autre, subis suite à l'utilisation du contenu de ce livre.
Cet ouvrage a bien entendu été préparé avec toute les précautions requises, mais les informations qu'il contient n'ont pas vocation à se substituer à un traitement sous contrôle médical. Avant d'apporter la moindre modification à votre régime alimentaire, consultez toujours un médecin.
Bien que tous les remèdes proposés dans ce livre soient sans danger quand ils sont préparés correctement, vous devez solliciter l'avis d'un professionnel si vous avez le moindre doute sur une maladie. Toute application des notions et informations contenues dans ce livre sont à la seule discrétion et aux risques et périls du lecteur.

Publié pour la première fois en Grande-Bretagne en 2011 sous le titre *Drugs in Pots*
par Gaia, un département d'Octopus Publishing Group Ltd.
Endeavour House, 189 Shaftesbury Avenue, London WC2H 8JY
© 2011 Octopus Publishing Group Ltd
www.octopusbooks.co.uk

Textes © 2011 Anne McIntyre
Anne McIntyre affirme son droit moral à être reconnue comme l'auteur de ce livre.
Tous droits réservés.
© 2011 Hachette Livre (Marabout) pour la traduction et l'adaptation françaises.

Traduction : Catherine Bricout
Adaptation : Élisabeth Boyer

Tous droits réservés. Toute reproduction ou utilisation de l'ouvrage sous quelque forme et par quelque moyen électronique, photocopie, enregistrement ou autre que ce soit, est strictement interdite sans l'autorisation de l'éditeur.

Imprimé en Chine
ISBN 978-2-501-07360-8
EAN 9782501073608
4069761/01

Sommaire

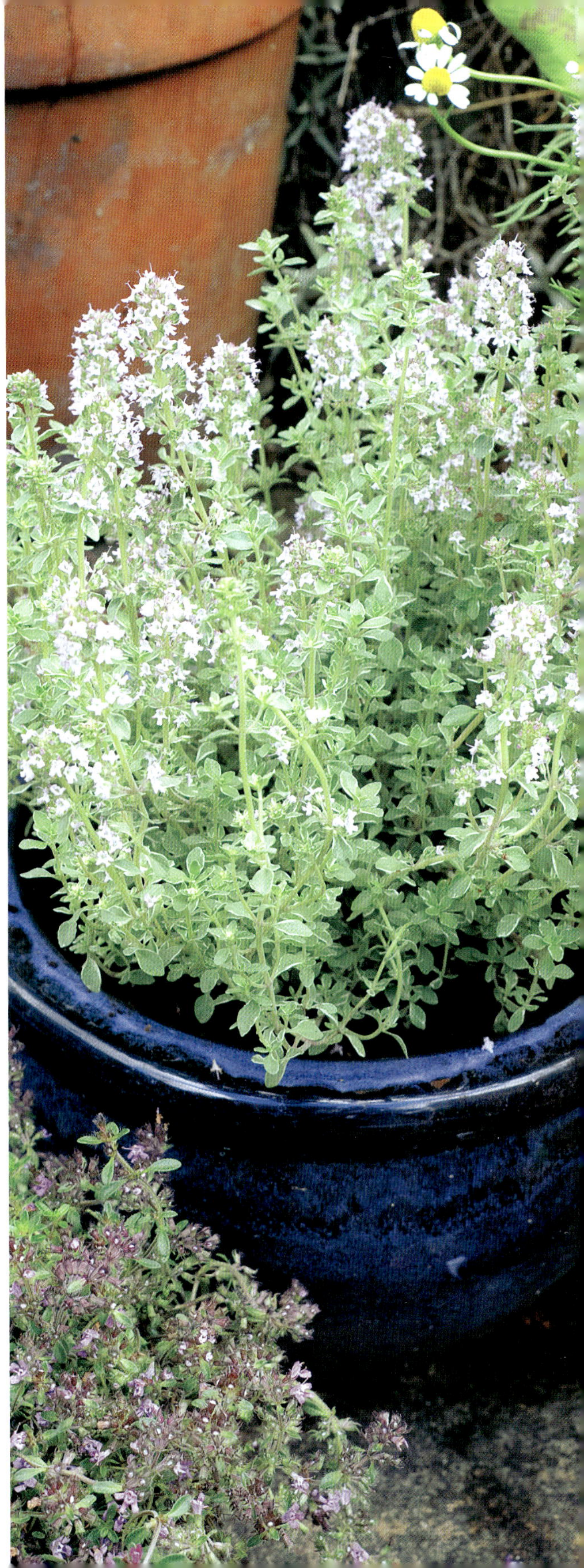

Introduction

Comment se soigner par les plantes

Le jardinage constitue à lui seul une excellente médecine préventive. Si vous aimez vous occuper des plantes, vous connaissez sans doute déjà cette joie qu'apportent des heures passées à en prendre soin, à les observer s'épanouir, à profiter de leurs formes et de leurs couleurs. Un coin de terrain, même tout petit, est souvent un havre de paix qui permet d'échapper au stress de la vie quotidienne. Mais même si vous ne disposez pas d'un vrai jardin, vous pouvez vous livrer au plaisir du jardinage grâce à la culture d'herbes en pots, en intérieur comme sur un balcon ou un rebord de fenêtre. Votre récolte vous récompensera de tous vos efforts et vous aurez aussi le plaisir d'améliorer votre bien-être et votre santé.

Cultiver des herbes est un excellent moyen pour connaître des plantes qui sont à la fois belles et parfumées, et peuvent en outre constituer de remarquables remèdes naturels. Aromatiques ou médicinales, les herbes offrent des emplois très variés : elles parfument les plats, rehaussent les saveurs de certains aliments un peu fades et peuvent s'employer également pour préparer des cosmétiques et autres produits de beauté ainsi que des préparations médicinales. Les herbes communes employées par les herboristes pour soulager et guérir les maladies les plus simples à traiter sont à portée de main, dans votre cuisine, sur votre terrasse ou au jardin, mais aussi dans les champs ou les haies du voisinage. Un gargarisme à la sauge, par exemple, soulage efficacement une gorge irritée ; les boissons à la menthe et au miel soignent rhumes et catarrhes ; le vinaigre apaise la douleur des piqûres de guêpe et les feuilles d'oseille frottées sur les brûlures d'orties les calment rapidement. Semer des herbes et les regarder pousser, puis couper feuilles et fleurs pour parfumer vos plats, tisanes, teintures, huiles de massage et crèmes pour le corps vous donnera conscience des extraordinaires outils naturels qui vous entourent. Un petit jardin ou un rebord de fenêtre peut se transformer en armoire à pharmacie et vous permettre de traiter rhumes et toux, maux d'estomac et de tête, ainsi que toutes les petites douleurs courantes. Vous réduirez ainsi le recours à des médicaments souvent trop puissants pour des maladies bénignes. Économique et écologique, cette pratique est en outre étonnamment simple à mettre en œuvre.

Un peu d'histoire

Depuis des millénaires, les plantes fournissent aux êtres humains nourriture, vêtements, abri, remèdes et carburant. Dans certaines cultures et à certaines époques, elles protègent contre les puissances des ténèbres, le tonnerre et le « mauvais œil » que nos ancêtres rendaient responsables des maladies du corps et de l'âme. Les plantes sont la source de tous les aliments que nous ingérons et de l'oxygène que nous

Ci-contre *On pourra cultiver les plantes dans des pots séparés ou choisir un conteneur plus grand pour y faire pousser différentes espèces aux vertus variées.*

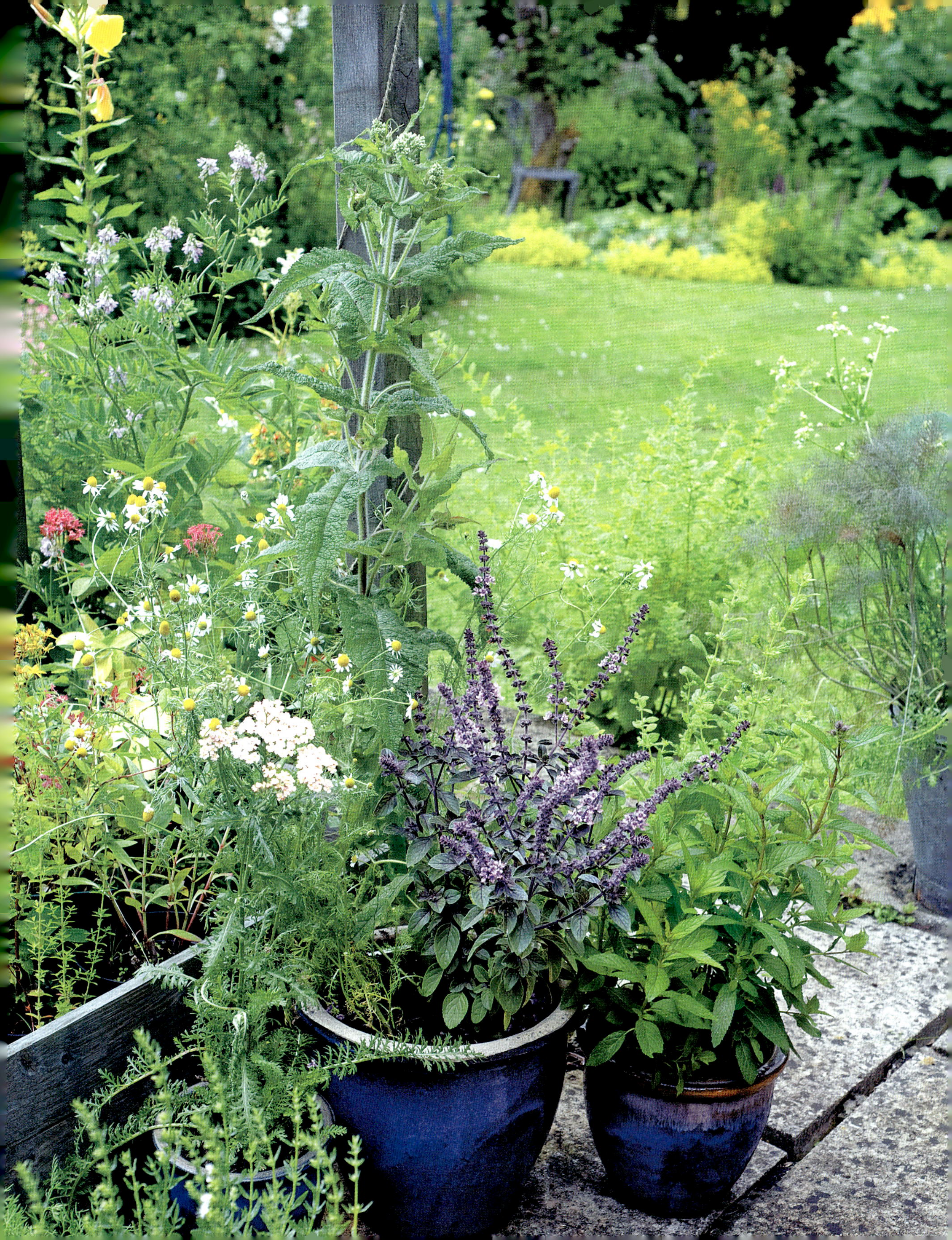

respirons ; il n'est donc guère surprenant qu'elles nous offrent depuis la nuit des temps des remèdes pour lutter contre quasiment tous les maux. Aussi loin que notre regard se porte dans le passé, les herbes médicinales ont été employées dans toutes les cultures du monde. L'homme de Néandertal y avait déjà recours pour se soigner et leur accordait une valeur symbolique. En 1963, des archéologues ont trouvé plusieurs espèces d'herbes dans un tombeau datant de 60 000 ans, dans une caverne en Irak. Dès 3000 avant J.-C., des écoles de médecine par les plantes existaient en Égypte, en Chine, en Assyrie et en Inde. Originaire de Chine et attribué à l'empereur Huang Di (vers 2500 avant J.-C. environ), le *Pen Tsao* est l'un des plus anciens manuels de phytothérapie. Des recettes d'herboristerie étaient aussi reportées sur des tablettes d'argile et des papyrus par les Égyptiens de l'Antiquité.

Dans la médecine antique, les herbes étaient vénérées pour leur efficacité à traiter des troubles physiques mais également des déséquilibres d'ordre émotionnel ou mental. Les religions intégraient l'utilisation des plantes au cours de rites sacrés, et les herbes soignaient tout autant une jambe cassée qu'un rêve non réalisé ou des bleus à l'âme. Fleurs et herbes avaient une signification symbolique et pouvaient constituer une forme de langage caché.

Les connaissances de nos ancêtres et leur compréhension de l'emploi des plantes comme remèdes aux maux physiques et psychologiques ont traversé les siècles et nous avons hérité d'un savoir précieux, étayé par des millénaires d'expérience pratique. Cette sagesse millénaire est un héritage de prix et il ne tient qu'à nous de l'approfondir en cherchant à mieux connaître les

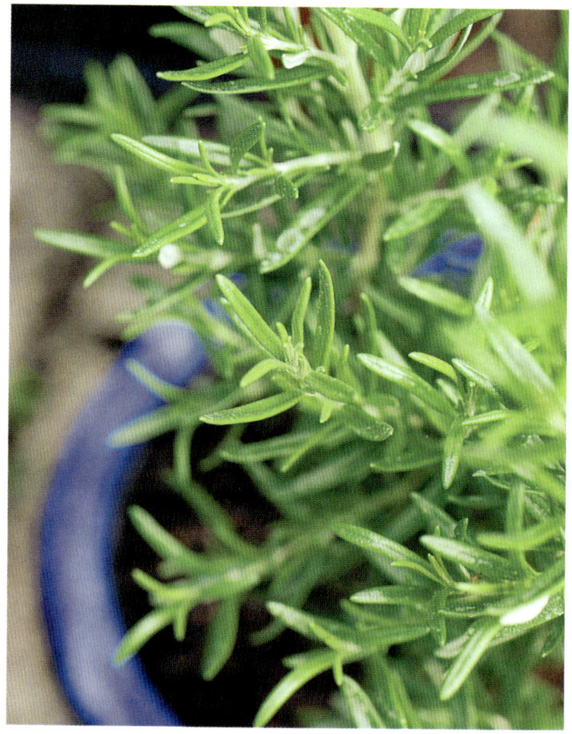

Le romarin est une herbe essentielle et l'une des plus polyvalentes dans son emploi médicinal.

plantes qui nous entourent. Si vous souhaitez mieux connaître ce vaste sujet, n'hésitez pas à vous adresser aux herboristeries.

La culture d'un jardin d'herbes aiguisera votre curiosité et vous incitera à en apprendre davantage sur ces plantes merveilleuses. Vous serez peut-être surpris de découvrir combien d'espèces courantes, fleurs sauvages ou « mauvaises herbes », constituent des remèdes précieux et contiennent de puissants composés thérapeutiques. Coquelicot, violette, plantain, pensée, brunelle, rose, pissenlit et même chiendent viennent immédiatement à l'esprit. Ces herbes simples, qui prospèrent un peu partout, ont mérité tout le temps et l'argent investis en recherches expérimentales sur des remèdes potentiels à des maladies comme les infections virales, la déficience immunitaire, la dépression ou le paludisme, ainsi que nombre de troubles aigus et dégénératifs ou liés au stress. Échinacée, millepertuis, aloe vera, basilic sacré et gotu kola sont d'autres exemples de ces herbes précieuses. Votre jardin médicinal gagnera donc à accueillir des plantes du monde entier à condition qu'elles supportent un climat tempéré. Parmi celles-ci, on trouve des herbes venues d'Orient comme le gotu kola, la mélisse, la coriandre, le basilic sacré, le cumin, le fenugrec, le codonopsis, la brunelle et la scutellaire du Baïkal, mais aussi des espèces originaires du continent américain comme l'eupatoire perfoliée, le pavot de Californie, le piment de Cayenne, la scutellaire et l'échinacée.

Un retour aux sources

La large palette des médicaments modernes pourrait nous faire oublier nos médecines à base d'herbes. Simples et d'accès facile, ces dernières connaissent toutefois un regain d'intérêt depuis quelques années. Les remèdes traditionnels aux plantes constituent une part importante des préparations disponibles et contribuent à la santé publique. Leurs actions thérapeutiques innombrables offrent des alternatives efficaces et éprouvées aux médicaments allopathiques. Les plantes fournissent d'excellentes solutions en prévention et, si elles sont associées à un mode de vie sain, elles améliorent le bien-être général. Elles apportent aussi un soulagement dans les infections bénignes et évitent souvent de recourir à une prescription plus lourde comme les antibiotiques.

Les recherches sur la valeur médicinale des plantes et des aliments se développent dans le monde entier car les scientifiques poursuivent leur quête de nouveaux « remèdes » à des problèmes comme les maladies cardiaques, les troubles dégénératifs ou les cancers. Différentes études ont permis d'identifier les molécules actives dans de nombreuses plantes et d'expliquer leurs emplois médicaux anciens. Les mérites de certains remèdes traditionnels – comme les graines de céleri pour traiter l'arthrite, l'ail pour améliorer la tension artérielle, le thym pour lutter contre les infections et le piment de Cayenne pour soulager la douleur – ont été scientifiquement prouvés. Rien d'étonnant à cela si l'on considère que beaucoup de médicaments puissants de la médecine conventionnelle moderne trouvent leur origine dans la nature. Ainsi, la pénicilline provient de moisissures, la digoxine est extraite de la digitale et l'aspirine est un dérivé de l'acide salicylique, que l'on trouve à l'état naturel dans l'écorce du saule.

Comment fonctionne la médecine des plantes ?

Les composants naturels des plantes possèdent une compatibilité intrinsèque avec notre corps. Nous ne pouvons pas assimiler directement les éléments dont notre corps a besoin pour être en bonne santé et nous guérir quand nous sommes malades. Les plantes traitent ces éléments pour nous et les rendent accessibles à notre organisme. Par la photosynthèse, elles fabriquent des hydrates de carbone et libèrent de l'oxygène, tout en absorbant des minéraux et des oligoéléments via leurs racines. Elles créent ainsi des voies métaboliques qui fournissent les bases pour la production de composés facilement exploitables par le corps humain. Dans les plantes médicinales, ces composés sont des minéraux, des vitamines et des oligoéléments, ainsi qu'une vaste gamme d'autres substances comme les huiles volatiles, principes amers, tanins et autres alcaloïdes, entretenant des affinités avec des organes précis et qui ont des effets thérapeutiques particuliers.

Par définition, une plante médicinale est une plante qui a une action thérapeutique, processus qui inclut la majorité des fruits et légumes. Ainsi, le céleri a un effet nettoyant et antiseptique sur tout l'appareil urinaire et ses graines sont largement utilisées dans les cas d'arthrite ; l'avoine est un merveilleux tonique du système nerveux et le framboisier apaise depuis longtemps les gorges et les bronches irritées.

Le corps humain s'est adapté, au fil des millénaires, pour réagir aux médications par les plantes – réaction impossible à obtenir avec de puissants médicaments de synthèse. À condition d'en maîtriser l'emploi, les plantes entraînent moins d'effets secondaires car leurs substances sont proches des combinaisons chimiques du corps humain.

Le rôle des plantes

Elles contiennent une gamme immense de substances thérapeutiques, et leurs effets sont d'autant plus divers que ces composants peuvent être associés entre eux. Tanins, huiles volatiles, mucilages, alcaloïdes, glucosides, saponines, flavonoïdes et amers sont concentrés dans différentes parties de la plante, dans des proportions variables. On emploiera tantôt les racines, tantôt les feuilles, les fleurs, les baies ou l'écorce. Dans certains cas, on peut aussi utiliser plusieurs parties de la plante, chacune ayant un effet thérapeutique distinct. Prenons l'exemple de la molène, herbe poussant dans la nature mais que les jardiniers traitent comme une mauvaise herbe quand elle envahit leur terrain... Ses fleurs et ses feuilles servent à préparer un onguent pour soulager les crises d'hémorroïdes, alors qu'une infusion de fleurs apaisera une douleur, favorisera la venue du sommeil ou aura une action laxative. Un cataplasme de feuilles très chaud soulagera une mastite tandis que racine et feuilles seront associées en infusion ou en décoction pour traiter rhumes, toux, asthme, gonflement glandulaire, rhumatismes et diarrhées.

Les plantes pourront aussi avoir des indications différentes selon leur mode de préparation et d'absorption. Ainsi, l'huile essentielle extraite des feuilles de sauge est antiseptique et fongicide. Mais les feuilles de cette plante contiennent également des tanins et un composé amer appelé picrosalvine, dont l'action combinée a un effet désinfectant quand les feuilles sont employées en infusion. On utilise cette préparation en gargarisme pour soulager les maux de gorge et en bain de bouche pour soulager des gencives enflammées. Par voie orale, l'infusion de sauge présente d'autres qualités. Elle évite les sueurs nocturnes et stoppe les montées de lait lors du sevrage.

Votre jardin d'herbes en pots

Les 40 potées décrites dans cet ouvrage et les recettes proposées pour le traitement de divers maux courants sont destinées à vous fournir un aperçu des utilisations potentielles des herbes que vous avez à portée de main. La culture des herbes et les essais de recettes vous fourniront une expérience pratique et vous démontreront à quel point il est facile de faire de votre jardin en pots une source de remèdes vite prêts. Si vous traitez un problème chronique, par exemple un syndrome de colon irritable ou une arthrite, vous devrez acheter d'autres plantes en complément, séchées ou en teinture. Vous pouvez aussi, si

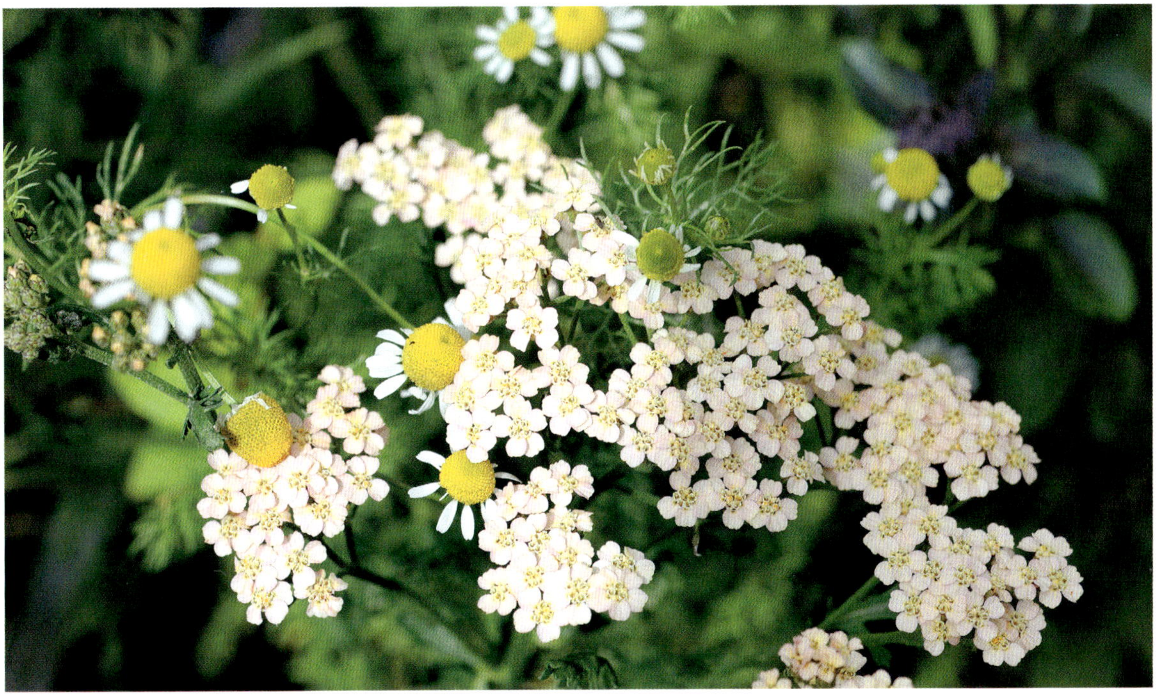

L'association du millefeuille et de la camomille est un bon remède aux fièvres et aux infections.

vous le souhaitez, planter d'autres espèces végétales pour d'autres maux. En vous reportant au catalogue des herbes et plantes *(page 118)*, vous découvrirez quelles plantes correspondent le mieux à vos besoins et pourrez agencer vos compositions en conséquence.

N'oubliez pas, toutefois, qu'un minimum de prudence s'impose dans le traitement sans avis médical de troubles même bénins. Consultez un médecin si les symptômes persistent au-delà de jours.

Pensez aussi à étiqueter soigneusement vos plantes pour les identifier sans risque d'erreur. Si vous optez pour de jeunes sujets en pot, achetez-les chez un fournisseur sérieux et clairement étiquetées.

En créant un jardin médicinal en pots, vous suivrez les traces de nombreux herboristes du passé et assurerez la continuité de la culture des simples dans l'histoire. Car les plantes cultivées pendant des millénaires par les moines, les médecins et les apothicaires sont à peu près les mêmes que celles que nous cultivons actuellement. Coucous, pervenches, violettes et roses sont des hôtes des jardins aussi prisées aujourd'hui qu'elles l'étaient dans les monastères médiévaux. Ces plantes nous relient à tous ceux, hommes et femmes, qui les ont cultivées de tout temps pour cuisiner et pour soigner. Elles participent d'une histoire vivante qui nous rattache à une époque où les plantes étaient estimées tant pour leurs qualités gustatives et médicinales que pour leur dimension symbolique.

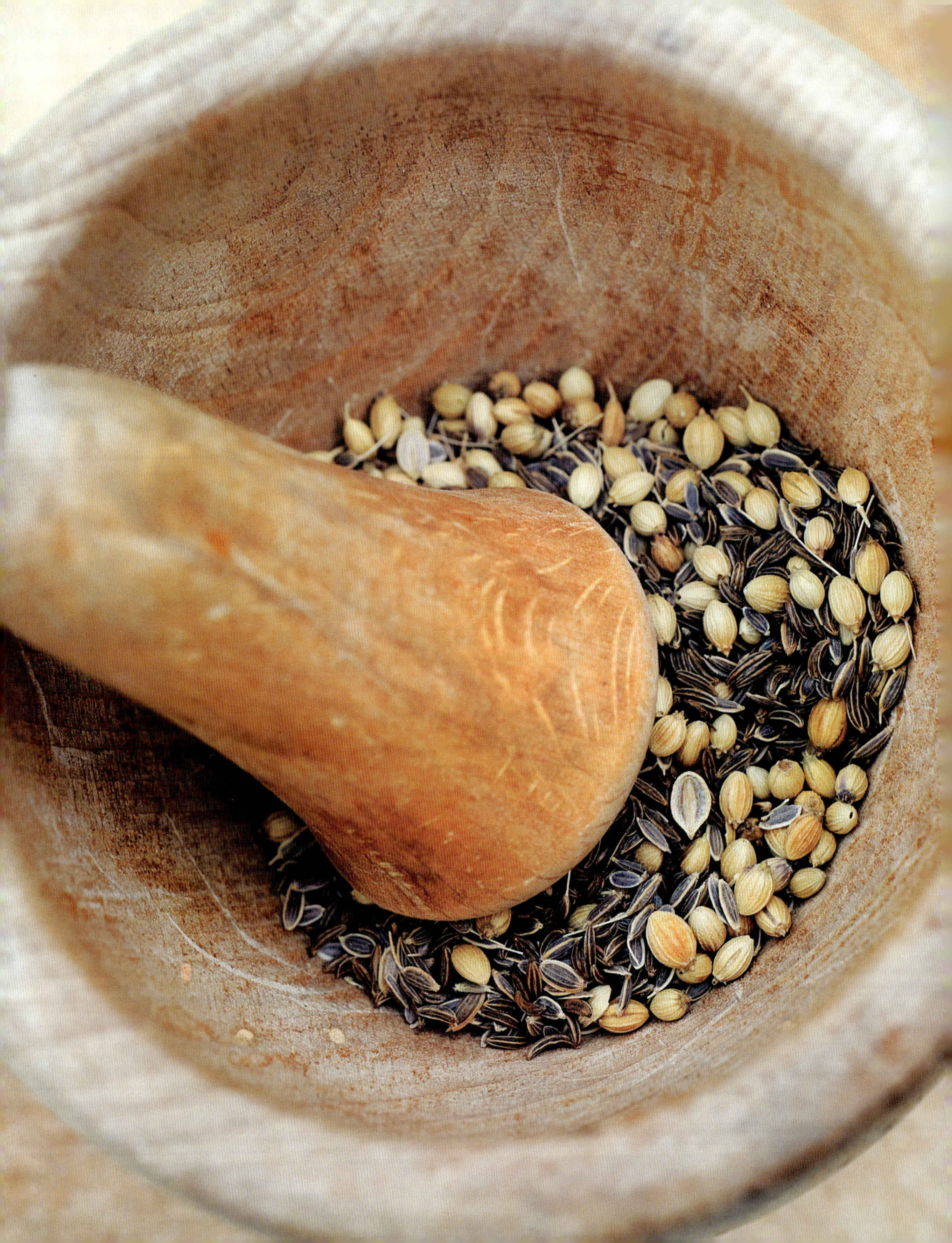

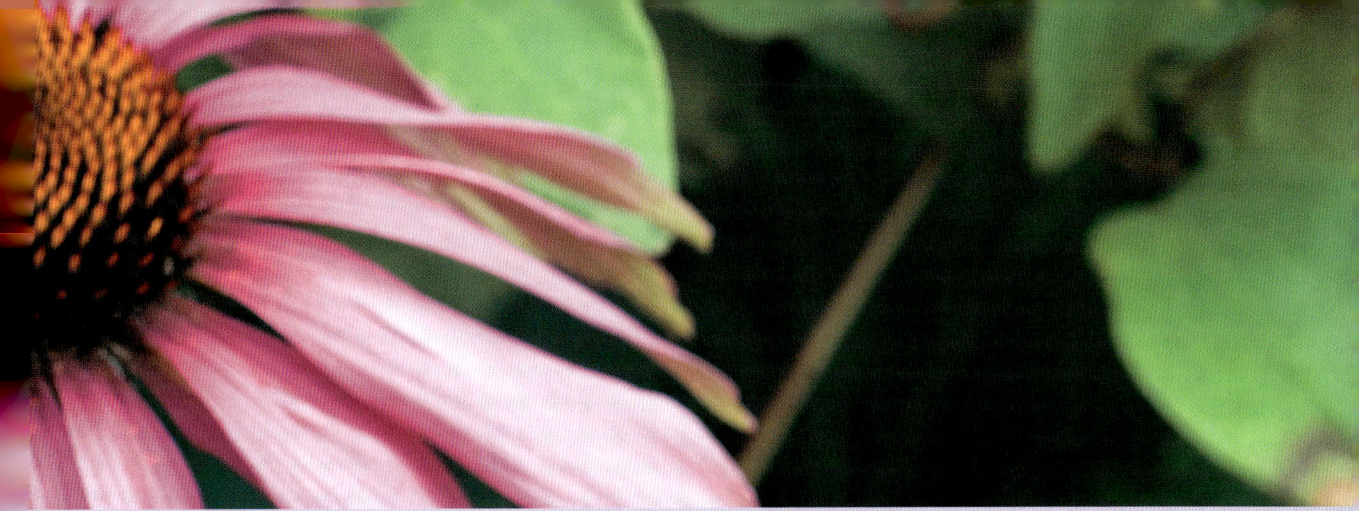

votre pharmacie

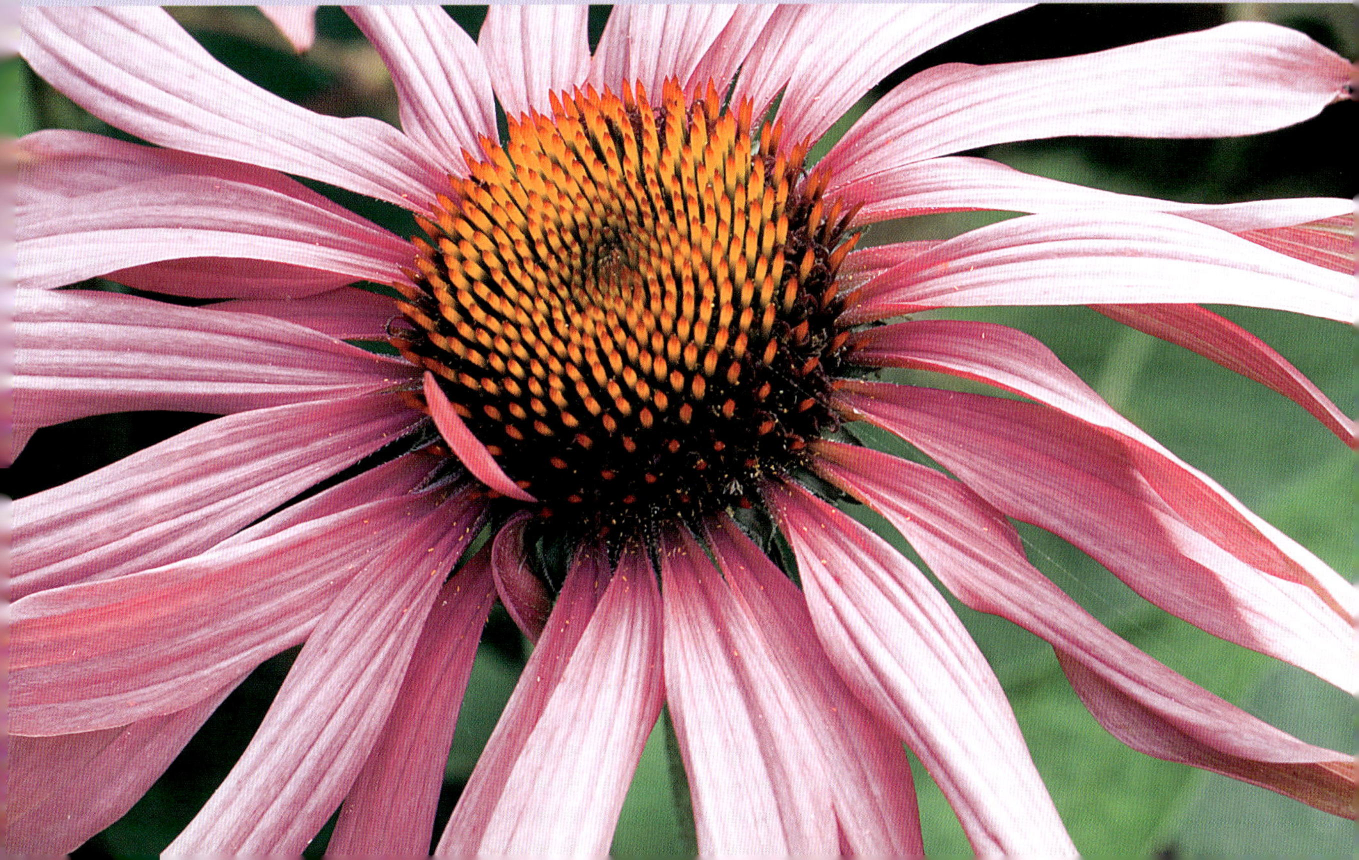

Utilisation des plantes

Bien-être et santé au bout des doigts

Préparer des remèdes à partir de plantes cultivées en pots est à la fois amusant, facile et économique. Faites votre récolte de préférence tôt le matin pour que les plantes soient aussi fraîches que possible. Choisissez les parties qui paraissent les plus saines, rincez-les à l'eau froide, éliminez toute trace de terre ainsi que les feuilles abîmées et séchez les parties saines avec du papier absorbant.

Il y a plusieurs méthodes pour bénéficier au mieux des propriétés curatives des plantes. Le plus simple est de les associer aux aliments ou de les boire en infusion. Salades agrémentées de basilic, feuilles de coriandre, roquette et persil, vinaigrettes relevées d'ail, poisson à l'aneth ou à l'oseille, pommes de terre nouvelles à la menthe, ragoûts parfumés au laurier ou pizza à l'origan, toutes ces recettes nous sont familières. Les nutriments et les constituants thérapeutiques des plantes pénètrent dans le sang et circulent dans tout le corps. Vos herbes culinaires préférées contiennent toutes des huiles volatiles qui leur confèrent parfum et saveur. Ces huiles sont dotées de propriétés antiseptiques qui nous aident à lutter contre toutes sortes d'infections. Vous pouvez aussi transformer les plantes en teintures, sirops, capsules ou mellites. D'autres préparations s'appliquent sur la peau ; les petits vaisseaux capillaires font circuler les composants médicinaux dans le sang et dans tout le corps. Vous pouvez utiliser les infusions en bain de pieds ou de mains, les huiles en massages cutanés, appliquer des lotions et des onguents, crèmes, compresses ou cataplasmes à base de teintures. Les herbes fraîches peuvent enfin être appliquées directement, comme l'aloe vera pour calmer les piqûres ou les fleurs de lavande pour arrêter le saignement des coupures et éraflures légères ou soulager les petites brûlures.

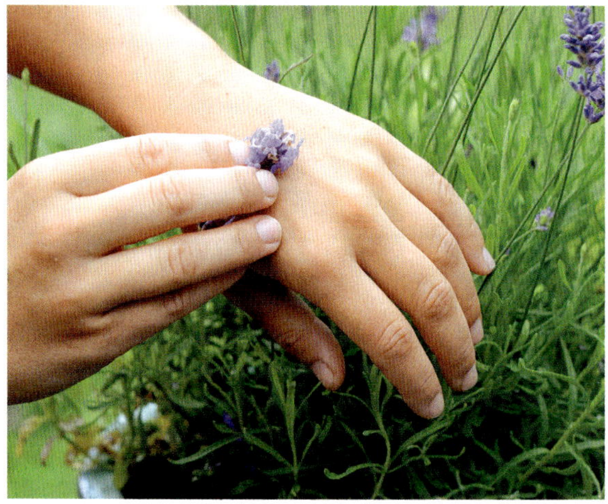

Frotter des fleurs de lavande directement sur la peau permet de soulager brûlures et piqûres d'insectes.

Un bain oculaire de plantain ou de camomille soulage les yeux douloureux et enflammés. Les voies respiratoires sont une autre voie thérapeutique exploitée par les aromathérapeutes. Quand nous utilisons une huile ou une infusion chaude en inhalation, les substances actives des plantes sont envoyées aux poumons où elles sont absorbées avec l'oxygène puis transférées dans le sang qui les fait circuler dans tout l'organisme.

Nutriments présents dans les plantes les plus courantes

VITAMINES	
Vitamine A	Pissenlit ♦ gotu kola ♦ fenugrec ♦ roquette ♦ plantain ♦ piment de Cayenne ♦ basilic ♦ aneth ♦ menthe poivrée ♦ romarin ♦ persil ♦ sauge ♦ coriandre
Vitamine B	Fenugrec ♦ persil ♦ menthe poivrée ♦ sauge ♦ coriandre ♦ ail ♦ pissenlit
Vitamine C	Échinacée ♦ ail ♦ menthe poivrée ♦ cynorhodon ♦ oseille ♦ pissenlit ♦ fenugrec ♦ roquette ♦ aneth ♦ romarin ♦ basilic ♦ persil ♦ sauge ♦ coriandre ♦ carvi ♦ origan
Vitamine D	Pissenlit ♦ cynorhodon
Vitamine E	Pissenlit ♦ scutellaire ♦ persil ♦ sauge
Vitamine K	Gotu kola ♦ basilic ♦ persil ♦ sauge ♦ coriandre ♦ pissenlit
Vitamine P	piment de Cayenne
Niacine	Tanaisie ♦ fenugrec ♦ persil ♦ menthe poivrée

MINÉRAUX	
Calcium	Aloe vera ♦ piment de Cayenne ♦ camomille ♦ fenouil ♦ guimauve ♦ sauge ♦ aneth ♦ menthe poivrée ♦ romarin ♦ persil ♦ carvi ♦ ail ♦ origan ♦ coriandre ♦ pissenlit
Cobalt	Pissenlit ♦ persil ♦ piment de Cayenne ♦ racine d'échinacée
Fer	Ortie ♦ menthe poivrée ♦ romarin ♦ scutellaire ♦ aneth ♦ persil ♦ sauge ♦ coriandre ♦ carvi ♦ ail ♦ origan ♦ persil
Magnésium	Gotu kola ♦ romarin ♦ bétoine ♦ basilic ♦ aneth ♦ menthe poivrée ♦ persil ♦ sauge ♦ carvi ♦ origan ♦ coriandre ♦ pissenlit
Manganèse	Basilic ♦ aneth ♦ romarin ♦ menthe poivrée ♦ sauge ♦ coriandre ♦ carvi ♦ ail ♦ origan ♦ pissenlit
Potassium	Aloe vera ♦ pissenlit ♦ piment de Cayenne ♦ fenouil ♦ persil ♦ cynorhodon ♦ céleri sauvage ♦ aneth ♦ romarin ♦ menthe poivrée ♦ origan
Zinc	Camomille ♦ scutellaire ♦ pissenlit ♦ guimauve ♦ romarin ♦ menthe poivrée ♦ sauge ♦ carvi ♦ ail ♦ coriandre
Chrome	Ortie
Cuivre	Scutellaire ♦ sauge ♦ aneth ♦ romarin ♦ menthe poivrée ♦ ail ♦ coriandre
Sélénium	Ail ♦ coriandre

Usage interne

Les différentes préparations

Les infusions

L'infusion est la préparation la plus simple et la plus courante pour traiter feuilles, tiges et fleurs. L'eau très chaude extrait les constituants de la plante au cours de la macération. La proportion habituelle est de 25 g de plante séchée pour 600 ml d'eau ou 1 cuillerée à café de plante séchée pour 1 tasse d'eau (200 ml). Si vous utilisez des herbes fraîches, doublez la quantité. Placez les plantes dans la théière préalablement chauffée et arrosez d'eau bouillante. Couvrez immédiatement pour éviter l'évaporation des huiles volatiles. Laissez infuser 10 à 15 minutes et filtrez. Buvez l'infusion aussitôt ou conservez-la au réfrigérateur, deux jours maximum.

Les constituants thérapeutiques de certaines plantes calmantes risquent d'être détruits par les températures élevées et doivent donc être préparés en infusion froide. Ceci concerne entre autres les plantes à haute teneur en mucilage comme la guimauve, le plantain ou la feuille de consoude. La méthode et le dosage sont les mêmes, mais vous couvrirez les plantes d'eau froide et les laisserez macérer de 10 à 12 heures.

Posologie : trois fois par jour pour des symptômes chroniques et jusqu'à six fois par jour (jusqu'à 200 ml à la fois) pour des problèmes aigus tels que maux de gorge, grippe et infection pulmonaire. La majorité d'entre nous semble préférer des aliments et médicaments à saveur sucrée et a du mal à s'adapter aux flaveurs insolites de certaines plantes. Même

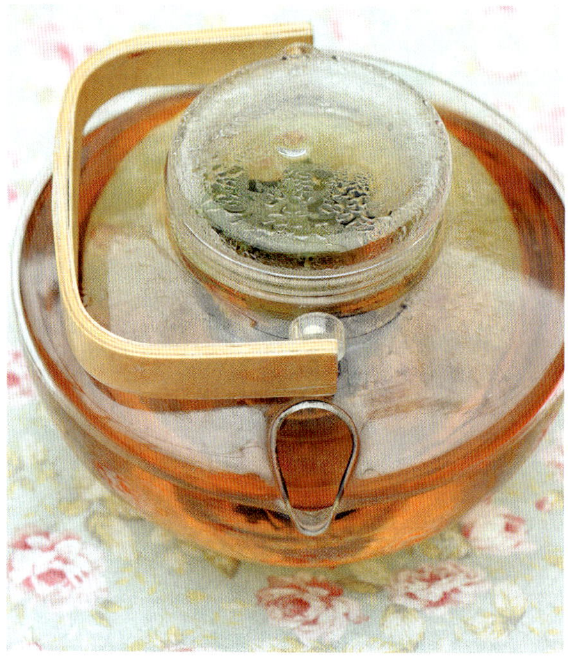

Les plantes doivent infuser de 10 à 15 minutes, de préférence dans une théière, avant d'être absorbées.

si l'amertume doit être perceptible pour que la préparation soit efficace, le goût est parfois difficile à supporter. Mais il est possible d'obtenir une saveur plus agréable en associant plusieurs plantes ; ainsi la menthe poivrée, le fenouil, la mélisse et la lavande masqueront les flaveurs d'espèces moins savoureuses sans en diminuer les effets. La réglisse et le fenouil sont aussi de merveilleux additifs gustatifs. Le miel adoucit également les infusions. On consomme les infusions chaudes ou très chaudes, notamment dans le traitement des fièvres, rhumes et catarrhes. On les boit tièdes ou froides pour traiter les problèmes associés aux reins et à l'appareil urinaire (infections rénales, cystites, urétrites et énurésie).

Les décoctions

Les parties ligneuses des plantes ont des parois cellulaires coriaces ; la température de l'eau doit être élevée pour les décomposer et en extraire les constituants. L'écorce, les graines, les racines et les noix sont préparées en décoction. Réduisez les plantes en miettes au pilon dans un mortier ou écrasez-les au marteau ; les constituants seront plus accessibles à l'eau.

Les proportions de plante et d'eau sont les mêmes que pour une infusion, mais vous veillerez à ajouter un peu d'eau pour compenser l'évaporation due à l'ébullition. Mettez les plantes dans une casserole et recouvrez-les d'eau. Portez à ébullition, couvrez et laissez cuire à petits bouillons 10 à 15 minutes. Filtrez et buvez la décoction comme une infusion.

Les teintures et teintures-mères

Les teintures sont des extraits concentrés obtenus par macération dans un mélange d'eau et d'alcool ou de glycérol. La proportion d'eau et d'alcool varie selon les plantes et selon les composants à extraire. Elle peut aller de 25 % d'alcool pour de simples tanins et glucosides à 90 % d'alcool pour des résines et des gommes comme celles du souci. Vous pouvez préparer des teintures avec de la vodka, du cognac ou du gin dont les 45 % d'alcool garantissent une bonne extraction et une bonne conservation.

Vous utiliserez des plantes fraîches ou séchées, finement ciselées ou réduites en poudre. Placez les plantes dans un bocal et recouvrez-les d'alcool pur ou dilué. Pour les plantes séchées, la proportion est d'une dose de matériau végétal pour cinq doses de liquide. Par exemple, pour obtenir 1 litre de teinture de camomille, recouvrez 200 g de fleurs séchées avec 1 litre de liquide. La camomille demande une solution à 45 % d'alcool (cognac ou vodka font très bien l'affaire). Versez le liquide sur les fleurs, fermez hermétiquement le bocal et laissez macérer, à l'abri de la lumière, pendant deux semaines au moins en secouant le bocal une fois par jour. Filtrez le mélange et pressez-le pour extraire le maximum de liquide. Jetez le matériau végétal,

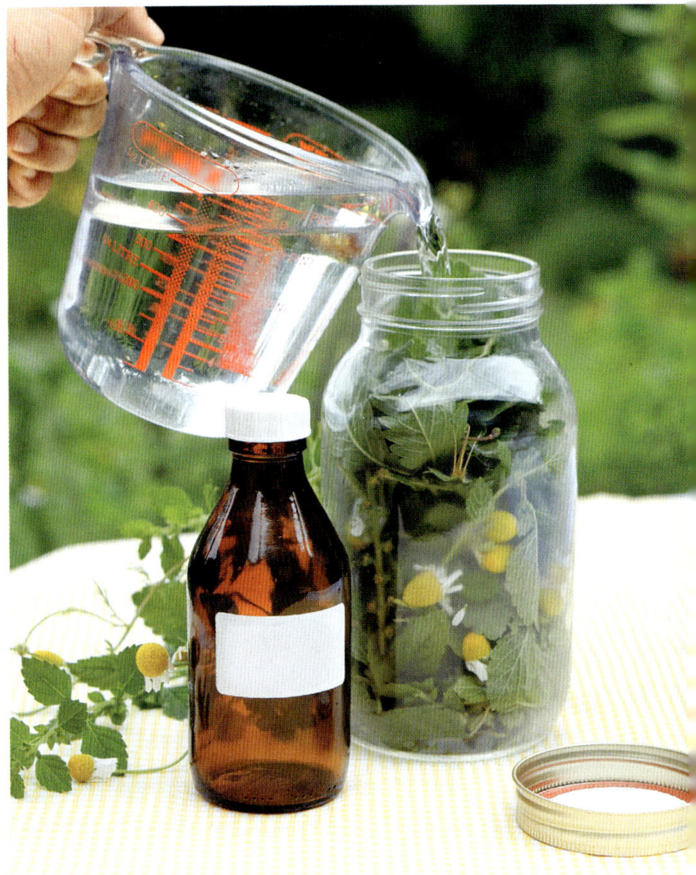

Pour une teinture, placez les plantes dans un grand bocal et couvrez-les d'un mélange de glycérol et d'alcool, puis laissez macérer plusieurs jours.

transvasez le liquide dans une bouteille en verre foncé et conservez dans un endroit frais.

Vous pouvez préparer des teintures avec du vinaigre de cidre pur, car l'acide acétique est un solvant et un conservateur. Le vinaigre de framboise est un remède traditionnel contre les toux et les maux de gorge. Vous pouvez également utiliser du glycérol. Les teintures à base de glycérol ont un goût sucré et sont donc un bon support de médication pour les enfants. Versez un mélange d'eau et de glycérol (à parts égales) sur le matériau végétal, avec la même proportion de plante et de liquide que pour une teinture alcoolique. Les plantes fraîches aqueuses demandent un glycérol à 80 % pour éviter la détérioration. Cette solution convient parfaitement à la menthe poivrée, la mélisse,

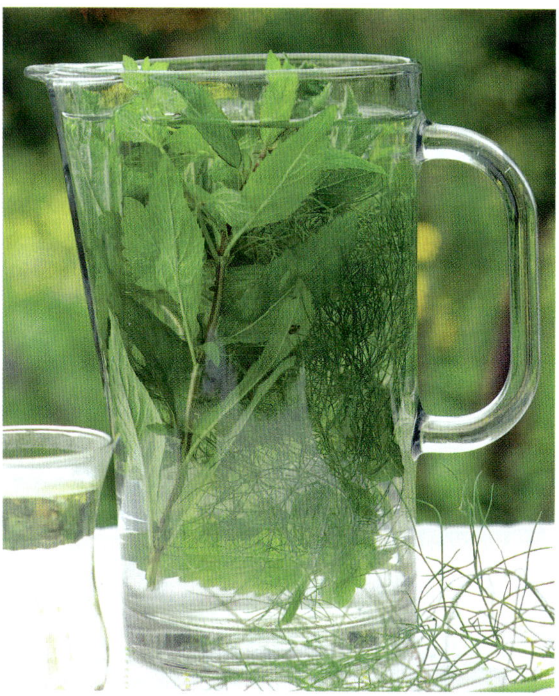

Parfumez votre eau potable en y faisant infuser à froid des herbes aromatiques pendant quelques heures.

la lavande, la rose, le basilic, la fleur de sureau et la chataire. Pour obtenir une teinture au glycérol qui se conserve bien, complétez les 80 % de glycérol par 20 % d'alcool (à la place de l'eau).

Les teintures étant très concentrées, vous ne prendrez que de petites quantités, à intervalles réguliers dans la journée. La dose variera entre 5 à 10 gouttes et 1 cuillerée à café, diluée dans un peu d'eau chaude, de jus de fruit ou de tisane, trois à six fois par jour.

Les teintures peuvent être ajoutées à l'eau du bain, mélangées à de l'eau pour confectionner des compresses, des bains de bouche ou des gargarismes, ou incorporées à une base pour obtenir des onguents ou des crèmes. Elles sont assez longues à préparer, mais sont faciles à stocker, ne se détériorent pas en milieu froid ou humide et se conservent presque indéfiniment. Il est cependant préférable de les utiliser dans un délai de deux ans.

Les sirops

Les sirops permettent d'obtenir des remèdes plus agréables au goût que les infusions ou les teintures et sont de ce fait plus facilement acceptés par les enfants. Ce mode de traitement est particulièrement adapté aux plantes amères comme le pissenlit, le romarin, la verveine et l'agripaume. Les plantes expectorantes pour traiter les toux, l'asthme et les infections pulmonaires (thym, hysope ou basilic) sont souvent préparées en sirop. Les sirops peuvent aussi être ajoutés à d'autres préparations pour masquer un goût déplaisant.
Il existe différentes méthodes de préparation. À base de teinture, versez 600 ml d'eau bouillante sur 1,25 kg de sucre roux dans une casserole et faites chauffer à feu doux ; remuez

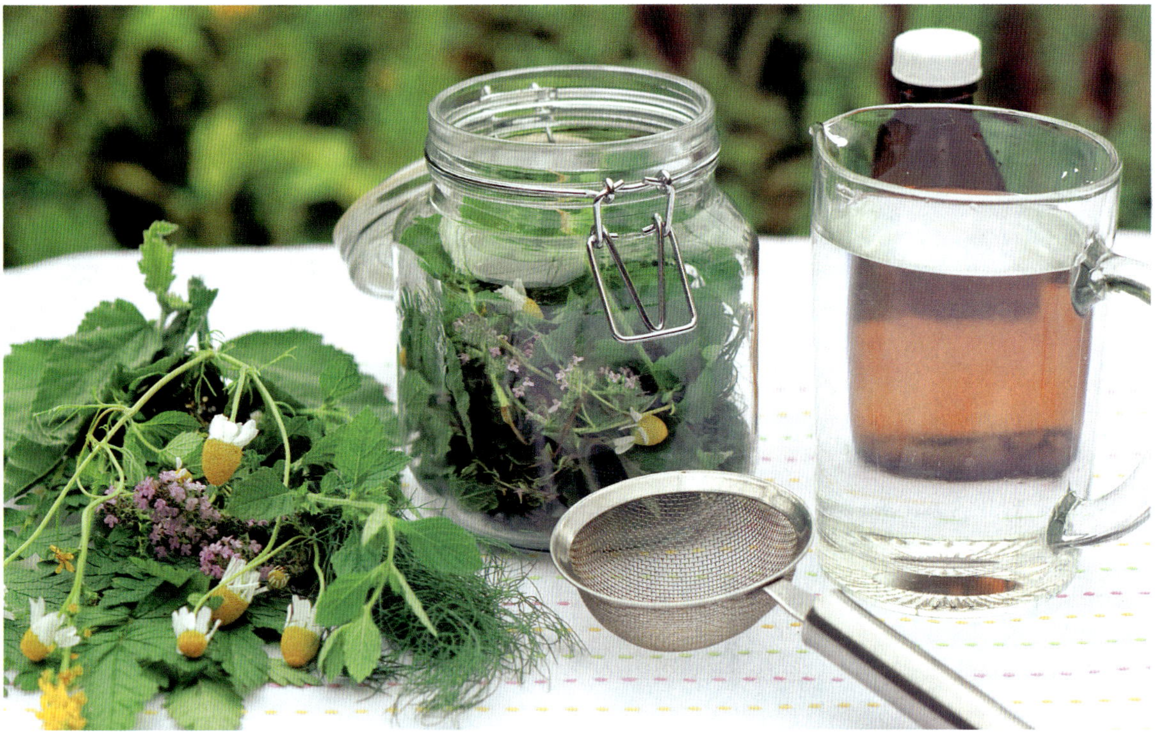

Pour obtenir une teinture, placez les plantes dans un bocal en verre et recouvrez-les d'un mélange d'alcool et d'eau.

jusqu'à dissolution du sucre au point d'ébullition. Retirez la casserole du feu et laissez refroidir. Ajoutez au sirop la teinture choisie, dans une proportion d'une part de teinture pour trois parts de sirop. Conservez deux ans au plus dans des flacons en verre foncé fermés par des bouchons en liège et clairement étiquetés.

Vous pouvez aussi partir d'une base d'infusion ou de décoction. Confectionnez une infusion ou une décoction à une concentration double et laissez infuser toute une nuit. Filtrez dans une carafe et pressez le matériau végétal pour en extraire tout le liquide. Mélangez dans une casserole 500 g de sucre et 600 ml de l'infusion ou de la décoction et faites chauffer le tout jusqu'à épaississement de la préparation, en remuant fréquemment. Au besoin, ajoutez 5 % de la même teinture pour conserver le sirop. Transvasez dans des bouteilles en verre foncé stérilisées, clairement étiquetées, et gardez six mois maximum dans un endroit frais, de préférence au réfrigérateur.

On peut aussi réaliser un sirop avec du miel. Confectionnez une infusion ou une décoction de la plante de votre choix, filtrez-la, puis pesez-la et ajoutez un quart de son poids en miel. Faites chauffer doucement le liquide et remuez jusqu'à ce qu'il épaississe ; écumez. Conservez le sirop dans des flacons stérilisés, clairement étiquetés. Utilisez de préférence des bouchons en liège car la fermentation peut faire exploser une bouteille dotée d'un bouchon à vis.

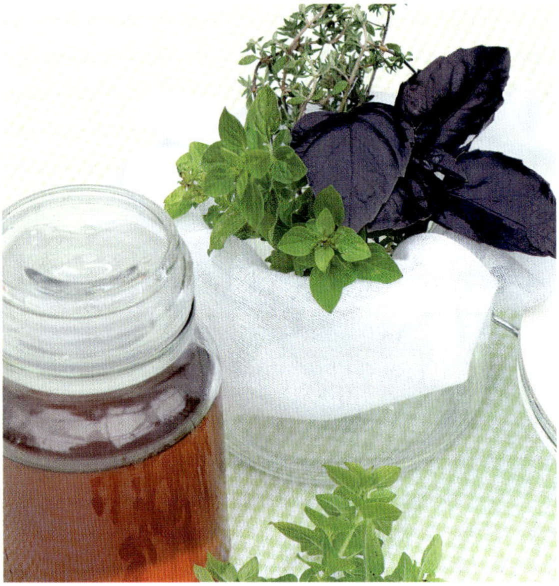

La saveur sucrée du miel fait ressortir les merveilleuses saveurs des plantes aromatiques.

Posologie : 2 cuillerées à café trois ou quatre fois par jour pour des symptômes chroniques ; doublez la dose pour un problème aigu.

Le miel comme support de préparation

Le miel fait ressortir les saveurs des plantes et permet de conserver leurs composants thérapeutiques. Il est hygroscopique, ce qui signifie qu'il absorbe les constituants hydrosolubles et les huiles volatiles des plantes. Il possède des propriétés antibactériennes, expectorantes et curatives ; les mellites aux plantes ont des effets bénéfiques sur les infections aiguës, maux de gorge, toux, infections pulmonaires et, en usage externe, soignent et apaisent les problèmes cutanés tels que coupures et écorchures, brûlures et ulcères variqueux. Le miel est un excellent support pour les herbes antiseptiques comme l'ail, le thym, l'hysope, l'origan et le romarin. Il est aussi très nutritif, riche en sucres faciles à digérer, énergisant, et il renforce le système immunitaire. Il contient des pollens riches en protéines, vitamines, minéraux et acides gras, qui se révèlent précieux dans le traitement des allergies et de l'asthme, ainsi que de la propolis, un puissant antiseptique.

L'utilisation la plus simple et la plus instantanée du miel consiste à mélanger des herbes fraîches ciselées ou sèches réduites en poudre avec une cuillerée à café de miel biologique de qualité ; prenez une cuillerée trois à six fois par jour. Les herbes préparées dans le miel se conservent plus longtemps ; procédez comme suit.

Placez les herbes ciselées dans une étamine ou un sachet de thé en tissu, que vous mettez dans un bocal propre, stérilisé. Couvrez de miel et laissez macérer au moins quatre semaines, puis retirez les herbes. Conservez dans un endroit frais et sombre, de préférence au réfrigérateur.

La cuisson au bain-marie est une méthode plus rapide. Mélangez directement 1 ou 2 tasses d'herbes ciselées avec 2 tasses de miel (environ 480 ml) ou placez les herbes dans une étamine. Faites cuire 4 à 5 heures au bain-marie, puis filtrez (ou retirez l'étamine) et versez dans un bocal. Pour obtenir un miel au parfum plus délicat, employez des fleurs aromatiques ou des feuilles de thym, hysope, lavande, rosier ou mélisse. Pour une saveur plus puissante, essayez le piment de Cayenne.

Un miel d'ail s'obtient en faisant chauffer dans une casserole à fond épais 8 gousses épluchées et 240 ml de miel biologique. Dès l'ébullition, retirez du feu et laissez refroidir, puis transvasez le mélange dans un bocal stérilisé et fermez hermétiquement. Gardez dans un endroit frais,

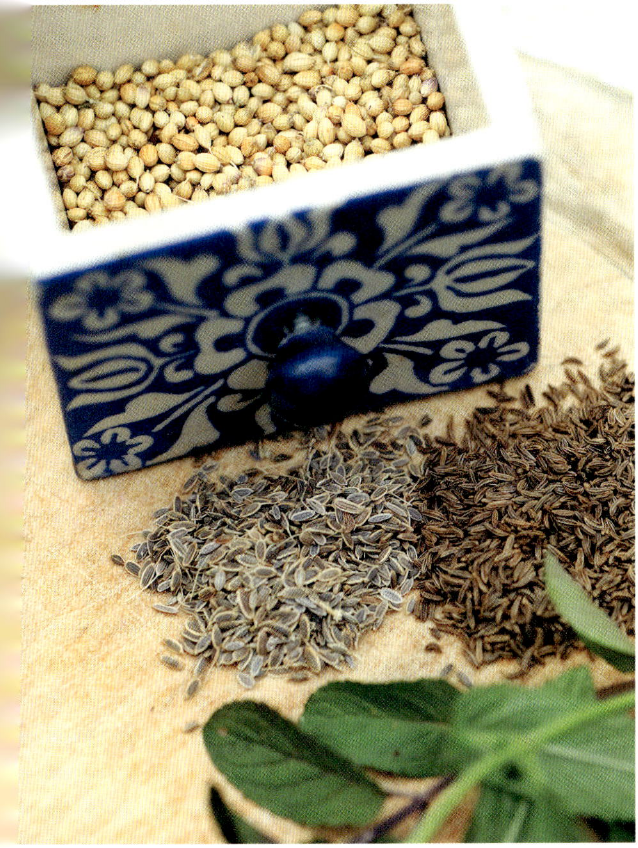

Un oxymel parfumé avec des épices est un bon stimulant pour commencer la journée.

à l'abri de la lumière. Ce miel se consomme pur ou dilué dans un peu d'eau chaude. *Ne pas administrer aux enfants de moins d'un an.*

Pour confectionner des bonbons et des pastilles pour la gorge, roulez des herbes réduites en poudre dans le miel pour obtenir une pâte que vous façonnerez en boules ; vous roulerez à nouveau ces dernières dans la poudre d'épices pour éviter qu'elles ne collent et en faciliter la manipulation et le rangement. Conservez ces bonbons dans une boîte hermétique. La pâte de miel aux plantes, aussi appelée électuaire, est excellente pour les enfants.

Les oxymels

Un oxymel est l'association de vinaigre de cidre et de miel ; il est originaire du Moyen-Orient et fut introduit en Occident après les croisades. Les seigneurs du Moyen Âge consommaient vraisemblablement ce mélange le matin, pour commencer la journée avec une boisson énergétique. Le miel et le vinaigre facilitent la conservation des extraits de plantes et composent un mélange agréable au goût.

Pour obtenir un oxymel, mettez 50 ml de vinaigre médicinal et 100 g de miel dans une casserole à fond épais. À feu doux, faites réduire le mélange d'un tiers. Filtrez l'oxymel avant de le laisser refroidir complètement pour pouvoir le verser dans un flacon stérilisé et fermé par un bouchon en liège. Étiquetez.

Posologie : 2 cuillerées à café, trois à six fois par jour.

Les élixirs

Il s'agit d'un mélange à base d'alcool. Pour un goût plus agréable, on pourra préparer un élixir avec du miel et du cognac, solution simple et délicieuse pour une médication par les plantes. Contrairement aux autres médications sucrées, l'élixir peut être ingéré par petites doses, ce qui limite son impact sur le taux de sucre dans le sang. Contrairement aux teintures, où l'on ne procède qu'avec une seule plante à la fois, la fabrication d'un élixir autorise les mélanges d'essences végétales. Vous les ferez macérer dans un mélange à parts égales de miel et de cognac, dans les mêmes proportions que pour une teinture.

Posologie : 15 gouttes (1/2 cuillerée à café) toutes les deux ou trois heures.

Usage externe

Les différentes préparations

L'épiderme absorbe la majorité des composants végétaux mais certaines préparations améliorent leur circulation dans le corps.

Les bains aux plantes

Un bain parfumé est une façon très simple et agréable de se soigner par les plantes. Vous pouvez ajouter des huiles essentielles diluées (1 goutte d'huile essentielle pour 1 goutte d'huile de support, de sésame par exemple). Autre solution : suspendez un sachet en étamine d'herbes fraîches ou séchées sous le robinet d'eau chaude ou versez dans l'eau du bain 600 ml d'une infusion concentrée (doublez ou triplez la dose de plantes indiquée en page 16). Détendez-vous dans le bain chaud pendant 10 à 20 minutes. Dans ce contexte, les huiles essentielles des plantes aromatiques pénètrent par les pores de la peau, qui sont dilatés par la chaleur de l'eau. La vapeur véhicule également les huiles qui sont inhalées simultanément par le nez et par la bouche ; elles pénètrent alors dans les poumons et passent dans le sang. À partir du nez, les messages sont transmis au cerveau par la voie des nerfs.

Les médications à usage externe sont assimilées rapidement et évitent le processus digestif. Elles sont recommandées pour apaiser et détendre le système nerveux et pour relâcher la tension mentale et émotionnelle. Réputés pour leur parfum délicieux, la lavande, le basilic, la rose et la camomille sont aussi appréciés pour leurs vertus relaxantes. Ils calment la tension et l'anxiété et facilitent un sommeil paisible. La camomille est excellente pour les enfants grognons, notamment quand ils sont souffrants car, outre ses propriétés antiseptiques, elle favorise l'endormissement. Elle constitue donc une solution naturelle de lutte contre l'infection. Les bains au romarin, également relaxants, sont stimulants car ils améliorent la circulation du sang vers le cerveau, et aiguisent la vigilance et la concentration.

Les bains de mains et de pieds

Les bains de pieds à la moutarde sont utilisés depuis des générations pour soulager tous les

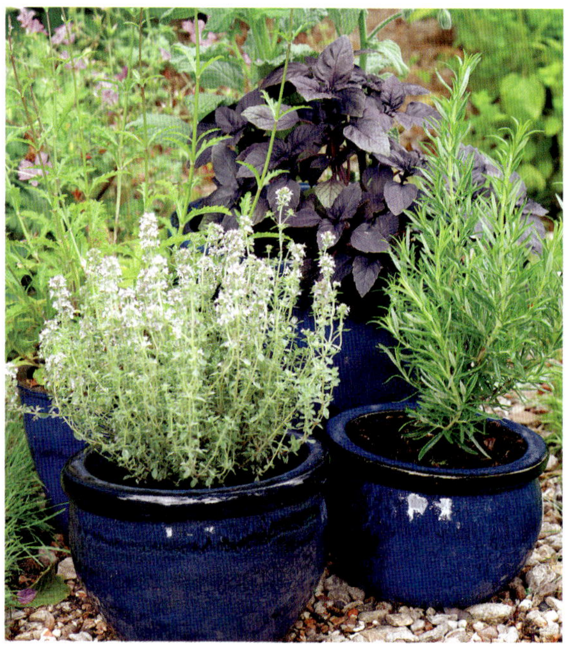

Les herbes aromatiques comme le thym et le romarin transforment votre bain en pause thérapeutique.

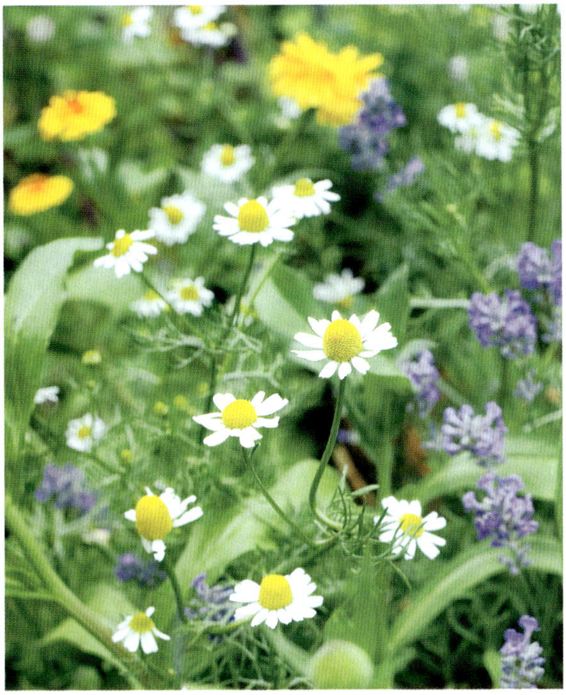

La camomille appliquée sous forme de crème est excellente pour soulager les affections cutanées.

maux associés aux climats froids et humides : la grippe, les rhumes, l'arthrite ou la mauvaise circulation. La tradition antique des bains de mains et de pieds a été remise à l'honneur dès les années 1940 par l'herboriste français Maurice Mességué, qui recommande un bain de pieds de 8 minutes le soir et un bain de mains, également de 8 minutes, le matin. La peau des mains et des pieds étant très sensible et riche en terminaisons nerveuses, elle absorbe facilement les composants thérapeutiques, en dépit de ses éventuelles calosités.

Pour ces bains, vous utiliserez des infusions ou des décoctions selon les herbes choisies. Vous pouvez aussi verser 2 ou 3 cuillerées à café de plantes réduites en poudre ou de teinture dans un grand récipient d'eau.

Les onguents et les crèmes

On les emploie pour traiter les problèmes cutanés ainsi que les problèmes moins superficiels tels que les inflammations des articulations et les maux de tête.

N'importe quelle plante, fraîche ou séchée, peut entrer dans la composition d'un onguent. Faites macérer quelques heures au bain-marie le plus de matériau végétal possible dans 450 ml d'huile d'olive et 50 g de cire d'abeille ou 500 ml d'huile de coco pure. L'huile aura alors absorbé les composants et vous pourrez filtrer la mixture dans une étamine pour éliminer les résidus de végétaux. Transvasez l'huile encore tiède dans des pots à onguent en porcelaine où elle se solidifiera rapidement.

Pour préparer une crème, mélangez à une crème de soin des teintures, des infusions ou décoctions à double concentration, ou encore quelques gouttes d'huile essentielle. Ainsi, 2 ou 3 gouttes de camomille allemande *(Matricaria recutita)* mélangées à 50 g de crème soulagent de nombreux types d'eczéma.

Les compresses

Elles s'utilisent froides ou chaudes en fonction des symptômes. Une compresse froide réduira le gonflement et la douleur des contusions, entorses et foulures ou articulations endolories ; une compresse chaude éliminera la congestion, réduira la tension et la douleur musculaires, et améliorera la circulation du sang et de la lymphe perturbée par le froid. Elles sont efficaces contre les rhumes, les catarrhes et les toux.

Trempez un gant de toilette propre dans une infusion ou une décoction chaude ou froide, une

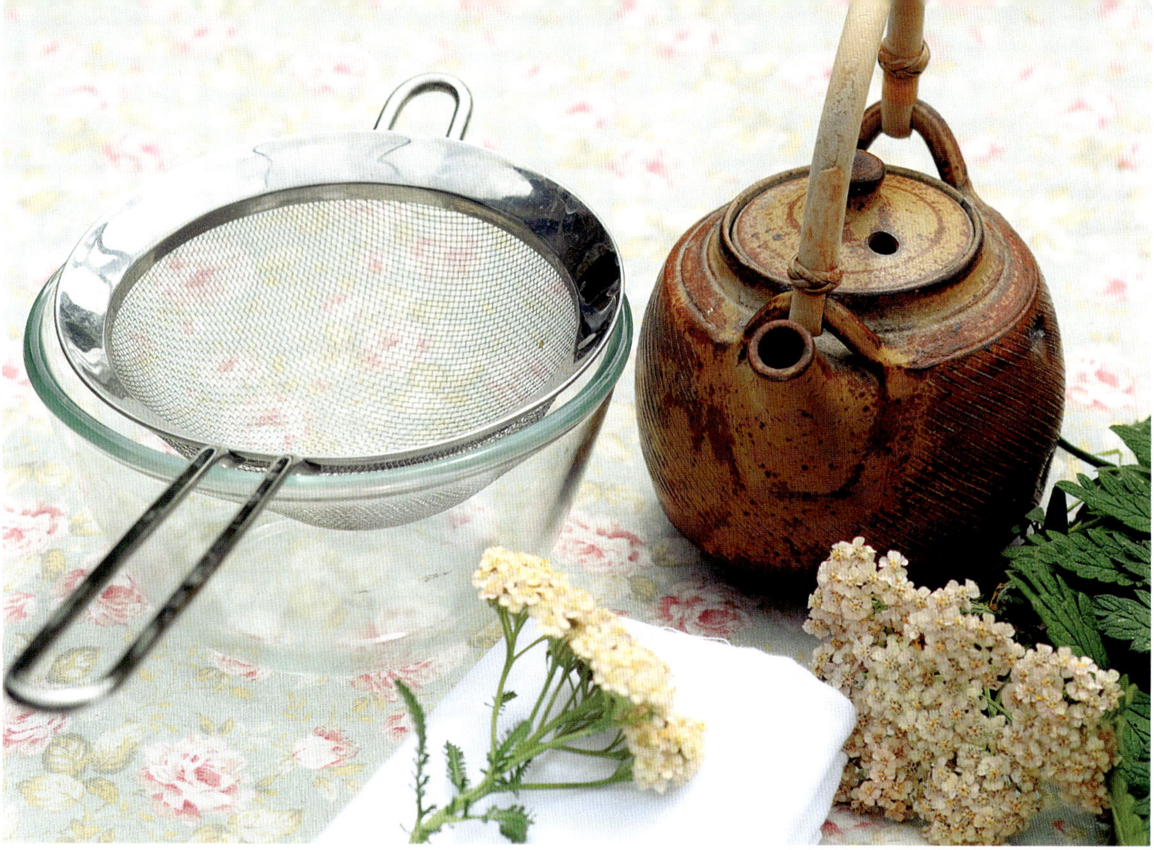

Pour les compresses, trempez un linge dans une infusion et appliquez-le sur la zone à traiter.

teinture diluée ou de l'eau additionnée de quelques gouttes d'huile essentielle. Essorez-le avant de l'appliquer sur la zone affectée. Vous soulagerez ainsi les maux de tête, les coliques abdominales, les maux de dos, les furoncles et les douleurs articulaires. Le traitement doit être répété pour être vraiment efficace.

Une fomentation est l'application d'une compresse chaude en vue de traiter les gonflements, douleurs ou rhumes. Trempez un linge dans l'infusion choisie et appliquez-le, aussi chaud que vous pouvez le tolérer, sur la zone affectée. Couvrez d'un linge sec. Répétez l'opération aussi souvent que nécessaire.

Les cataplasmes

Le cataplasme est très proche de la compresse, mais emploie la plante elle-même. Il est généralement destiné à éliminer les toxines du corps ou d'une zone spécifique (furoncle, écharde, articulation enflée et douloureuse) ou pour stimuler la circulation dans la zone. Des plantes comme le plantain et la guimauve sont particulièrement adaptées à cette méthode car elles éliminent les toxines. Parmi les plantes stimulantes, on compte le piment de Cayenne, l'ail et le romarin. Placez les plantes, fraîches ou séchées, entre deux morceaux de gaze. Si les plantes sont fraîches, les feuilles, tiges ou racines doivent être ciselées ou broyées et ramollies avec un peu d'eau chaude avant d'être appliquées. Si elles sont sèches, ajoutez un peu d'eau chaude à des plantes réduites en poudre ou finement hachées pour en faire une pâte. Maintenez le cataplasme en place à l'aide d'un bandage en coton léger ; gardez-le à une température élevée avec une bouteille d'eau très chaude ou un torchon mouillé chaud et laissez le tout en place jusqu'à refroidissement.

Répétez l'opération aussi souvent que nécessaire en renouvelant à chaque fois les plantes. Dans le cas d'un emplâtre, le matériau végétal est placé entre deux morceaux de tissu avant d'être posé sur la zone affectée. Cette méthode permet d'éviter le contact direct avec certains végétaux irritants.

Les liniments

Il s'agit d'un liquide à base d'huile ou d'alcool renfermant des extraits végétaux. Ils sont utilisés en massage pour détendre ou stimuler les muscles et les ligaments, ou pour soulager une douleur provoquée par une inflammation.

Les liniments doivent être absorbés par la peau pour atteindre les parties souffrantes et contiennent donc souvent des plantes ou des huiles essentielles stimulantes telles que le piment de Cayenne, le gingembre ou le poivre noir. Leur application est par conséquent interdite sur la peau fragile des bébés.

Placez les plantes ciselées dans un bocal. Couvrez d'alcool, cognac ou vodka. Fermez le bocal et rangez-le dans un endroit sombre et chaud pendant sept jours ; remuez une fois par jour au moins. Filtrez la mixture dans une étamine ou une passoire et pressez le matériau végétal pour en extraire le maximum de liquide. Transvasez dans un contenant, fermez celui-ci hermétiquement et étiquetez lisiblement.

Pour confectionner un liniment huileux, procédez comme précédemment en remplaçant l'alcool par une huile de sésame, de jojoba ou d'amande. Fermez le bocal et laissez macérer pendant trois jours ; remuez soigneusement une fois par jour au moins. Ajoutez les huiles essentielles de votre choix, à raison de deux gouttes d'huile essentielle par cuillerée à café d'huile de base.

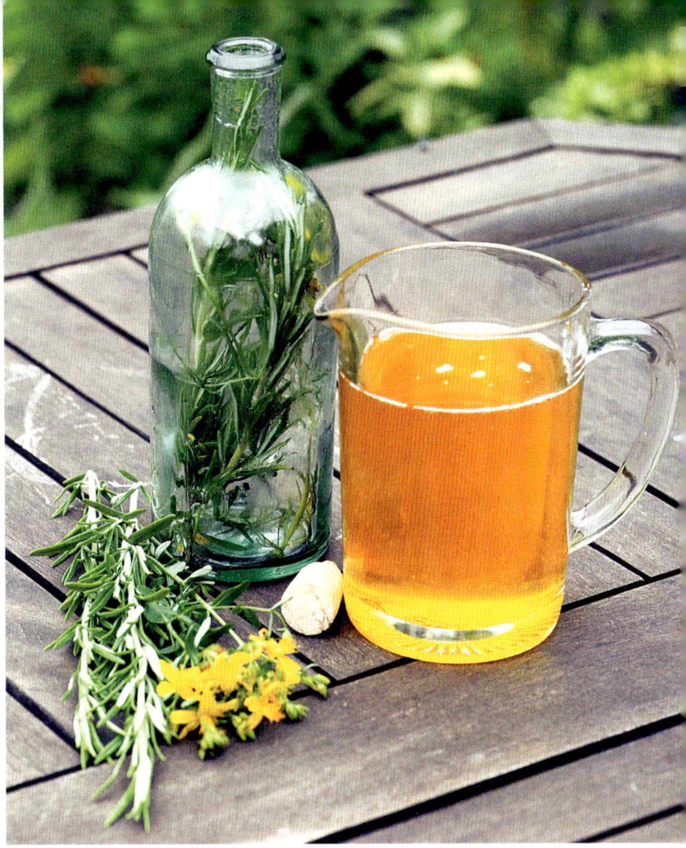

Pour préparer un macérat huileux, placez les plantes dans une bouteille en verre et couvrez-les d'huile d'olive.

Les macérats huileux

Utilisés aussi bien en usage externe que dans l'alimentation, les macérats huileux sont faciles à préparer. Placez les plantes ciselées dans un bocal, recouvrez-les d'huile (olive ou sésame par exemple). Fermez le bocal et placez-le sur un rebord de fenêtre ensoleillé. Laissez macérer deux semaines environ. L'huile absorbera lentement les constituants des plantes.

Au bout de deux semaines, filtrez l'huile et pressez le reste de matériau végétal dans un sachet en étamine. Conservez le macérat dans une bouteille en verre foncé hermétique afin de garder sa valeur thérapeutique intacte le plus longtemps possible.

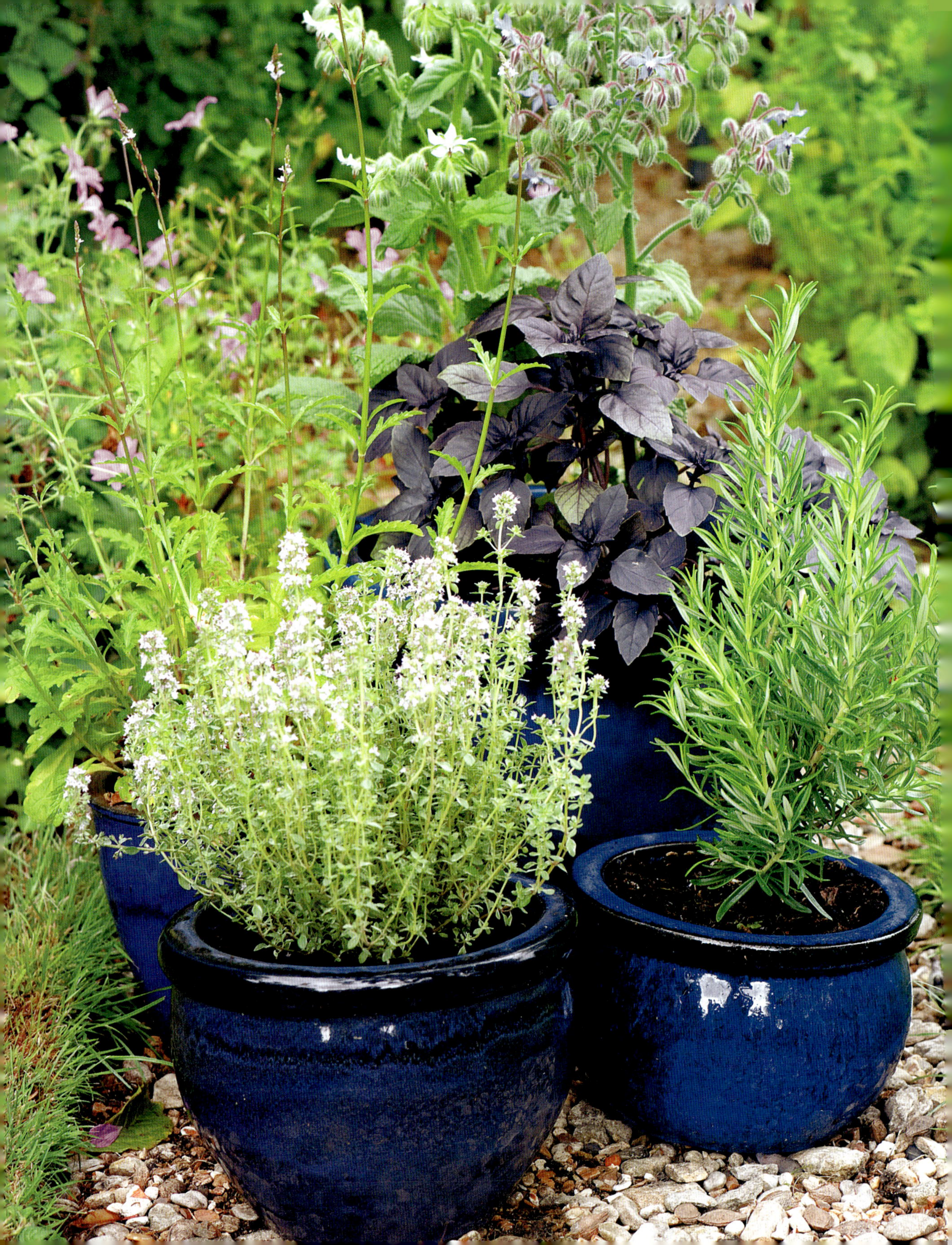

cultiver les plantes

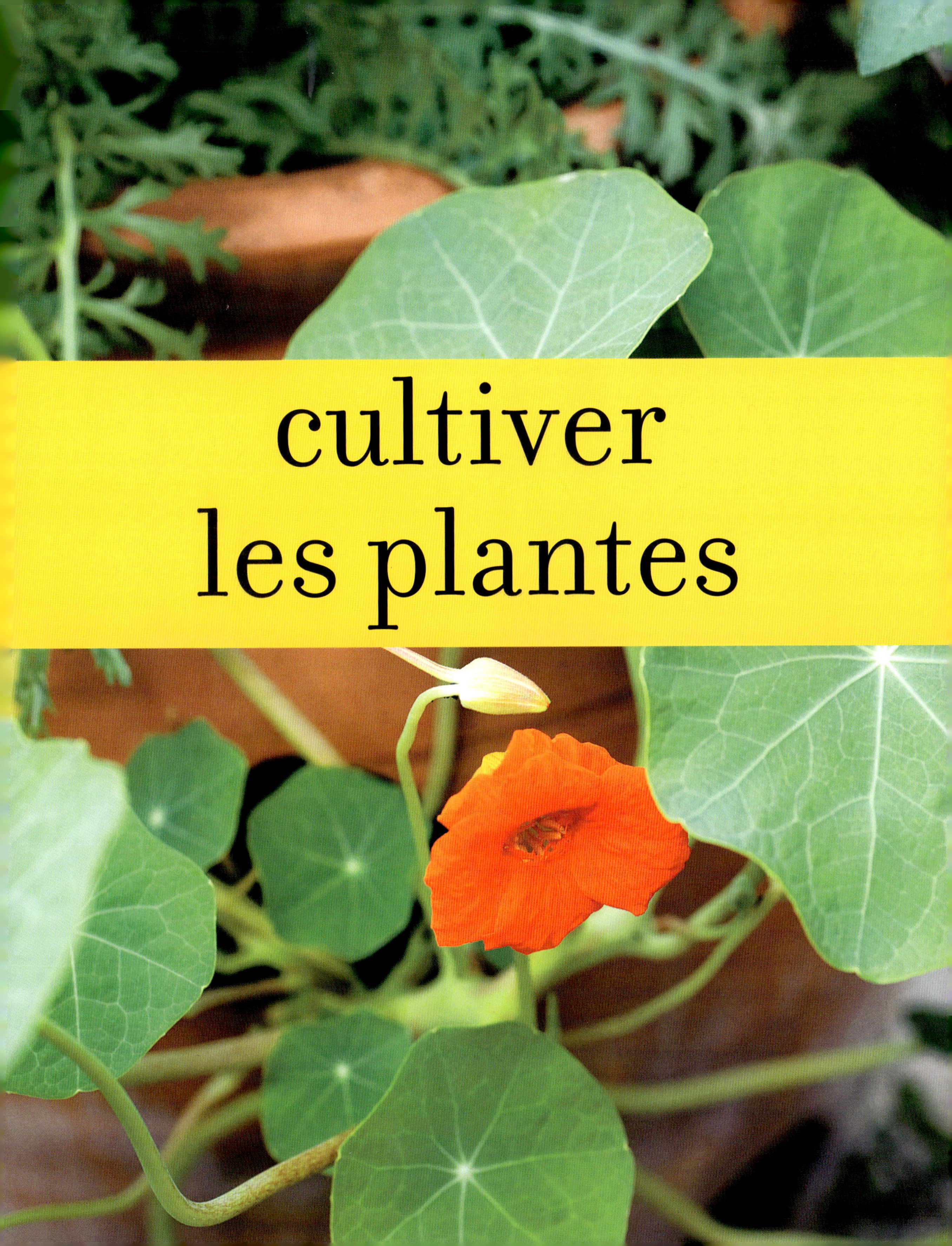

Un jardin en pots

Faire pousser ses herbes médicinales

La culture en pots des plantes médicinales est facile, pourvu que les végétaux bénéficient d'un sol adapté et d'une protection contre le vent. Quel que soit l'espace dont vous disposez, il leur conviendra. Vos plantes prospéreront aussi bien dans des bacs sur une grande terrasse qu'en pots sur un rebord de fenêtre. Vous les planterez individuellement, en groupe ou les mêlerez à des légumes ou des fleurs.

Les herbes dans un petit espace

Il est facile de cultiver les herbes en contenants (pots, balconnières, auges, éviers en pierre, urnes, etc.) mais elles exigeront un peu plus de soins qu'en pleine terre. Quelles que soient les espèces choisies, n'oubliez pas que, dans des pots, le terreau risque d'être détrempé par excès d'arrosage ou desséché sous l'effet du vent ou de la chaleur. Il doit rester frais et les apports d'engrais seront réguliers. Choisissez un pot qui permette un bon drainage afin que le terreau ne soit pas trop humide. Vous pouvez percer des trous dans le fond d'un contenant et ajouter des matériaux drainants (gravier, sable, galets, tessons) avant de planter.

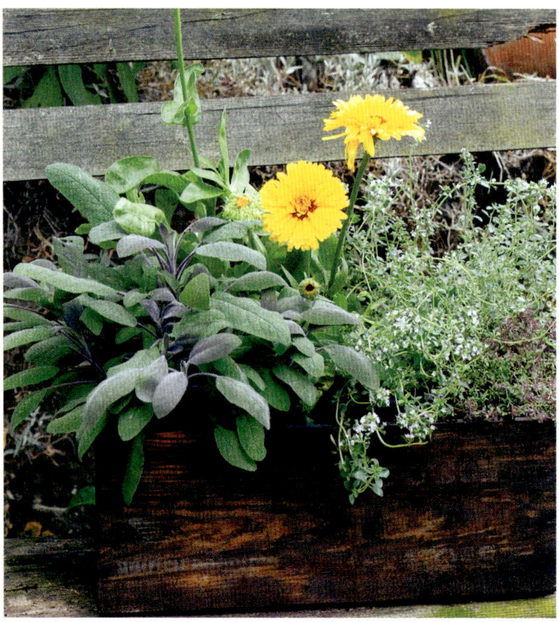

La sauge, le souci et le thym formeront une belle composition dans un grand bac en bois.

La plupart des herbes demandent un minimum de 5 à 6 heures d'ensoleillement par jour. Vous les planterez donc dans des pots, balconnières et suspensions que vous installerez sur les balcons, rebords de fenêtre (intérieurs ou extérieurs), porches et patios. Pots en terre et herbes font très bon ménage. Protégez vos plantations du gel ou rentrez-les pendant l'hiver.

Dans un grand bac en extérieur, vous utiliserez de la terre de jardin ou un terreau à base de terre franche. Dans les petits pots, vous opterez pour un terreau plus léger, que vous renouvellerez tous les ans. Vérifiez la qualité du drainage avant d'emplir le pot de terreau. Quand vous plantez dans des pots ou des balconnières, optez pour des jeunes plantes ou des boutures enracinées et veillez à ne pas trop les tasser car elles vont bientôt remplir leur espace et en déborder. Évitez les grandes plantes à croissance vigoureuse comme la livèche, l'angélique, la consoude, l'aunée ou le raifort. Si vous choisissez des

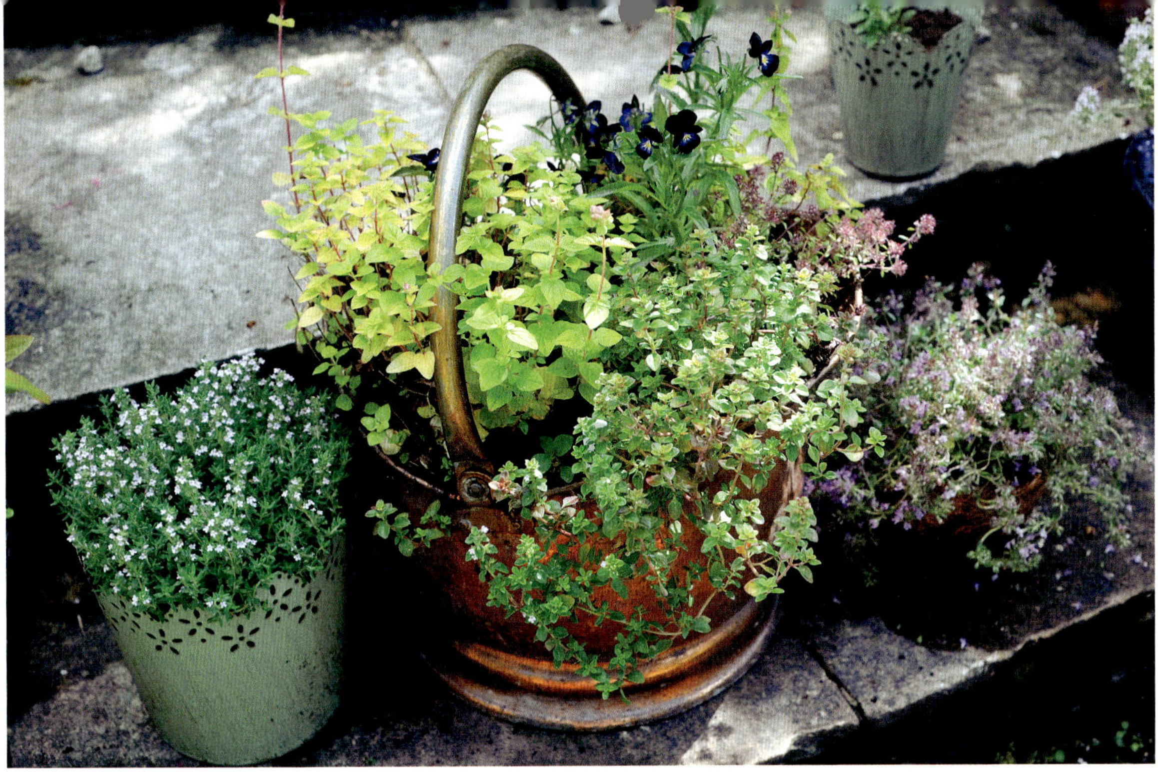

Presque tous les contenants conviennent pour constituer un jardin d'herbes en pots, à condition qu'ils soient percés de trous de drainage.

espèces envahissantes, comme la menthe, l'estragon, le millefeuille ou la mélisse, préférez les variétés panachées, dont la croissance est plus lente. Les pots à fraisiers, dotés de trous sur les côtés, sont parfaits pour les plantes rampantes et retombantes comme le fraisier, le thym rampant, les capucines et la menthe.

La plantation

Il est important d'évaluer la taille qu'atteindront les plantes adultes dans le pot. Commencez par placer la plus volumineuse bien au milieu ou légèrement décentrée vers l'arrière du pot. Remplissez celui-ci de terreau presque jusqu'au rebord. Creusez un trou de la taille de la motte racinaire, puis installez délicatement la plante. Ajoutez du terreau autour des racines et tassez-le délicatement au fur et à mesure pour stabiliser la plante, en évitant d'abîmer les racines. Le terreau doit arriver juste en dessous des premières pousses et, pour l'esthétique, au niveau ou juste en dessous du bord du pot. Au bout d'un certain temps, vous devrez sans doute remplacer les plantes devenues trop volumineuses ou désordonnées. N'oubliez pas non plus que certaines plantes doivent être déterrées et protégées pendant l'hiver, et que les plantes à croissance rapide, comme la menthe, ont besoin d'une taille régulière. Vous pouvez planter ces variétés dans un petit pot enterré dans le contenant pour éviter que leurs racines ne s'étalent pas trop ; il suffit alors de déterrer le petit pot pour remplacer la plante.

L'arrosage et la fertilisation

Imbibez bien le terreau après la plantation (ou à mesure si vous plantez à différentes profondeurs ou en suspension). Il vaut mieux arroser directement le terreau plutôt que les feuilles car celles-ci risquent de brûler. L'arrosage ayant tendance à tasser le terreau, vous penserez à en rajouter régulièrement pour

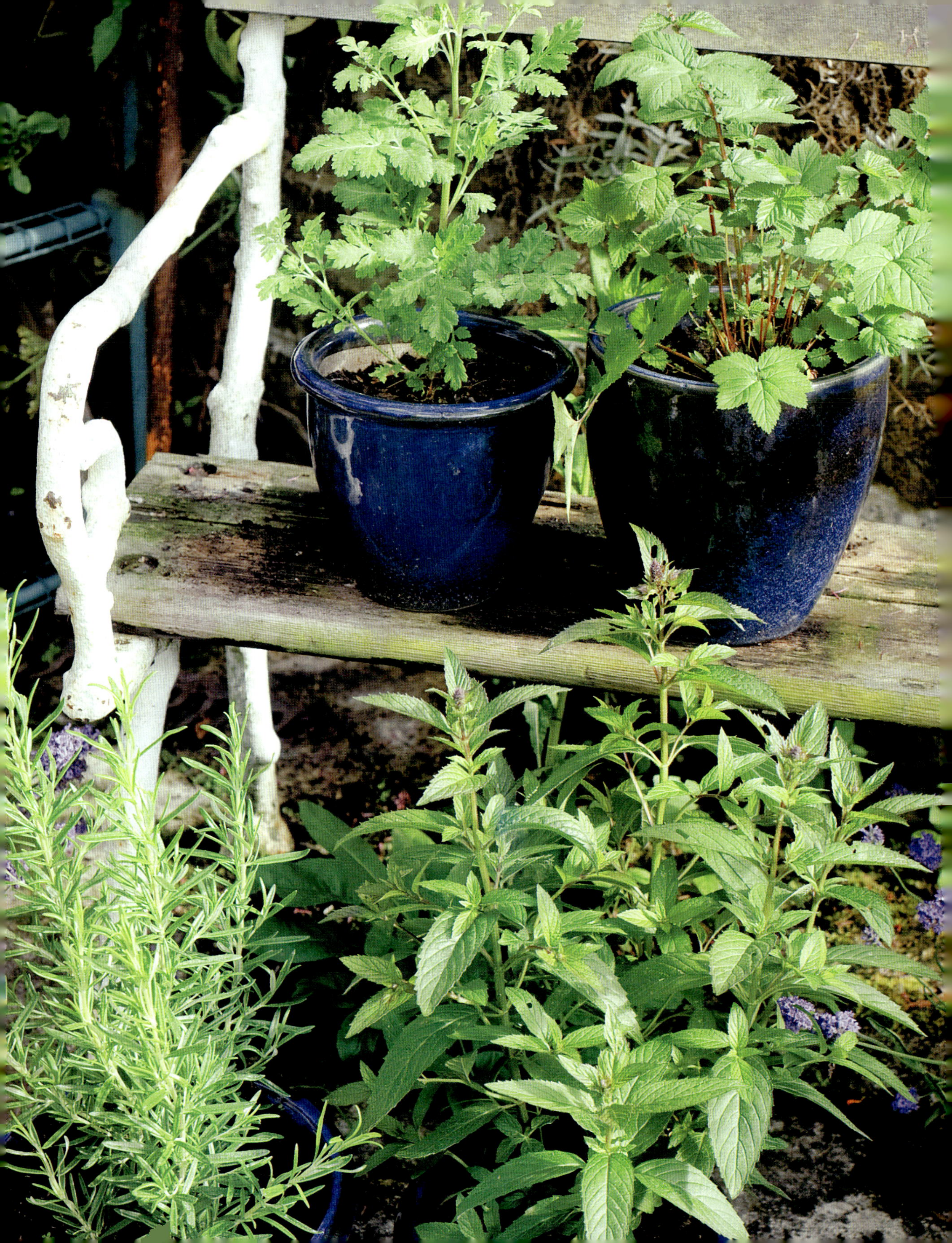

Ci-contre *Les vivaces à croissance rapide, comme le romarin ou la menthe poivrée, demandent des contenants plus grands à mesure qu'ils grandissent.*

qu'il retrouve son niveau initial. Veillez aussi à un arrosage quotidien, notamment par temps chaud et sec, et apportez régulièrement un engrais organique (une fois par semaine en été, tous les quinze jours en moyenne le reste de l'année). Les engrais se présentent en liquide, en poudre et en bâtonnets. On trouve aussi des engrais biologiques spéciaux pour plantes aromatiques.

Les patios et les dallages

Les herbes aromatiques rampantes sont les mieux adaptées pour les patios, terrasses et autres surfaces de dallages, où elles poussent facilement entre les interstices et exhalent leur parfum quand elles sont froissées et piétinées.

Lorsque vous posez un dallage, veillez à laisser des espaces pour les plantes. Le plus simple est d'alterner dalles et petits parterres. Si votre patio est déjà créé, essayez de retirer des morceaux de dalle ou de pierre abîmés, puis ajoutez un peu de terre dans l'interstice et plantez une petite herbe. Les meilleures plantes rampantes pour cet usage sont le thym, la menthe pouliot, la marjolaine, la camomille et la menthe corse.

Les herbes médicinales

Les plus adaptées à la culture en pots sont les annuelles, bisannuelles et vivaces. Les annuelles (aneth, coriandre, basilic, camomille allemande, bourrache, souci, etc.) sont faciles à obtenir par semis. Les bisannuelles fleurissent au deuxième été, mais forment dès la première année de charmantes rosettes de feuilles. Les vivaces survivent d'une année sur l'autre ; les parties aériennes se flétrissent à l'automne et les pousses repartent au printemps. On les obtient par semis pour la plupart, mais il est parfois plus facile de les multiplier par division des racines, bouturage ou plantation de rejets.

Les herbes peuvent être plantées en pots tout au long de l'année, hormis par temps de gel ou de neige ; pourvu que les plantes soient saines, elles s'établiront sans problème. Veillez à choisir des plantes vigoureuses, ne présentant aucun signe de maladie, et évitez les plantes échevelées ou celles dont les racines sortent par le fond du pot. Les vivaces à croissance rapide devront être rempotées quand elles se seront développées et demanderont davantage d'espace. Évitez de planter de jeunes sujets par temps sec et chaud, et arrosez-les généreusement jusqu'à ce qu'ils soient bien établis.

Organiser ses plantations

Nombre d'herbes médicinales sont originaires de contrées chaudes et ont besoin d'une situation abritée pour prospérer. Avant de commencer vos plantations, réfléchissez bien à l'emplacement de vos pots, surtout s'ils sont volumineux. Prenez en compte l'orientation du terrain ou du balcon, les zones d'ombre et d'ensoleillement. La majorité des herbes demandent une situation ensoleillée, mais certaines préfèrent la mi-ombre.

Lavande, basilic, genévrier, laurier, romarin, coriandre, sauge, hysope, thym et marjolaine sont des plantes de plein soleil, alors que fenouil, angélique, livèche, fraisier, bourrache, menthe, ciboulette, persil, menthe pouliot, mélisse ou lierre terrestre préfèrent la mi-ombre. Consoude, valériane, pulmonaire, violette, menthe et tanaisie demandent une ombre franche. Si l'endroit est exposé au vent et aux intempéries, un coupe-vent fera toute la différence.

Pour organiser vos plantations, commencez par lister les plantes que vous voulez faire pousser (ou celles qui répondent le mieux à vos besoins), prenez en compte leur hauteur et leur envergure une fois adulte, leur saison de floraison ou le moment ou elles sont à leur apogée, autant de critères qui vous aideront à choisir leur emplacement. Vous placerez les plantes à port bas (marjolaine, thym, souci, basilic ou bétoine), sur le devant du contenant et les plantes plus hautes (lavande, romarin, bourrache ou fenouil) à l'arrière. Sauge, thym, romarin et marjolaine s'établissent étonnamment vite.

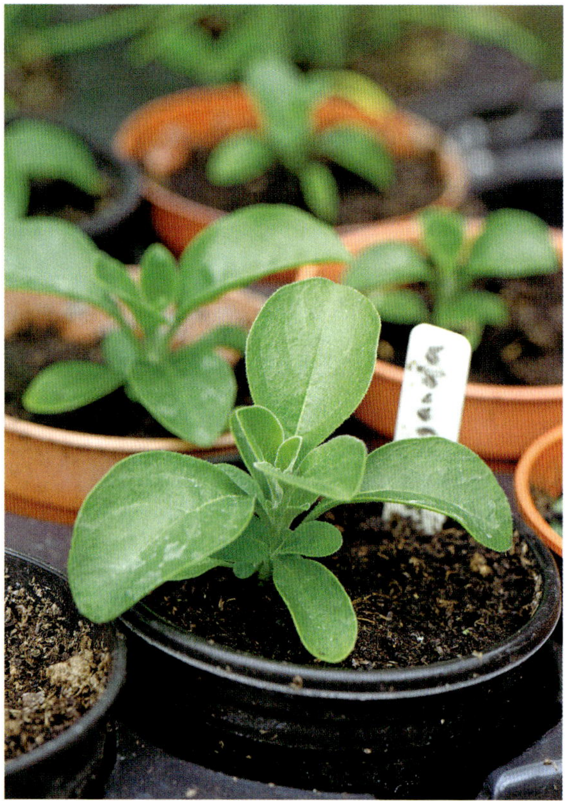

Quand les plantules ont assez de vigueur, elles peuvent être transplantées dans des pots et placées dehors.

Les semis

Vous pouvez soit acheter des graines, soit les récolter pour l'année suivante. Semez les plantes précoces en pots ou en terrines, sous mini-serre, au début du printemps. Éparpillez les graines sur la surface du terreau ou dans des sillons peu profonds, couvrez-les d'une fine couche de sable ou de terreau et arrosez. Étiquetez et couvrez d'une plaque de verre ou d'une feuille de papier journal jusqu'à la levée des graines. Quand les plantules sont de taille à être manipulées, éclaircissez-les ou transplantez-les. Quand elles sont devenues assez vigoureuses, rempotez-les et placez les pots en extérieur en début d'été.

Si vous semez directement en extérieur, attendez la fin du printemps, quand le terreau est plus chaud et que tout risque de gel est écarté. Couvrez les graines d'une couche de terreau d'une épaisseur équivalente à deux ou trois fois le diamètre des graines.

Préparer ses propres semis à partir de graines ramassées sur ses plantations est gratifiant. De plus, vos graines germeront souvent plus vite que celles vendues dans le commerce. Vous les sèmerez en terrines et les garderez sous châssis froid, couvertes d'un film plastique jusqu'à la levée, qui ne se produira peut-être pas avant le printemps suivant.

Parmi les variétés panachées et décoratives, les plantes comme la sauge pourpre ou dorée ne resteront pas fidèles au type si elles sont ressemées. Elles doivent donc être multipliées par bouturage ou par division. Nombre d'herbes (onagre, alchémille, camomille, coriandre, souci ou agripaume) se ressèment spontanément si on laisse les inflorescences fanées monter en graine sans les couper. Les graines attendront, pour germer, que les conditions soient favorables, mais elles donneront généralement des sujets forts et sains, que vous pourrez facilement transplanter sans compromettre leur survie.

La division

Les plantes qui forment de belles touffes (ciboulette, bergamote, chataire, valériane, estragon) seront divisées tous les trois ou quatre ans. Coupez les parties aériennes et déterrez la plante. Divisez délicatement la touffe en plusieurs petites touffes, chacune dotée d'un bon système racinaire, puis replantez-les.

Le prélèvement de boutures

Le bouturage de plantes établies est une méthode simple de multiplication. Les boutures d'extrémité fonctionnent bien chez la plupart des herbacées vivaces, alors que les boutures semi-ligneuses et à bois sec conviennent aux arbustes tels que la sauge et le romarin.

Arrachez délicatement un rameau secondaire sur une tige de façon qu'un talon reste attaché ou coupez le rameau juste en dessous d'un nœud foliaire. Supprimez les feuilles inférieures et enfoncez les boutures dans des trous autour du bord du pot, dans du terreau de bouturage ou un mélange de tourbe et de sable. Tassez le terreau du bout des doigts et arrosez généreusement. Quand des signes de végétation apparaissent à l'extrémité, déterrez délicatement la bouture et replantez-la en pot individuel.

Les boutures herbacées

Les boutures herbacées sont prélevées au printemps et en début d'été sur des plantes saines. Une fois plantées dans le pot ou la terrine, vaporisez de l'eau et couvrez-les d'un plastique pour conserver l'humidité. Les racines se développent rapidement sur ces boutures, généralement en trois à six semaines, moins en milieu chaud. La formation des racines déclenche celle de feuilles ; vous saurez donc que la bouture s'est enracinée quand vous verrez apparaître de nouvelles feuilles. Une fois le système racinaire établi, déterrez la bouture et rempotez-la dans un pot individuel. Il est préférable de garder les pots dans un endroit abrité ou en intérieur pendant le premier hiver dans les régions froides ; transplantez-les en extérieur le printemps suivant.

Les boutures semi-ligneuses

Elles sont prélevées en été quand les tiges, plus matures, sont lignifiées à la base mais encore souples. Prélevez un jeune rameau latéral sur la tige principale, en gardant un talon du bois plus âgé. Après avoir planté les boutures dans des pots ou terrines et les avoir bien arrosées, couvrez-les d'un film plastique pour conserver l'humidité. Gardez les pots sous châssis froid ou dans un endroit abrité et protégé du soleil direct jusqu'à la reprise de la végétation au printemps suivant.

Les boutures à bois sec

Elles sont prélevées en automne sur les plantes arbustives (laurier, citronnelle, romarin, sauge), quand la plante est entrée en dormance. Prélevez un rameau secondaire de l'année de 30 cm de long, éliminez les feuilles inférieures et enfoncez-le sur la moitié de sa longueur dans une terre légère, en situation abritée. Tassez le sol tout autour et arrosez généreusement. Le système racinaire sera bien développé au bout d'un an.

Les boutures de racines ou les rejetons

Voici la méthode de multiplication idéale pour les plantes dotées de stolons ou qui émettent des rejetons (millefeuille, camomille, menthe,

menthe pouliot et valériane). Séparez les stolons ou les racines de la plante mère en fin d'été ou en début d'automne. Coupez la racine en petits tronçons de 5 cm de long et placez ceux-ci dans une terrine sur du terreau, recouverts d'une pellicule de sable. Couvrez le tout d'un plastique et gardez la terrine sous châssis froid, sous serre, sous tunnel ou dans un endroit abrité. Quand les nouvelles pousses apparaissent, retirez le plastique et replantez les boutures.

Le marcottage et le marcottage en cépée

Cette technique s'applique aux plantes arbustives à croissance lente comme la sauge, le thym, la lavande et la pervenche. Prenez une branche basse et maintenez-la en contact avec le sol par des attaches. Quand de nouvelles racines se seront formées, coupez la nouvelle pousse et replantez-la. Les herbes à port étalé comme la camomille, le thym ou la menthe pouliot peuvent être partiellement recouvertes de terre en leur centre ; ce procédé, appelé marcottage en cépée, permet de mettre plusieurs parties de la plante en contact avec le sol. Après l'enracinement, plusieurs nouvelles plantes pourront être séparées de la plante mère.

La récolte

Il est important de déterminer quelle partie de la plante vous intéresse (feuilles, fleurs, racine, rhizome ou graines) et la meilleure période. Il est préférable de récolter les feuilles aromatiques des plantes comme le basilic, le thym, la sauge, la menthe ou la mélisse quand les fleurs sont sur le point de s'épanouir car c'est alors que la teneur en huile essentielle est la plus élevée. Choisissez un jour de chaleur, après que la rosée a séché. Pendant la saison de végétation, le mieux est d'utiliser feuilles et fleurs quand elles sont fraîches, idéalement juste après la cueillette. Les fleurs et les sommités florales de millepertuis, aigremoine, verge d'or, millefeuille, scutellaire et hysope se récoltent quand elles sont sur le point de fleurir. Placez-les dans un panier plat pour éviter de les abîmer. Cueillez-en suffisamment pour en faire sécher ou en congeler en prévision de l'hiver. Pensez aussi à faire pousser les espèces destinées à traiter rhumes et toux, comme l'hysope, le thym, l'origan, le lierre terrestre et la molène, ainsi que celles qui apaisent les fièvres, comme la camomille, le millefeuille et le sureau. Vous récolterez les feuilles de coriandre, menthe, sauge, romarin, persil, basilic ou fenouil pendant toute la saison de végétation, et vous pourrez les utiliser fraîches en cuisine.

Les graines d'aneth, de coriandre, de fenouil et de carvi seront ramassées à maturité, avant qu'elles ne tombent. Coupez toute l'inflorescence, placez la récolte dans un sac en papier ou une étamine que vous suspendez dans une pièce sèche et bien aérée. À mesure que les fleurs sécheront, les graines tombent dans le sac. Conservez-les dans des enveloppes ou des boîtes hermétiques et étiquetez-les en mentionnant le nom de la plante et la date de récolte.

Racines et rhizomes (valériane, pissenlit, aunée, bardane) se récoltent de préférence en automne, quand les parties aériennes sont flétries, ou au printemps, quand la végétation reprend, car ce sont les deux saisons où ils ont emmagasiné le plus de nutriments.

Choisissez des plantes d'aspect sain et veillez à ne pas faire de récolte dans des zones polluées ou soumises à des épandages de produits chimiques. Pour éviter le gaspillage, ne cueillez que la quantité dont vous avez besoin. Prélevez

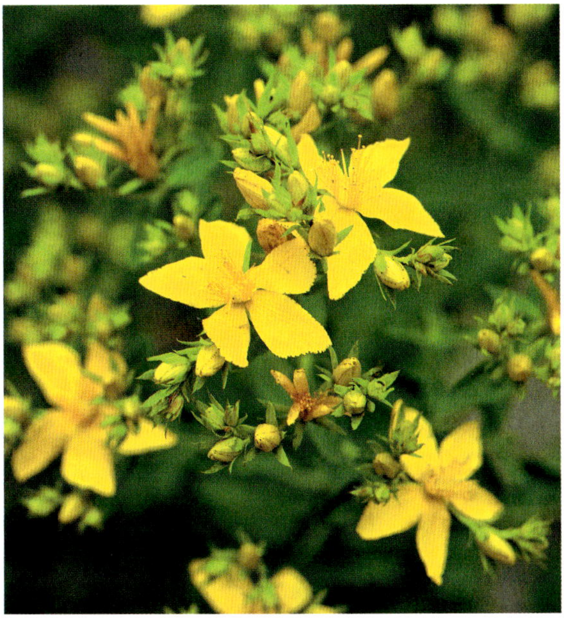

Vous cueillerez le millepertuis quand les fleurs seront sur le point de s'épanouir.

quelques feuilles et fleurs sur chaque plante pour éviter de mettre en péril sa vigueur.

Le séchage

L'objectif est de réduire ou d'éliminer rapidement l'humidité dans la plante, de façon à pouvoir la conserver plusieurs mois. Assurez-vous que les fleurs et les feuilles récoltées ne portent aucune trace d'humidité (rosée, pluie) au moment de la récolte et cueillez-les avant que la chaleur du jour soit à son niveau maximum. Opérez à la main à moins que les tiges ne soient très dures, comme celles de l'aigremoine ou du millefeuille. Procédez délicatement et veillez à ne pas écraser la plante. Si vous déterrez racines ou rhizomes, essayez de ne pas entailler l'enveloppe externe. Essuyez-les avec du papier absorbant pour éliminer toute trace de terre et coupez-les en tronçons ou en tranches pour accélérer le séchage sur des claies.

Le séchage doit être opéré rapidement. L'ombre, l'air et une chaleur constante sont essentiels. Choisissez une pièce sombre, bien aérée et dépourvue d'humidité ou de condensation. Une température constante de 32 °C est idéale. Si l'atmosphère est trop froide (en dessous de 22 °C), les plantes réabsorbent l'humidité.

Pour les parties aériennes, faites des petits bouquets que vous suspendez tête en bas dans la maison (dans une pièce chaude dont les fenêtres sont ouvertes) ou, si le climat est chaud et sec, dehors à l'ombre. Mais le résultat sera plus fiable si vous étalez les plantes sur un plateau, un treillis en nylon, une claie, des feuilles de papier ou de l'étamine. Étalez les plantes et retournez-les à une ou deux reprises le premier jour, puis une fois par jour. Les grandes feuilles sécheront plus rapidement si elles sont détachées de la tige. Séchez toujours les plantes séparément.

La conservation

Avant de ranger les plantes, vérifiez qu'elles sont bien sèches ; elles doivent être cassantes et s'émietter facilement. Une bonne dessiccation demande trois à sept jours pour la majorité des plantes. Vous les conserverez dans des contenants étanches à l'air et opaques (ou rangés à l'abri de la lumière si vous optez pour des bocaux en verre) et étanches, clairement étiquetés. Ne les conservez jamais dans du plastique, qui favorise la condensation. Retirez tiges et brindilles des parties aériennes ; cassez racines, rhizomes et écorces en petits morceaux. Conservez les graines en petits paquets dans le réfrigérateur ou dans des bocaux étanches. Les herbes à feuilles tendres (marjolaine, bourrache, consoude et coriandre) supportent très bien la congélation, dans des petits sacs en plastique ou (ciselées) dans des bacs à glaçons.

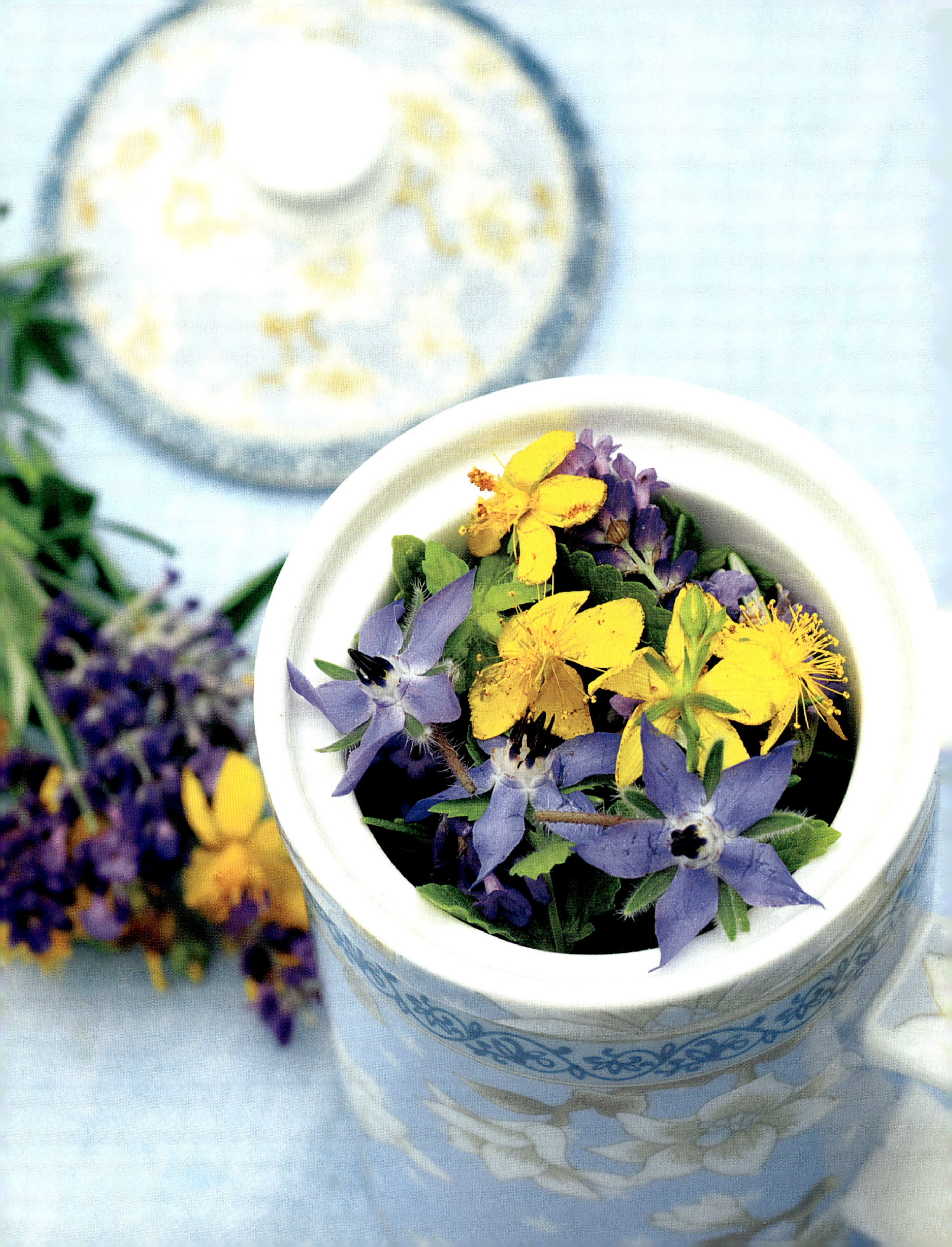

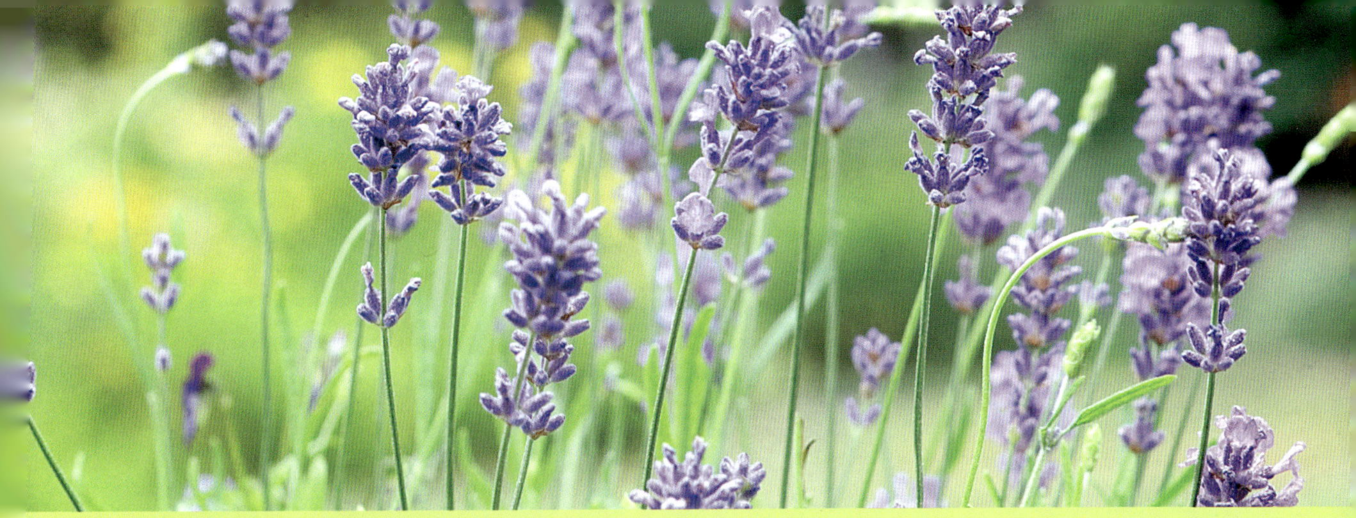

les vertus des plantes

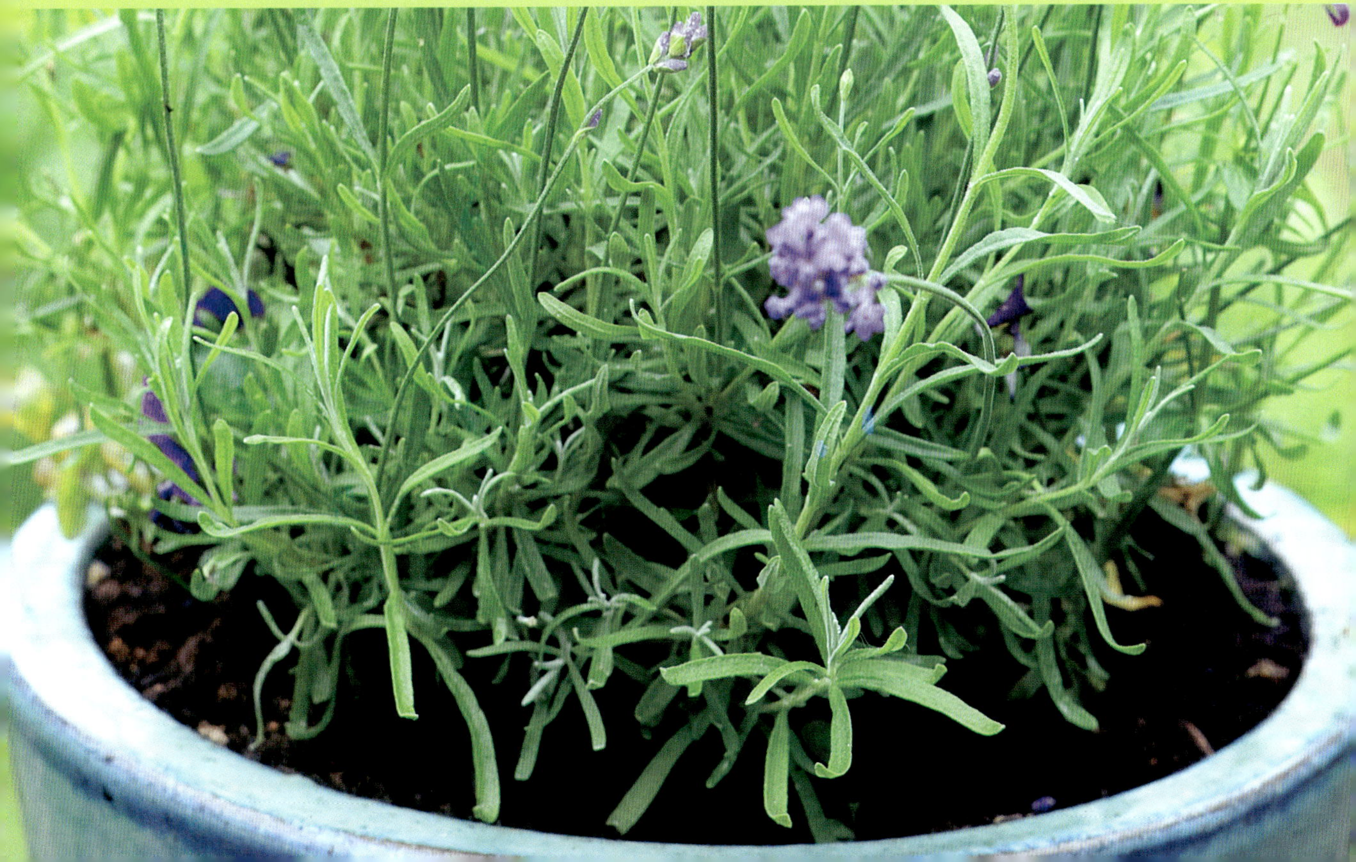

Bain de pieds chaud

Grippes et refroidissements

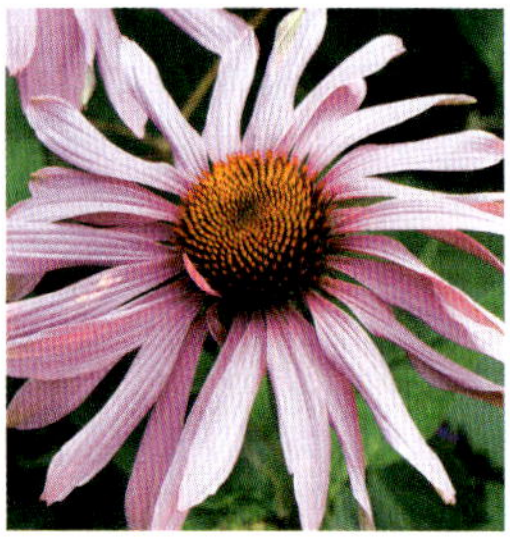

Un bain de pieds aux plantes est un remède efficace dès les premiers signes d'infection. Il apaise les douleurs et fait chuter la fièvre. Ce cocktail aromatique aide à combattre l'infection, réduire le gonflement des muqueuses, fluidifier et éliminer le rhume.

Ingrédients

- 3 cuillerées à café de feuilles fraîches ou 2 cuillerées à café de feuilles séchées de chacune de ces plantes : menthe poivrée, millefeuille, ail, échinacée et capucine
- 1,25 litre d'eau bouillante

Pour 1,25 litre d'infusion

Préparation

1 Versez l'eau bouillante sur les plantes pour obtenir une infusion forte.

2 Couvrez et laissez macérer pendant 30 minutes au moins, puis filtrez.

Utilisation

Versez l'infusion dans un récipient. Quand elle n'est plus brûlante, baignez vos pieds dedans pendant 10 à 15 minutes. Répétez l'opération 3 fois par jour. Vous pouvez aussi boire l'infusion (toutes les heures ou toutes 2 heures).

POUR COMPOSER VOTRE JARDIN D'HERBES

Tapissez le fond d'un pot à fraisiers de matériau drainant et ajoutez du terreau jusqu'au niveau des premières poches de plantation sur les côtés ; plantez 2 menthes poivrées et 2 capucines dans ces trous. Ajoutez du terreau jusqu'aux trous suivants et plantez à nouveau 2 menthes poivrées et 2 capucines. Arrosez à chaque étape de la plantation. Plantez le millefeuille, l'ail et l'échinacée en haut du pot. Terminez par un arrosage généreux et fertilisez toutes les semaines.

Les plantes dont vous avez besoin

- 4 *Mentha piperita* (menthe poivrée)
- 4 *Tropaeolum majus* (capucine)
- 1 *Achillea millefolium* (millefeuille)
- 3 *Allium sativum* (ail)
- 1 *Echinacea angustifolia* (échinacée)

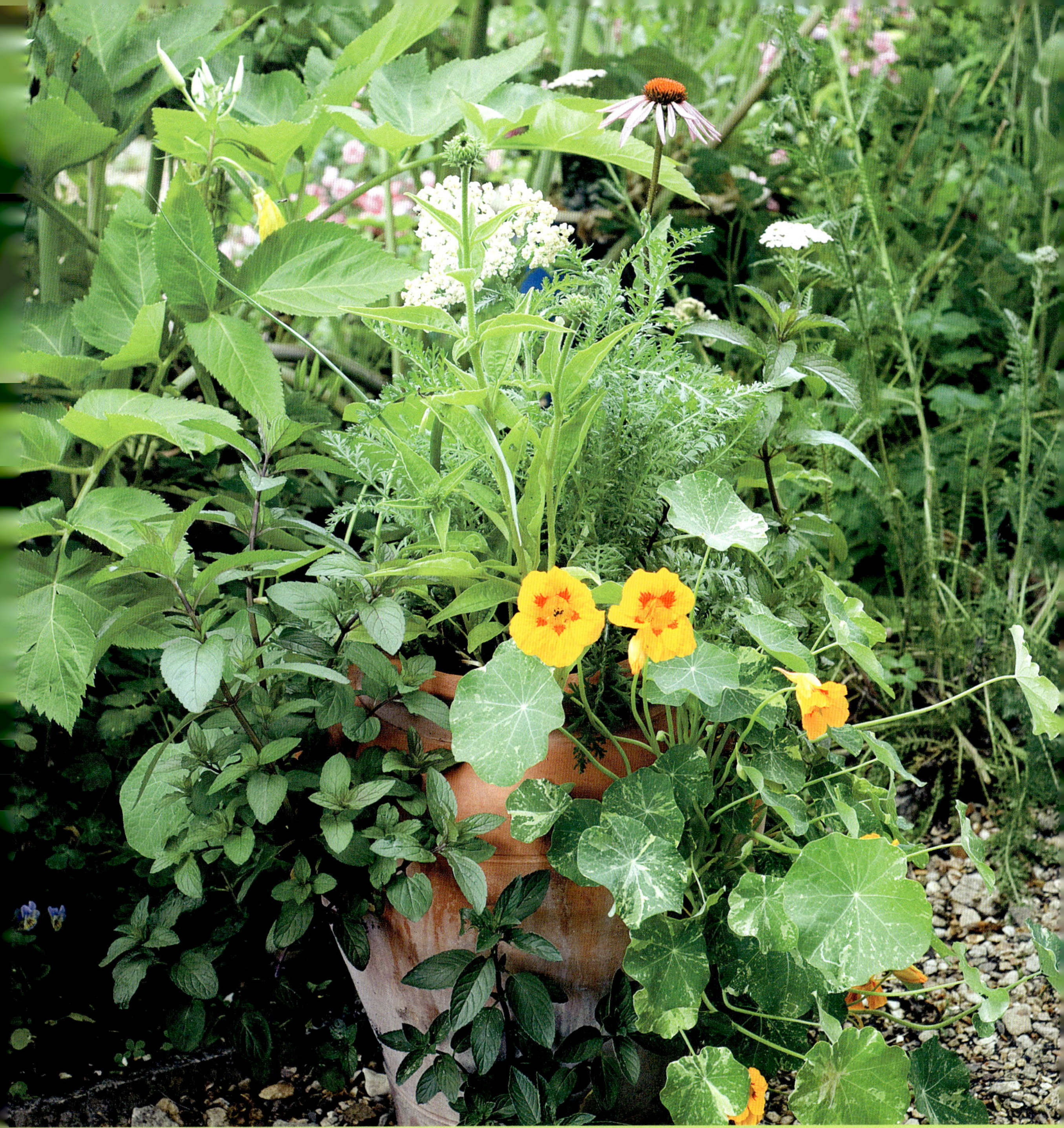

Essayez aussi…

Préparer un bain de pieds à la moutarde de façon identique ♦ Boire une infusion chaude de gingembre ou un citron chaud au miel 3 ou 4 fois par jour ♦ Prendre de la vitamine C (500 mg) tous les deux jours et du zinc (15 mg) tous les jours ♦ Boire plusieurs fois par jour des infusions de plantes immunostimulantes et décongestionnantes comme l'aneth, la mélisse, le thym, la camomille, la lavande, le romarin, les baies et fleurs de sureau, la cannelle, la cardamome, le curcuma et la coriandre.

Inhalation

Contre le rhume

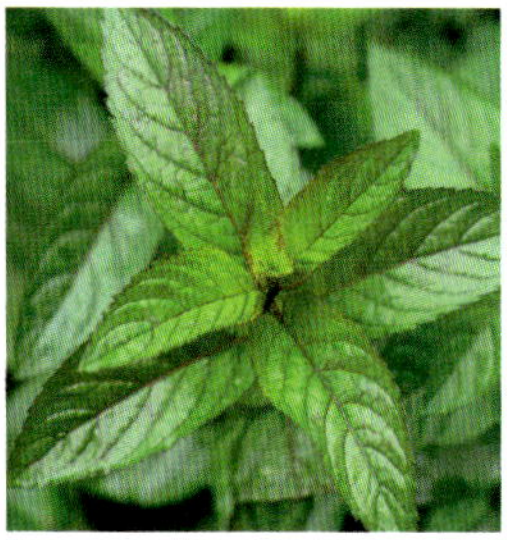

Inhaler la vapeur aromatique d'une infusion très chaude de menthe poivrée, thym et capucine dégage efficacement les voies respiratoires. La menthe poivrée est un bon décongestionnant. Le thym et la capucine sont stimulants et aident à éliminer l'infection et soulager le rhume.

Ingrédients

- 3 cuillerées à café de chaque plante fraîche ou 2 cuillerées à café de plante séchée : thym, menthe poivrée et capucine
- 1,25 litre d'eau bouillante

Pour 1,25 litre d'infusion

Préparation

1 Mettez les plantes dans une théière.

2 Versez l'eau bouillante et laissez macérer 15 minutes.

3 Filtrez au chinois et versez dans un récipient.

Utilisation

Inhalez les arômes pendant environ 10 minutes. Procédez à 2 ou 3 inhalations par jour.

Le saviez-vous ?
La menthe poivrée contient des huiles mentholées et c'est un décongestif pénétrant.

POUR COMPOSER VOTRE JARDIN D'HERBES

Tapissez une suspension de mousse ou d'une membrane perméable qui facilite le drainage, puis emplissez-la de terreau jusqu'au bord. Placez la menthe poivrée au centre et entourez-la des capucines et des thyms alternés. Arrosez régulièrement et fertilisez toutes les semaines.

Les plantes dont vous avez besoin

- 1 *Mentha piperita* (menthe poivrée)
- 4 *Tropaeolum majus* (capucine)
- 3 *Thymus vulgaris* (thym)

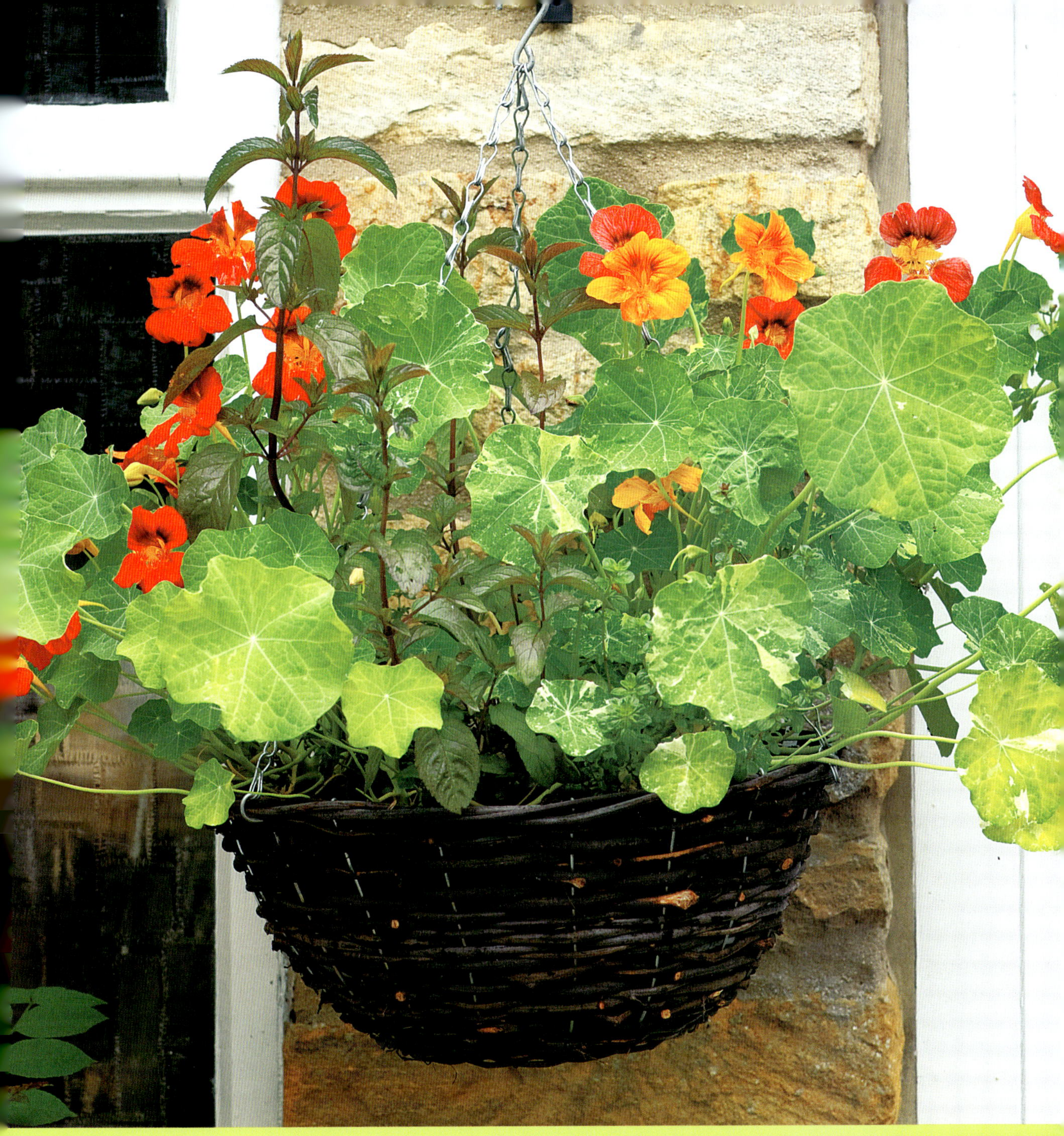

Essayez aussi…

Inhaler des huiles de lavande, romarin, gingembre, cannelle ou camomille, les ajouter aux bains ou aux huiles de massage du contour du nez et des sinus ♦ Laver les sinus à l'eau salée ♦ Supprimer les céréales, les laitages et le sucre de votre alimentation ♦ Boire 3 à 6 fois par jour des infusions d'échinacée, thym, gingembre, cannelle, millefeuille, camomille, aigremoine ou reine-des-prés.

Mellite apaisante

Contre la toux

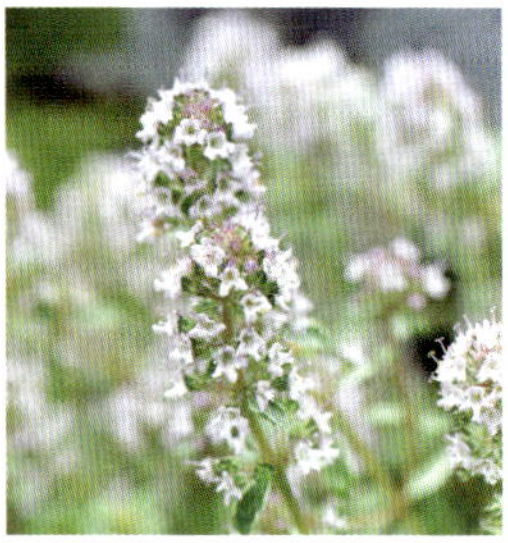

Le miel a des vertus antibactériennes, expectorantes et cicatrisantes ; les mellites sont donc recommandées pour les toux et les infections des bronches et constituent un excellent support pour les herbes comme le thym, l'origan et le basilic sacré. Ces herbes sont de bons décongestifs.

Ingrédients

- 500 g de miel liquide biologique
- 4 cuillerées à café de chaque plante fraîche ou 2 cuillerées à café de plante séchée : basilic pourpre, thym et marjolaine

Pour un bocal de 500 g

Préparation

1 Mettez les herbes dans une étamine ou directement dans le bocal.

2 Ajoutez le miel, couvrez hermétiquement et étiquetez. Laissez macérer pendant 4 semaines au moins.

3 Retirez les herbes du bocal, inscrivez le nom et la date sur l'étiquette et conservez dans un endroit sombre et frais, au réfrigérateur de préférence.

Utilisation

Prenez 1 cuillerée à café de miel diluée dans de l'eau chaude ou une infusion au gingembre, 1 fois par jour en traitement préventif et 3 à 6 fois par jour pour les infections aiguës.

POUR COMPOSER VOTRE JARDIN D'HERBES

Dans un présentoir à trois étages, placez une couche de mousse ou de feutre au fond de chaque panier, puis emplissez de terreau universel. Plantez le thym en bas, la marjolaine au-dessus et le basilic en haut. Arrosez régulièrement, mais sans excès, et fertilisez toutes les semaines.

Les plantes dont vous avez besoin

- 3 *Thymus vulgaris* (thym)
- 2 *Origanum majorana* (marjolaine)
- 5 *Ocimum basilicum* 'Purpurascens' (basilic pourpre)

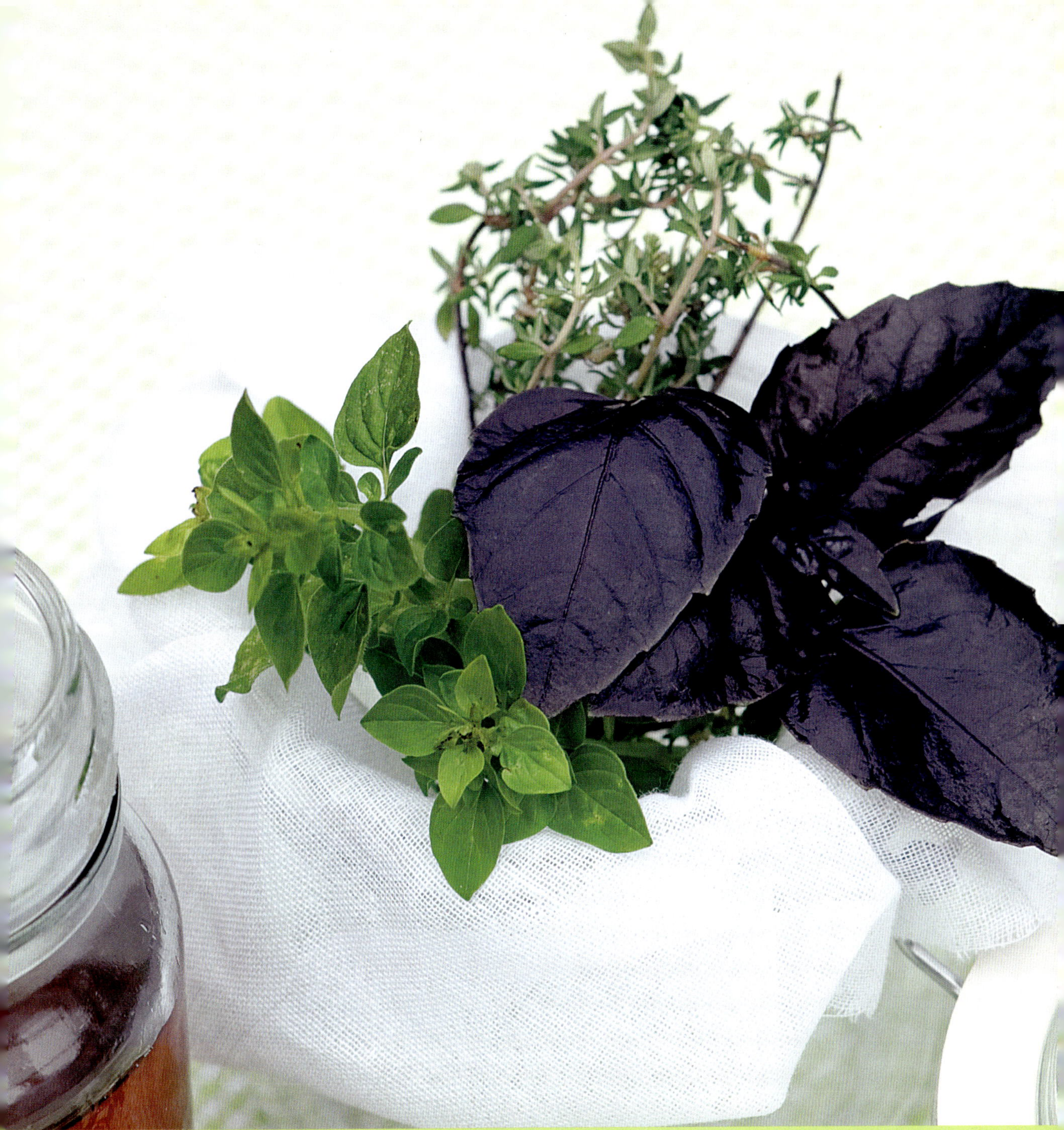

Essayez aussi…

Boire une tisane de ces mêmes herbes 3 à 6 fois par jour ♦ Boire d'autres infusions antimicrobiennes, calmantes et expectorantes : molène, plantain, réglisse, tussilage, aunée, lierre terrestre, gingembre ou pétales de rose ♦ Prendre des suppléments de vitamine C et consommer de l'ail, des baies de sureau et des airelles pour éliminer les mucosités et combattre l'infection ♦ Ajouter dans l'eau du bain quelques gouttes d'huiles essentielles de romarin, rose, thym, gingembre ou cannelle.

Gargarisme enflammé

Contre les maux de gorge

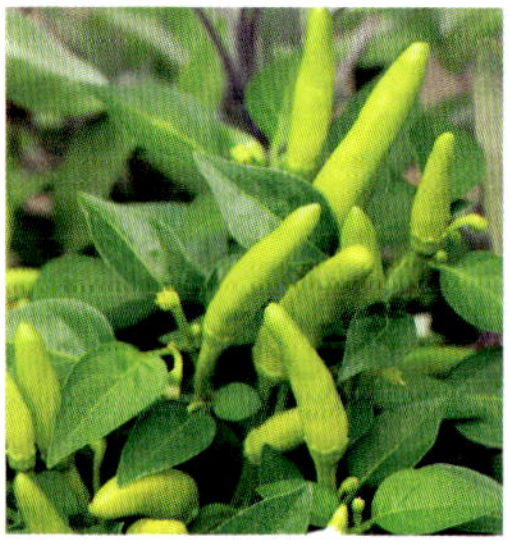

Les nuances de pourpre et de rouge de la sauge pourpre et du piment de Cayenne composent un cocktail éclatant. La sauge adoucit le mal de gorge et combat l'infection. Le piment de Cayenne est un excellent antiseptique et analgésique qui contribue à soulager la douleur.

Ingrédients

- 4 cuillerées à café de feuilles de sauge fraîches ou 2 cuillerées à café de feuilles séchées
- 1 lamelle de piment de Cayenne
- 1 pincée de sel de mer
- 200 ml d'eau bouillante
- 2 cuillerées à café de miel
- 2 cuillerées à café de vinaigre de cidre

Pour 200 ml

Préparation

1 Mettez la sauge et le piment de Cayenne dans une carafe et arrosez d'eau bouillante.

2 Couvrez et laissez infuser 10 à 15 minutes, puis ajoutez le sel, qui aide à combattre l'infection.

3 Ajoutez le vinaigre de cidre et le miel, puis remuez.

Utilisation

Faites 3 à 6 gargarismes par jour ou vaporisez l'infusion dans la gorge ; la douleur s'atténuera bientôt.

Le saviez-vous ?

Le vinaigre de cidre est un excellent support pour ce gargarisme, car il est à la fois antiviral et antibactérien.

POUR COMPOSER VOTRE JARDIN D'HERBES

Tapissez de matériau drainant le fond d'un pot rond de taille moyenne et couvrez de terreau universel. Plantez la sauge pourpre en début d'été sur l'arrière du pot et le Cayenne sur le devant quand tout risque de gel est passé. Arrosez régulièrement et fertilisez toutes les semaines.

Les plantes dont vous avez besoin

- 1 *Salvia officinalis* 'Purpurascens' (sauge pourpre)
- 1 *Capsicum frutescens* (piment de Cayenne)

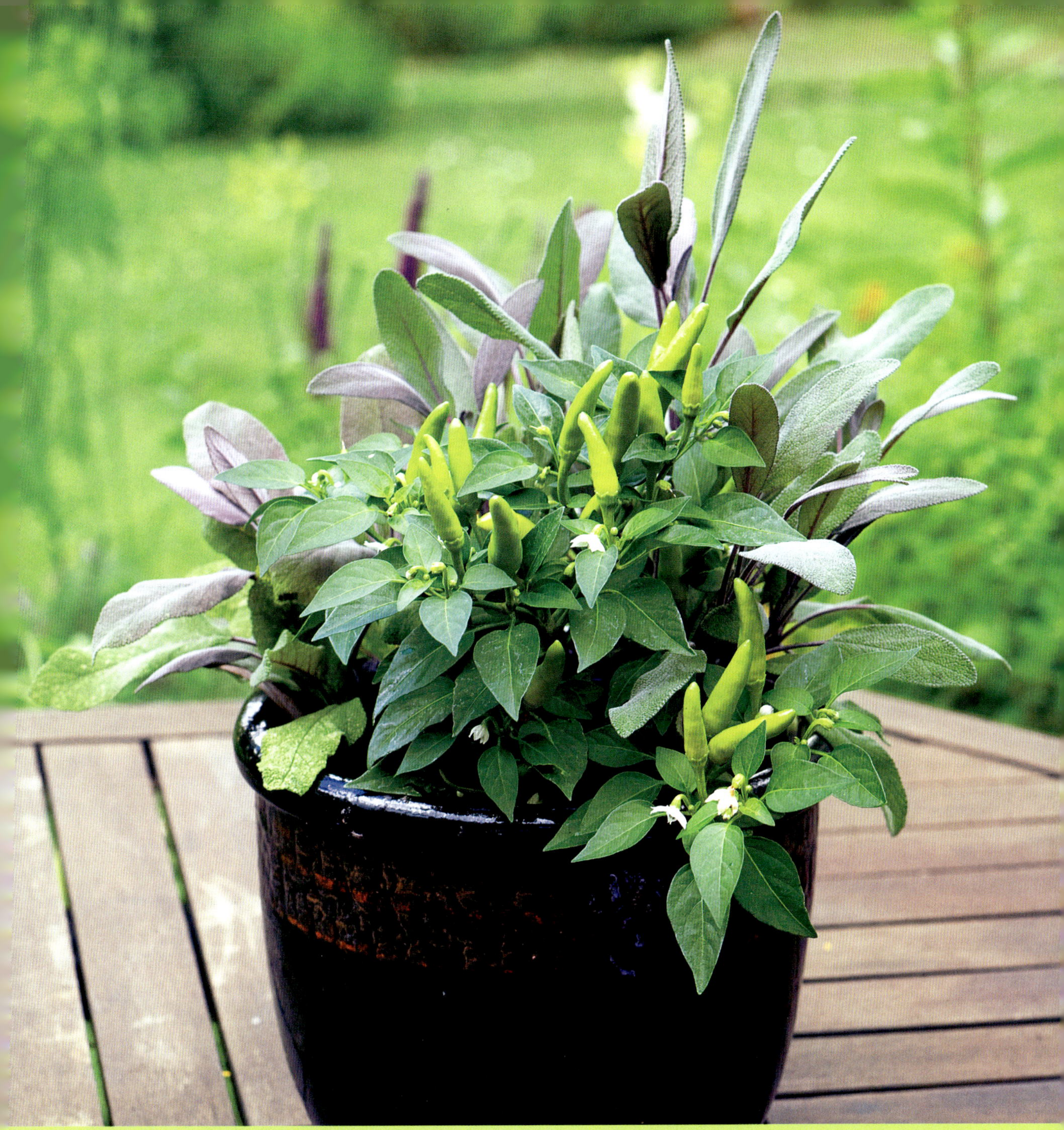

Essayez aussi…

Appliquer fréquemment sur la gorge une compresse chaude imbibée d'une infusion forte de feuilles de sauge, pétales de souci et feuilles de plantain, à parts égales ♦ Boire des infusions d'herbes antimicrobiennes comme échinacée, curcuma, liane du Pérou, pau d'arco, réglisse, souci (calendula), bardane ou trèfle des prés, toutes les 2 heures ♦ Prendre des suppléments d'ail, huile de foie de morue, vitamine C et zinc.

Tisane rafraîchissante

Contre la fièvre

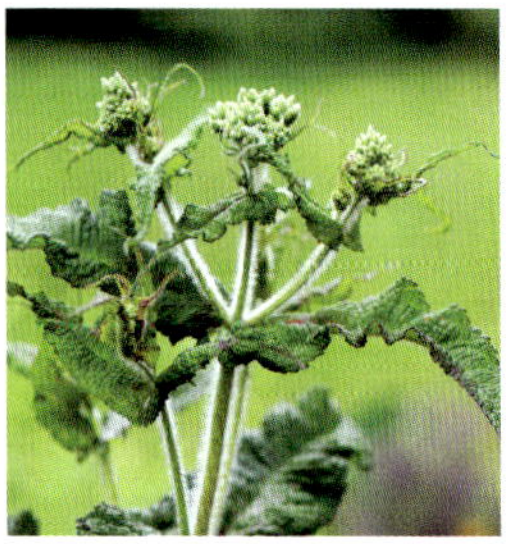

Cette tisane peut être bue ou utilisée en bain de pieds ou comme lotion tiède pour rafraîchir le corps. Les plantes renforcent les défenses immunitaires, luttent contre l'infection, font chuter la fièvre et favorisent le sommeil. Elles sont relaxantes, antimicrobiennes et décongestives.

Ingrédients

- 2 cuillerées à café de feuilles fraîches ou 1 cuillerée à café de feuilles séchées de camomille, basilic pourpre, eupatoire, millefeuille, menthe poivrée et mélisse
- 1,25 litre d'eau bouillante

Pour 1,25 litre d'infusion

Préparation

1 Mettez les herbes dans une théière et versez l'eau.
2 Couvrez et laissez infuser 10 à 15 minutes.

Utilisation

Buvez 1 tasse toutes les heures ou toutes les 2 heures. Vous pouvez utiliser cette infusion pour un bain de pieds chaud toutes les 3 heures.

Le saviez-vous ?
Immunostimulante, l'eupatoire est un bon remède contre la grippe, car elle provoque la sudation et aide à éliminer les toxines.

POUR COMPOSER VOTRE JARDIN D'HERBES

Tapissez de matériau drainant le fond de trois pots de couleurs assorties et couvrez de terreau universel. Plantez l'eupatoire au milieu du pot le plus grand, les camomilles autour et le basilic pourpre devant. Plantez la mélisse et la menthe poivrée dans le deuxième pot, le millefeuille dans le troisième. Arrosez régulièrement et fertilisez toutes les semaines.

Les plantes dont vous avez besoin

- 1 *Eupatorium perfoliatum* (eupatoire)
- 4 *Matricaria recutita* (camomille allemande) ou *Anthemis nobilis/Chamaemelum nobile* (camomille romaine)
- 1 *Ocimum basilicum* 'Purpurascens' (basilic pourpre)
- 1 *Melissa officinalis* (mélisse)
- 3 *Mentha piperita* (menthe poivrée)
- 1 *Achillea millefolium* (millefeuille)

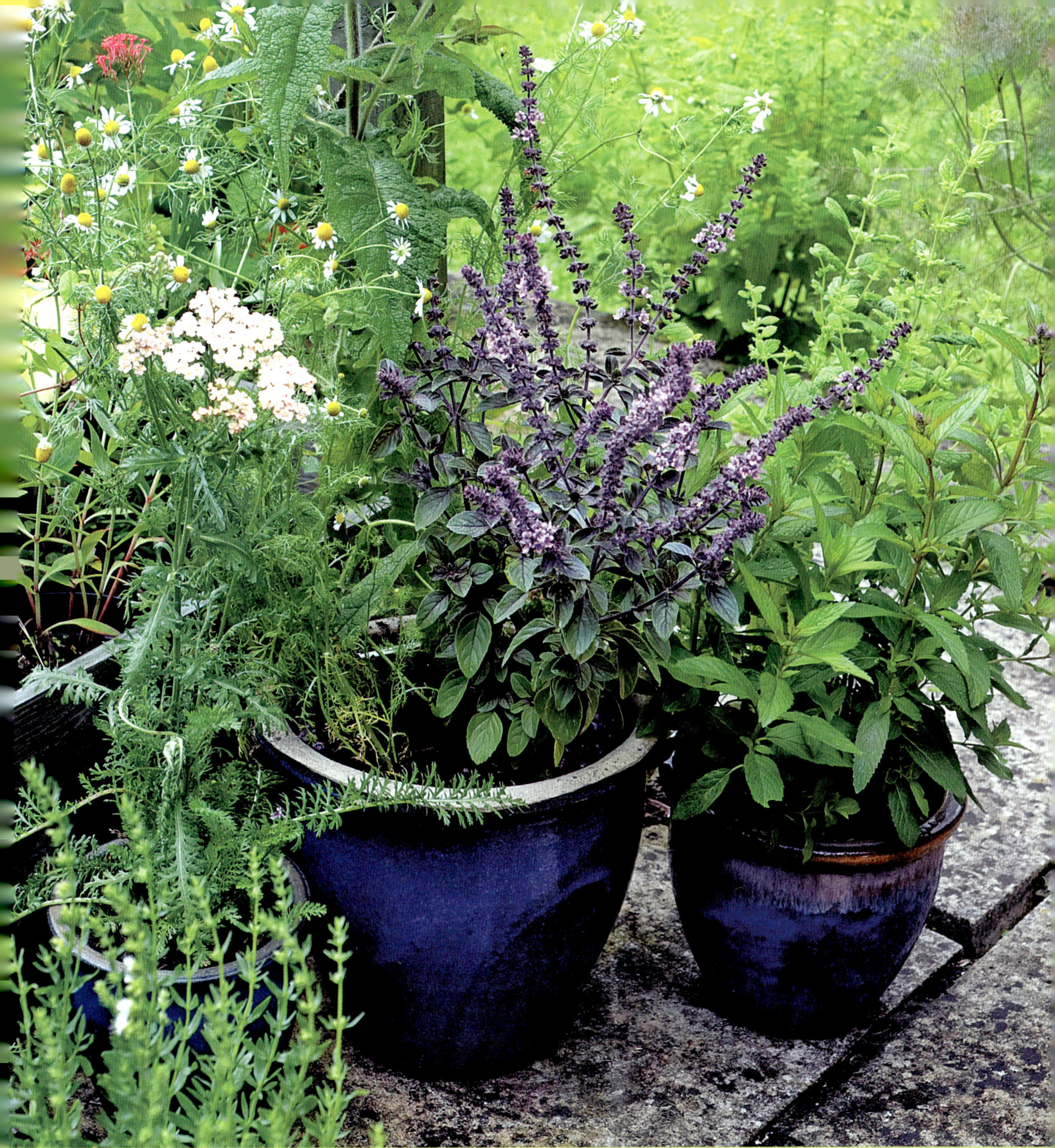

Essayez aussi…

Jeûner pour stimuler le système immunitaire ♦ Boire beaucoup de liquide pour éliminer les toxines ♦ Boire 3 à 6 fois par jour des infusions de fleur de tilleul, reine-des-prés, verveine, rose, lavande ou gingembre ♦ Prendre ½ cuillerée à café d'échinacée toutes les 2 heures pour lutter contre l'infection.

Antihistaminique

Contre le rhume des foins

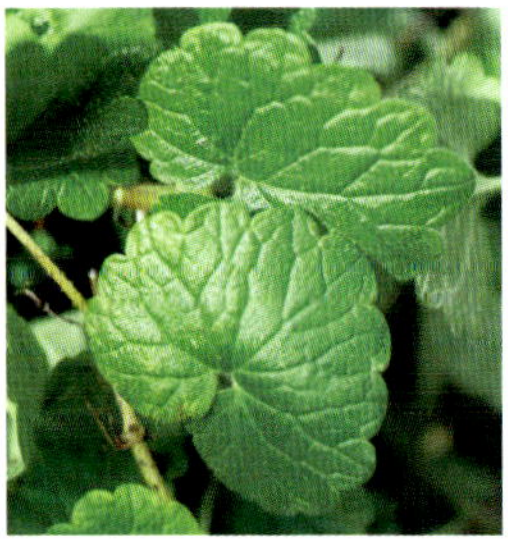

Cet assortiment est un remède agréable quand un rhume des foins gâche votre été. L'échinacée, la camomille et la mélisse apaisent la réaction allergique qui déclenche les symptômes, alors que l'aigremoine et le lierre terrestre calment l'inflammation et sèchent les sécrétions.

Ingrédients

- 400 ml de glycérol végétal
- 100 ml d'alcool (vodka ou cognac)
- 250 g de chaque plante fraîche ou 100 g de chaque plante séchée : aigremoine, camomille, échinacée, mélisse et lierre terrestre

Pour 500 ml

Préparation

1 Commencez par mélanger le glycérol et l'alcool.
2 Placez les plantes dans une carafe à col large et versez le mélange dessus.
3 Laissez macérer pendant 2 à 3 semaines au moins et remuez tous les jours. Filtrez au chinois et pressez les herbes pour extraire le maximum de liquide.
4 Transvasez dans des bouteilles en verre foncé stérilisées, étiquetez et conservez dans un endroit sombre et frais.

Utilisation

Prenez 1 cuillerée à café dans un peu d'eau 3 à 6 fois par jour selon la gravité des symptômes.

POUR COMPOSER VOTRE JARDIN D'HERBES

Tapissez le fond d'une balconnière de matériau drainant et remplissez de terreau universel. Plantez le lierre terrestre à une extrémité du pot et la camomille à l'autre extrémité. Placez la mélisse au centre et l'échinacée et l'aigremoine de part et d'autre. Arrosez régulièrement et fertilisez toutes les semaines.

Les plantes dont vous avez besoin

- 1 *Glechoma/Nepeta hederacea* (lierre terrestre)
- 3 *Matricaria recutita* (camomille allemande) ou *Anthemis nobilis/Chamaemelum nobile* (camomille romaine)
- 1 *Melissa officinalis* (mélisse)
- 1 *Echinacea angustifolia* (échinacée)
- 1 *Agrimonia eupatoria* (aigremoine)

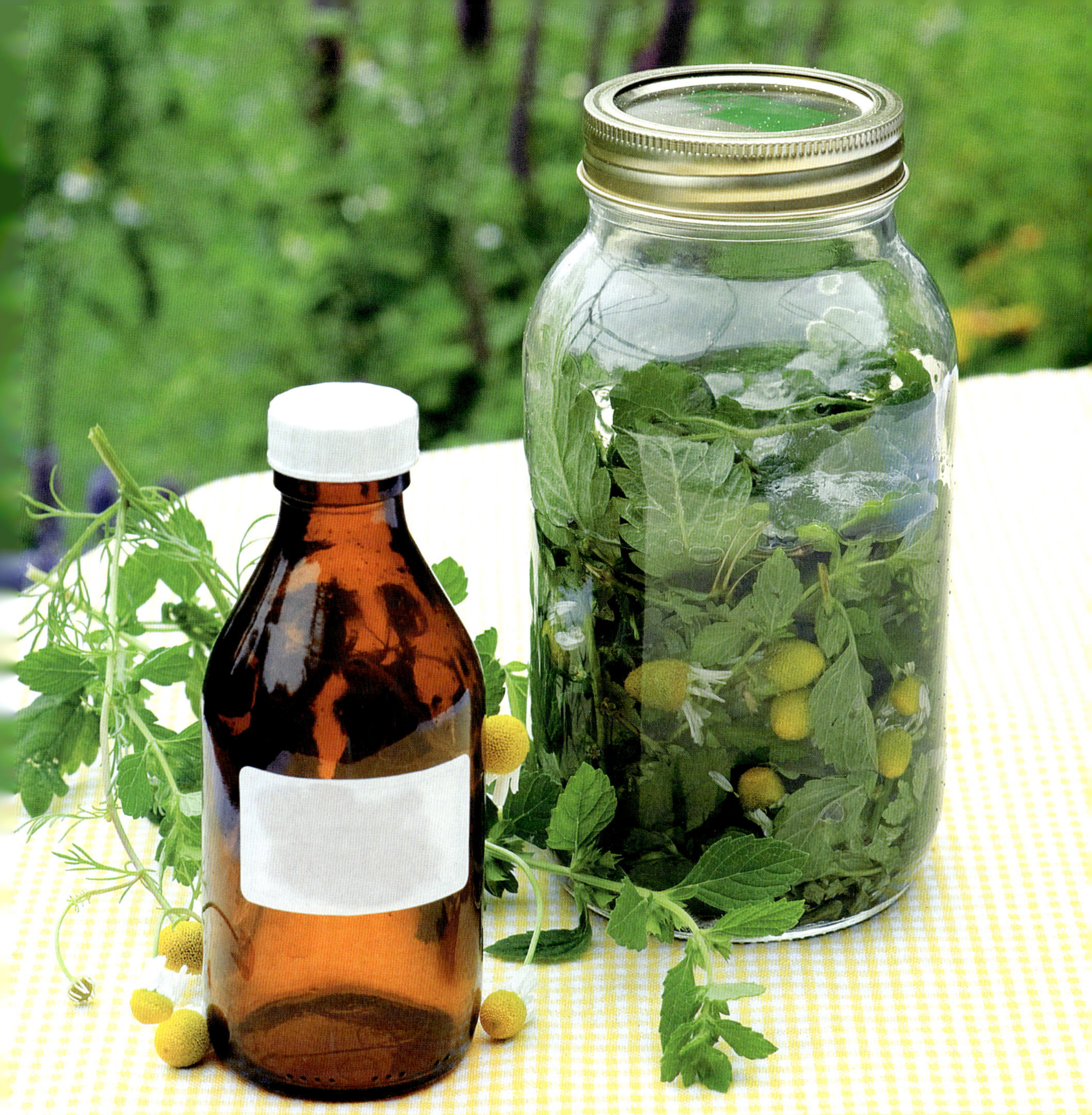

Essayez aussi…

En prévention, prendre 2 à 4 mois avant la saison du rhume des foins des plantes immunostimulantes : ashwagandha, éleuthérocoque ou échinacée ♦ Prendre 1 ou 2 cuillerées à café de miel de ruche pendant 2 à 4 mois avant la saison du rhume des foins ♦ Supprimer la viande et les laitages ♦ Préparer ces herbes en infusion pour des inhalations ♦ Boire des infusions de fleurs de sureau, plantain et euphraise ♦ Prendre des suppléments d'huile d'onagre, vitamine C et magnésium

Miel aromatique

Contre l'asthme

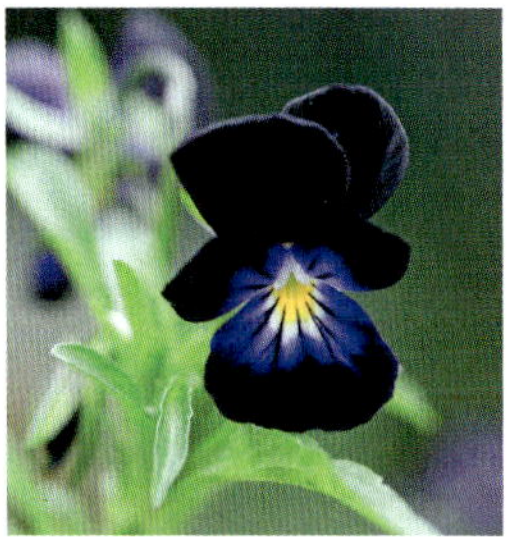

Ce miel est excellent contre la toux et l'asthme. Le thym et l'origan détendent les muscles des bronches, ouvrent les voies respiratoires, éliminent le mucus et chassent l'infection. Le basilic détend les muscles pectoraux. La pensée sauvage aide à traiter les infections respiratoires.

Ingrédients

- 1 à 2 tasses de chaque plante fraîche ou ½ à 1 tasse de chaque plante séchée : feuilles de basilic pourpre et marjolaine, feuilles et fleurs de thym et de pensée sauvage
- 400 ml de miel de thym

Pour un bocal de 400 ml

Préparation

1 Mettez les plantes dans le miel, soit directement, soit dans un sachet en étamine.

2 Faites chauffer 4 à 5 heures au bain-marie, puis filtrez ou retirez le sachet. Transvasez le miel dans un bocal.

3 Conservez dans un endroit frais et sombre, de préférence au réfrigérateur.

Utilisation

Prenez 1 ou 2 cuillerées à café de miel pur ou dilué dans un peu d'eau chaude, 3 fois par jour et toutes les 2 heures dans les phases aiguës.
Le traitement peut durer plusieurs mois si l'asthme est chronique.

POUR COMPOSER VOTRE JARDIN D'HERBES

Tapissez de matériau drainant le fond d'un grand pot rond et couvrez de terreau universel. Agencez les plantes pour créer une composition décorative. Supprimez les fleurs fanées de la pensée sauvage pour prolonger sa floraison. Arrosez avec parcimonie car le thym et la marjolaine, plantes méditerranéennes, prospèrent en sol sec. Fertilisez toutes les semaines.

Les plantes dont vous avez besoin

- 1 *Viola tricolor* (pensée sauvage)
- 2 *Thymus vulgaris* (thym)
- 1 *Origanum majorana* (marjolaine)
- 1 *Ocimum basilicum* 'Purpurascens' (basilic pourpre)

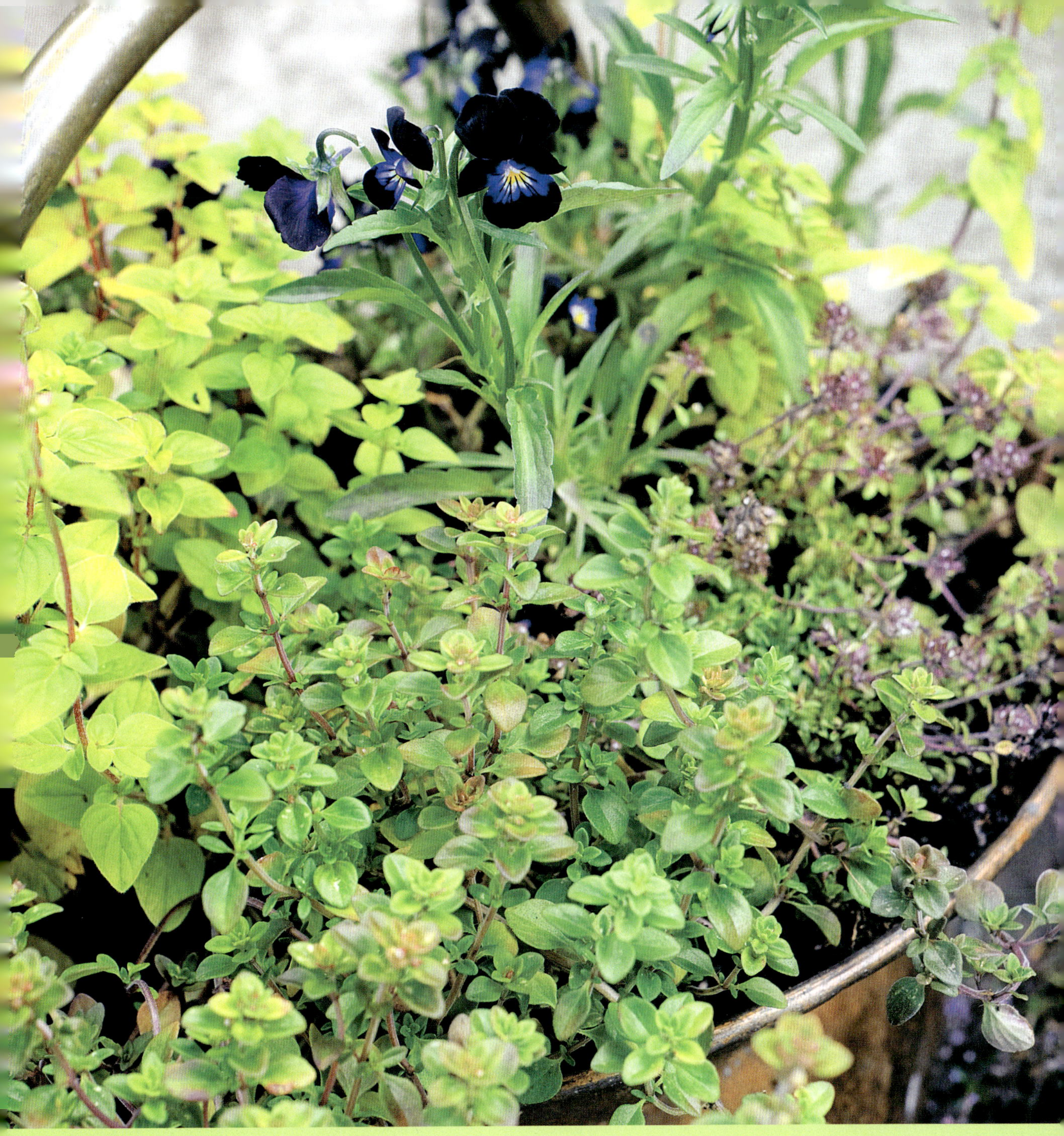

Essayez aussi…

Boire 3 fois par jour des infusions de plantes expectorantes (aunée, tussilage, gingembre, réglisse et molène) ♦ Prendre de l'ashwagandha, de la réglisse, de la camomille, de l'ortie, du basilic sacré, des champignons shiitaké ou reishi pour stimuler le système immunitaire et réduire la réaction allergique ♦ Faire des pastilles en incorporant les plantes réduites en poudre à du miel que l'on roule en petites boules.

Baume parfumé

Contre l'eczéma

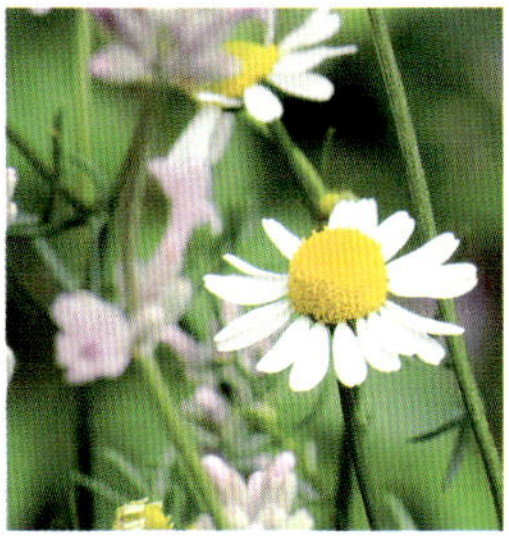

Ce baume à base de camomille, souci (calendula) et lavande apaise et soigne. La camomille est anti-inflammatoire, le souci diminue l'inflammation, accélère la cicatrisation et évite l'infection. Antiseptique, la lavande favorise aussi la restauration des tissus sans cicatrice.

Ingrédients

- 300 ml d'huile de coco chauffée
- Frais ou secs : pétales de souci, fleurs de camomille et de lavande (autant que l'huile pourra en contenir complètement immergés)

Pour 300 ml de baume

Préparation

1 Mettez l'huile de coco chauffée dans un bain-marie.
2 Ciselez grossièrement les plantes avant de les plonger dans l'huile.
3 Laissez macérer quelques heures à feu doux, le temps que l'huile absorbe les composants. Filtrez le mélange en pressant bien dessus. Jetez les fleurs.
4 Versez l'huile tiède dans des pots stérilisés et propres. Étiquetez et conservez dans un endroit frais.

Utilisation

Appliquez ce baume matin et soir après avoir délicatement nettoyé la zone à l'eau de rose.

POUR COMPOSER VOTRE JARDIN D'HERBES

Tapissez de matériau drainant le fond d'un grand pot rond et recouvrez de terreau universel. En début d'été, plantez la lavande au centre, entourée des soucis et des camomilles alternés ; laissez de l'espace en vue de la croissance. Supprimez les fleurs fanées de souci pour des remontées de floraison. Arrosez régulièrement et fertilisez toutes les semaines.

Les plantes dont vous avez besoin

- 1 *Lavandula officinalis* (lavande)
- 4 *Calendula officinalis* (souci)
- 4 *Matricaria recutita* (camomille allemande) ou *Anthemis nobilis/Chamaemelum nobile* (camomille romaine)

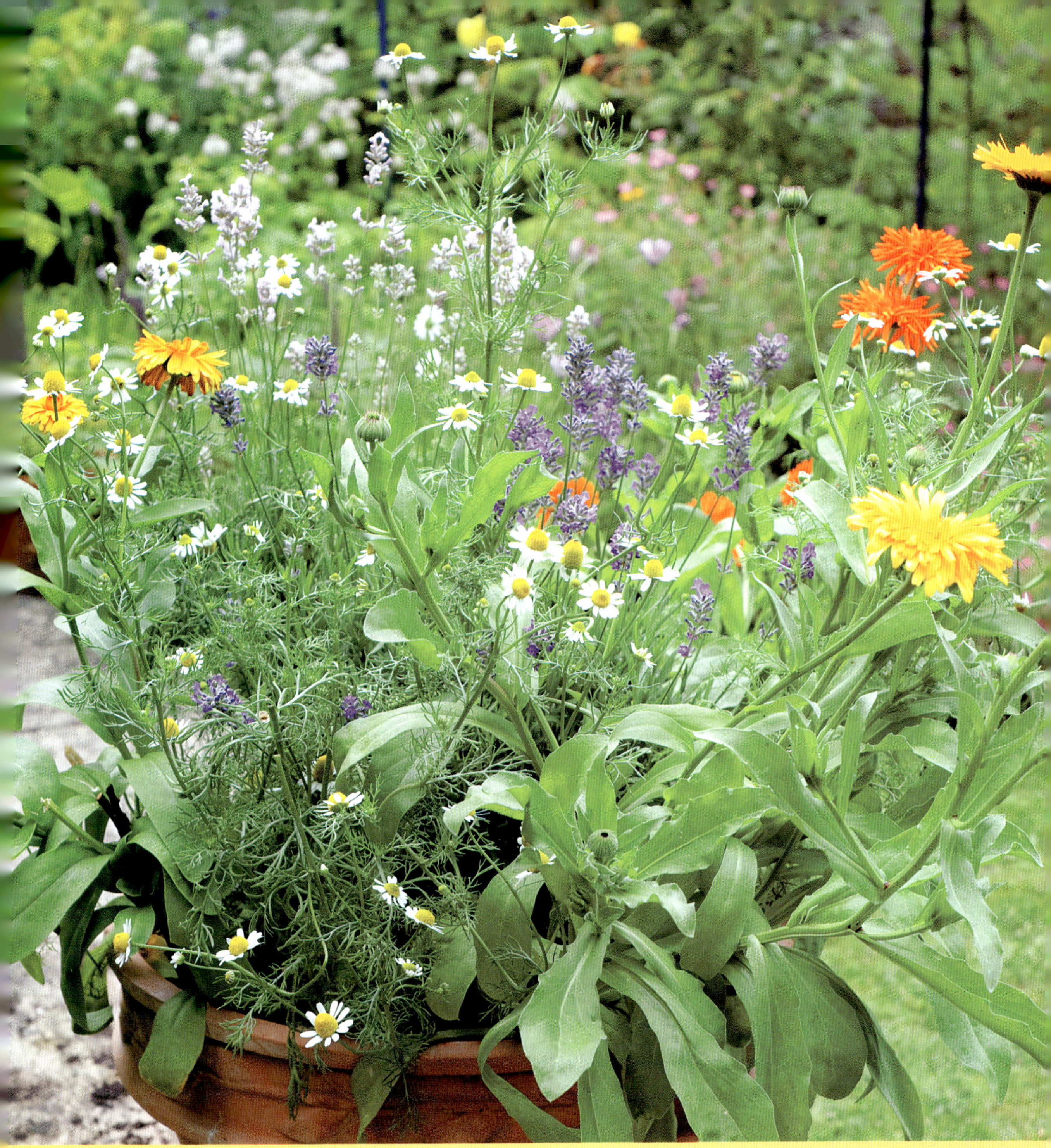

Essayez aussi…

Boire 3 ou 4 fois par jour des infusions de camomille, souci et lavande ♦ Boire des infusions de gaillet gratteron, bardane, gotu kola, racine de pissenlit ou trèfle rouge, 3 ou 4 fois par jour ♦ Éviter les laitages, la viande, les plats industriels et le sucre ♦ Prendre des suppléments d'huile d'onagre, de vitamine B et de zinc.

Lotion purifiante

Contre l'acné

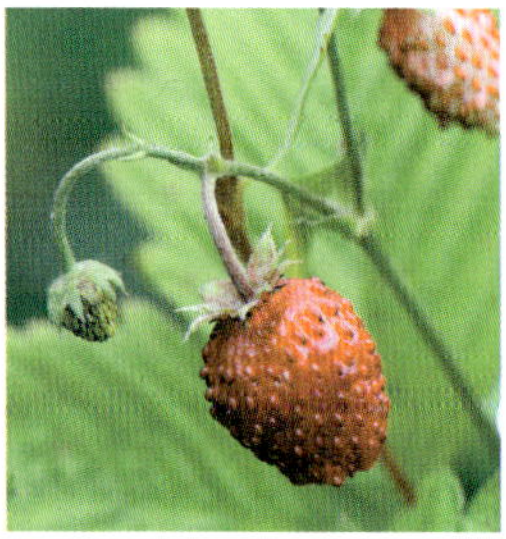

Les fleurs bleu vif de la bourrache et les pétales des pensées sauvages rendent cette lotion jolie à regarder, mais ces plantes ont aussi des vertus nettoyantes tandis que les jeunes feuilles de pissenlit purifient la peau. La capucine est antiseptique et anti-inflammatoire.

Ingrédients

- 2 cuillerées à café de chaque plante fraîche ou 1 cuillerée à café de plante séchée : feuilles et fleurs de pensée sauvage, capucine et bourrache, feuilles de pissenlit et de fraisier, fleurs de lavande
- 1,25 litre d'eau bouillante

Pour 1,25 litre de lotion

Préparation

Placez les plantes dans une théière. Versez l'eau bouillante et laissez infuser jusqu'à refroidissement, puis filtrez.

Utilisation

Utilisez en lotion antiseptique pour laver le visage matin et soir.

Le saviez-vous ?
La lavande combat l'infection et accélère la cicatrisation. Anti-inflammatoires, les feuilles de fraisier tonifient la peau en ralentissant les sécrétions sébacées.

POUR COMPOSER VOTRE JARDIN D'HERBES

Tapissez le fond de trois pots assortis de matériau drainant et remplissez de terreau universel. Plantez la bourrache au centre du grand pot et entourez-la des quatre capucines. Placez la lavande au centre du pot de taille intermédiaire, entourée des quatre pensées sauvages. Plantez le fraisier et les pissenlits dans le dernier pot. Supprimez les fleurs fanées des capucines et des pensées pour renouveler la floraison. Arrosez régulièrement et fertilisez toutes les semaines.

Les plantes dont vous avez besoin

- 1 *Borago officinalis* (bourrache)
- 4 *Tropaeolum majus* (capucine)
- 1 *Lavandula officinalis* (lavande)
- 4 *Viola tricolor* (pensée sauvage)
- 1 *Fragaria vesca* (fraisier sauvage)
- 3 *Taraxacum officinale* (pissenlit)

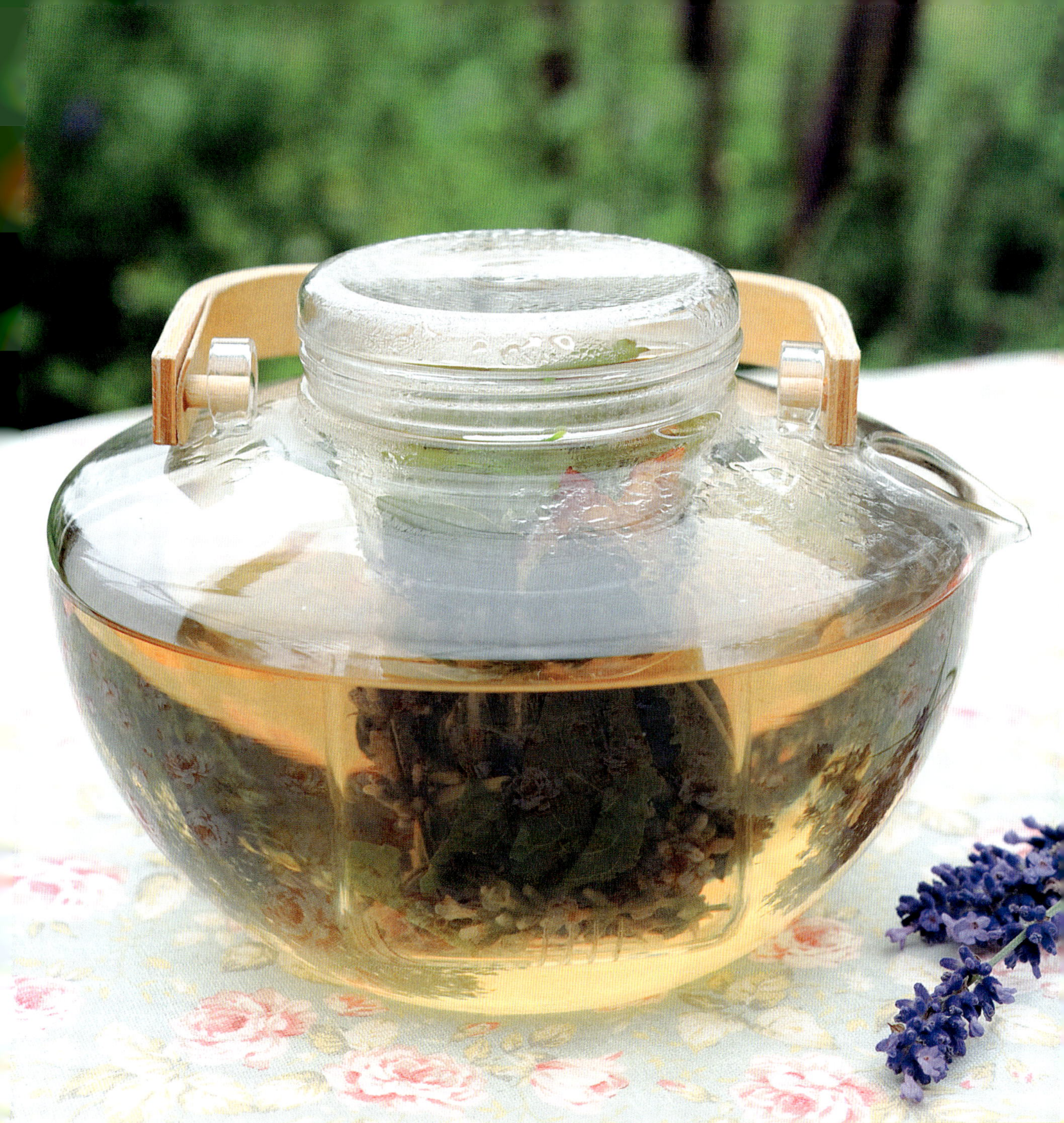

Essayez aussi...

Avec les mêmes herbes, préparer une infusion à froid en utilisant de l'eau de source, laisser macérer toute une nuit et boire au moins 3 ou 4 tasses d'infusion par jour ♦ Boire des infusions de chardon-Marie, racine de pissenlit, bardane, rose, gotu kola, ortie ou trèfle rouge, 4 ou 5 fois par jour ♦ Manger beaucoup de fruits et de légumes frais ♦ Prendre des suppléments d'huile de foie de morue, vitamine B et zinc.

Jus de chélidoine frais

Verrues et cors

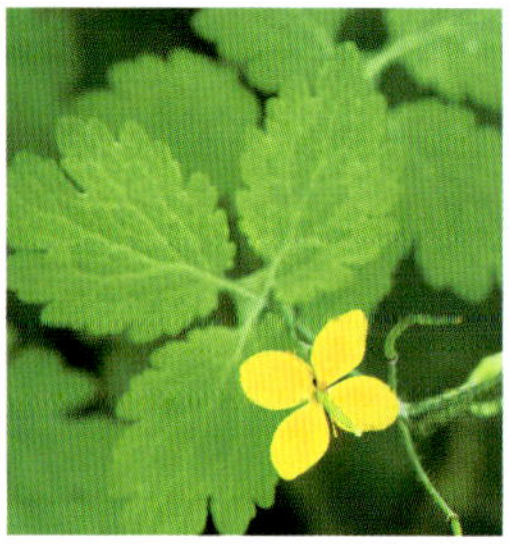

La chélidoine est un remède populaire ancien et très efficace contre les verrues, grâce au latex orange vif sécrété par les tiges foliaires et les fleurs. Ce membre de la famille du pavot affiche pendant tout l'été des fleurs éclatantes et très décoratives.

Ingrédients

- feuilles, tiges et fleurs de chélidoine

Préparation

Coupez la tige de la plante fraîche et laissez le jus orange s'écouler.

Utilisation

Appliquez le jus de la plante directement sur les verrues, cors ou durillons. Répétez l'application 1 ou 2 fois par jour, en veillant à ce que le jus caustique n'entre pas en contact avec la peau environnante. Les verrues devraient avoir disparu au bout de 3 semaines.

Le saviez-vous ?

Le latex contient des enzymes protéolytiques, ce qui explique sa capacité à « décomposer » les verrues et les grains de beauté.

POUR COMPOSER VOTRE JARDIN D'HERBES

Tapissez de matériau drainant le fond d'un pot de taille moyenne et couvrez de terreau universel. Plantez la chélidoine, au printemps, au centre du pot ; elle le remplira au fil de l'été. Supprimez les fleurs fanées pour prolonger la floraison. Arrosez régulièrement et fertilisez toutes les semaines.

Les plantes dont vous avez besoin

- 1 *Chelidonium majus* (chélidoine)

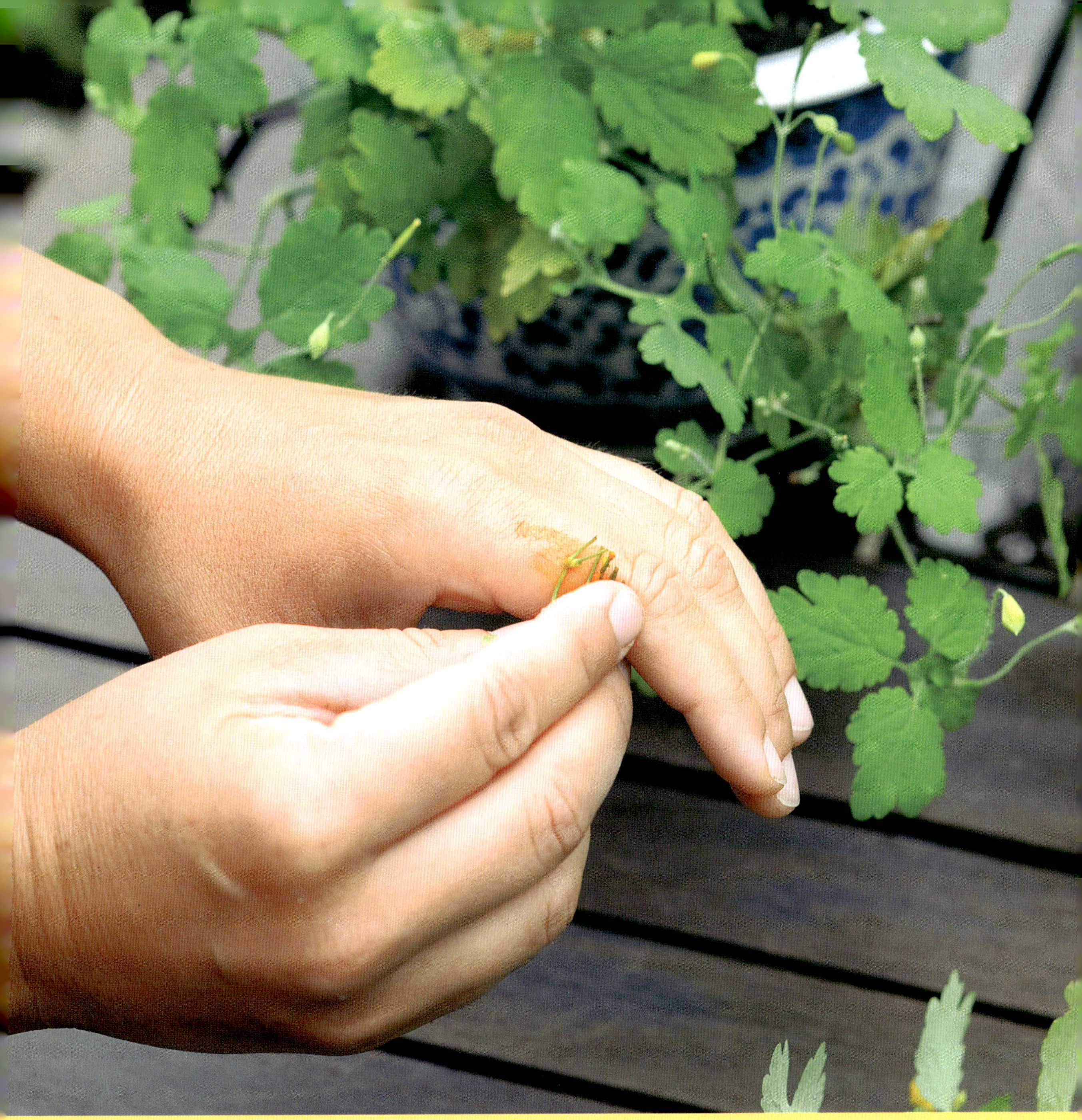

Essayez aussi…

Appliquer tous les jours du jus de citron, de l'ail frais, le jus blanc des tiges de pissenlit ou le jus des baies de sureau directement sur les verrues ♦ Boire 3 ou 4 fois par jour des infusions de bardane, racine de pissenlit, échinacée et trèfle rouge, avec un peu de réglisse pour augmenter les défenses contre le virus et éliminer les toxines ♦ Consommer de l'ail tous les jours, frais ou en gélules ♦ Prendre des suppléments d'huile de foie de morue, ainsi que de la vitamine C ou un complexe de vitamine B et zinc.

Bain oculaire

Yeux fatigués et conjonctivite

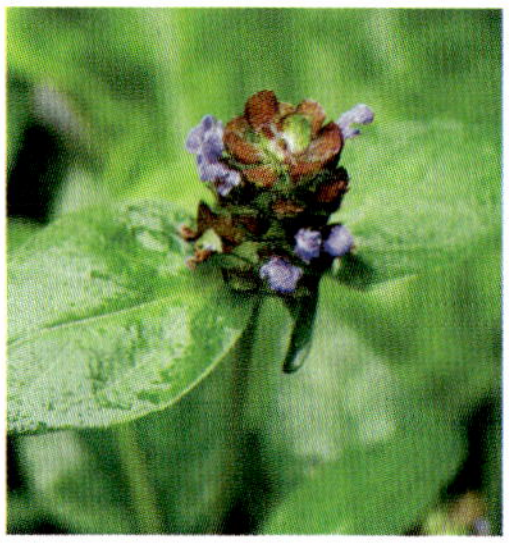

En bain oculaire, le mélange de plantes proposé ici soulagent les yeux irrités.Le plantain calme l'inflammation, la camomille et le souci (calendula) sont antiseptiques et excellents contre les problèmes allergiques. La brunelle et la coriandre réduisent le gonflement.

Ingrédients

- 25 g de chaque plante fraîche ou 15 g de plante séchée : fleurs de souci (calendula) et de camomille, feuilles de plantain et de coriandre, fleurs et feuilles de brunelle
- 600 ml d'eau

Pour 600 ml de lotion

Préparation

1 Mettez toutes les plantes dans une casserole, ajoutez l'eau et portez à ébullition, puis retirez la casserole du feu.

2 Laissez infuser. Filtrez quand l'infusion est tiède ou froide.

Utilisation

Lavez chaque œil avec l'infusion, puis rincez soigneusement à l'eau. Répétez l'opération 3 à 6 fois par jour. Conservez l'infusion au réfrigérateur pendant 2 jours maximum, mais réchauffez-la légèrement avant chaque utilisation.

POUR COMPOSER VOTRE JARDIN D'HERBES

Tapissez le fond d'un grand pot carré de matériau drainant et remplissez de terreau universel. Plantez trois soucis (calendula) dans un coin, le plantain dans un autre coin, la brunelle dans un autre coin, quatre camomilles dans le dernier et la coriandre au centre. Supprimez les fleurs fanées pour prolonger la floraison. Arrosez régulièrement et fertilisez toutes les semaines.

Les plantes dont vous avez besoin

- 3 *Calendula officinalis* (souci)
- 1 *Plantago major/minor/lanceolata* (plantain)
- 1 *Prunella vulgaris* (brunelle)
- 4 *Matricaria recutita* (camomille allemande)
- 4 *Coriandrum sativum* (coriandre)

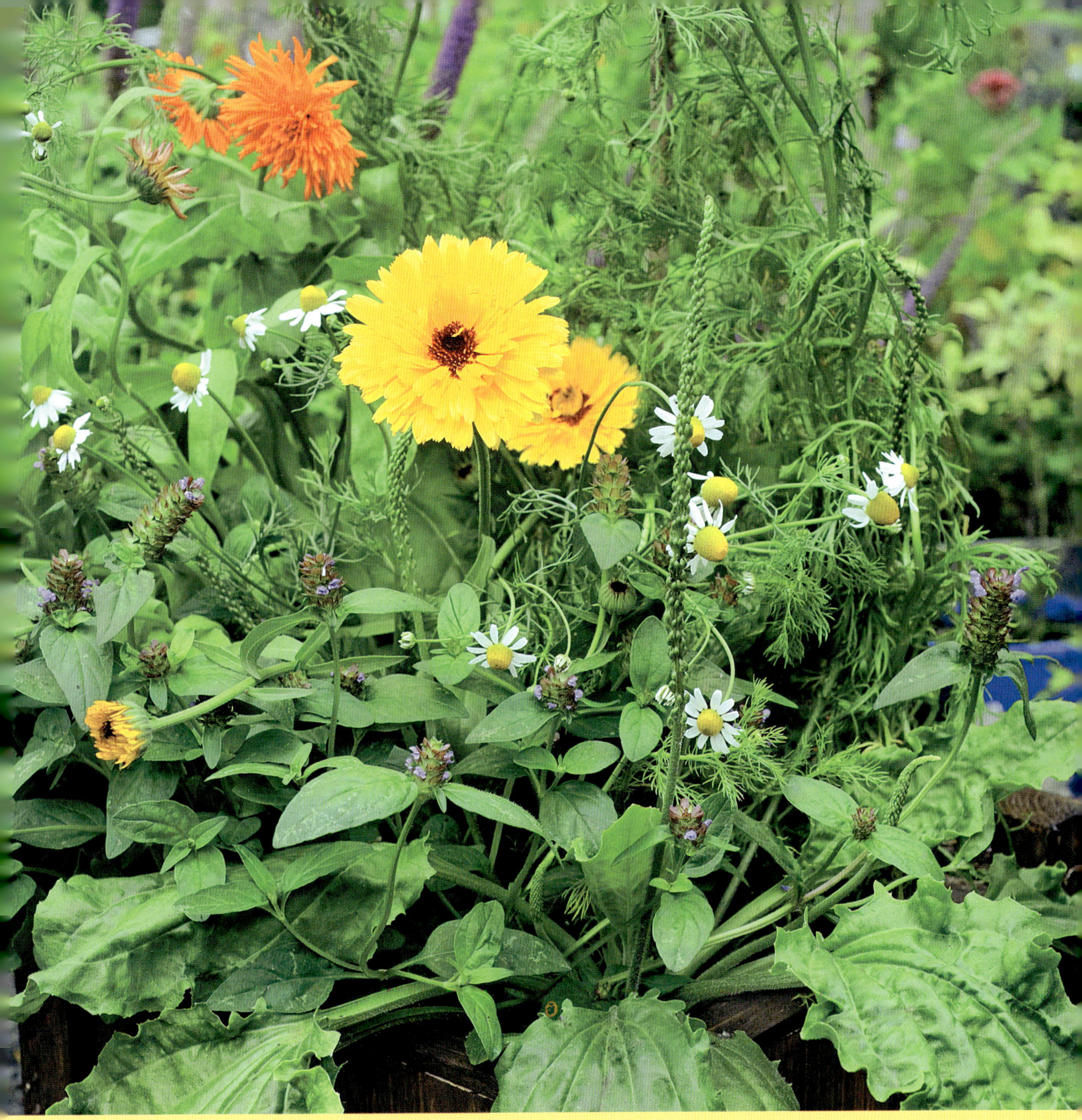

Essayez aussi…

Envelopper les plantes fraîches d'une étamine et poser sur l'œil ♦ S'allonger pendant 10 à 15 minutes 3 fois par jour ♦ Laver les yeux avec du thé noir ou poser un sachet à thé de camomille chaude sur chaque œil pendant 10 à 15 minutes ♦ Boire de l'infusion d'échinacée, camomille, ortie, mélisse, trèfle rouge ou réglisse pour lutter contre l'infection ♦ Si vous souffrez d'affections oculaires chroniques, prendre des suppléments d'huile de graines de bourrache ou d'onagre, ainsi que de la vitamine C et B.

Troubles de l'estomac

Nausées et vomissements

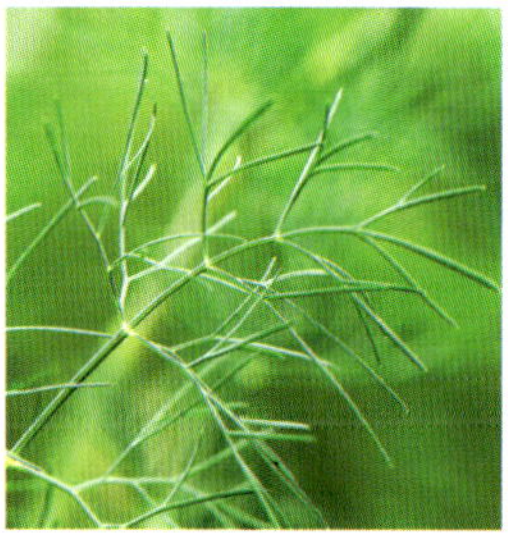

Cette infusion aromatique aide à calmer les nausées et les vomissements. La mélisse et l'aneth calment la tension et traitent les problèmes digestifs liés au stress ; la menthe poivrée est un remède puissant contre les nausées, et la guimauve apaise et atténue l'irritation gastrique.

Ingrédients

- 3 cuillerées à café de chaque plante fraîche ou 2 cuillerées à café de plante séchée : mélisse, menthe poivrée, aneth et guimauve
- 1,25 l d'eau bouillante

Pour 1,25 l d'infusion

Préparation

1 Mettez les herbes dans une carafe et versez l'eau bouillante.

2 Couvrez et laissez infuser toute une nuit.

Utilisation

Buvez l'infusion tout au long de la journée, quand vous en ressentez le besoin et tant que les symptômes persistent, jusqu'à 6 tasses par jour.

Le saviez-vous ?

La menthe poivrée est un remède excellent contre les problèmes digestifs ; elle atténue spasmes et douleurs, combat l'infection et l'inflammation.

POUR COMPOSER VOTRE JARDIN D'HERBES

Tapissez de matériau drainant le fond de deux pots de taille moyenne et recouvrez de terreau universel. Plantez dans un pot deux pieds d'aneth et la guimauve, qui deviendra assez volumineuse. Dans le second pot, plantez la mélisse et la menthe poivrée, puis placez devant elles trois pieds d'aneth. Arrosez et fertilisez régulièrement.

Les plantes dont vous avez besoin

- 1 *Althaea officinalis* (guimauve)
- 5 *Anethum graveolens* (aneth)
- 1 *Melissa officinalis* (mélisse)
- 1 *Mentha piperita* (menthe poivrée)

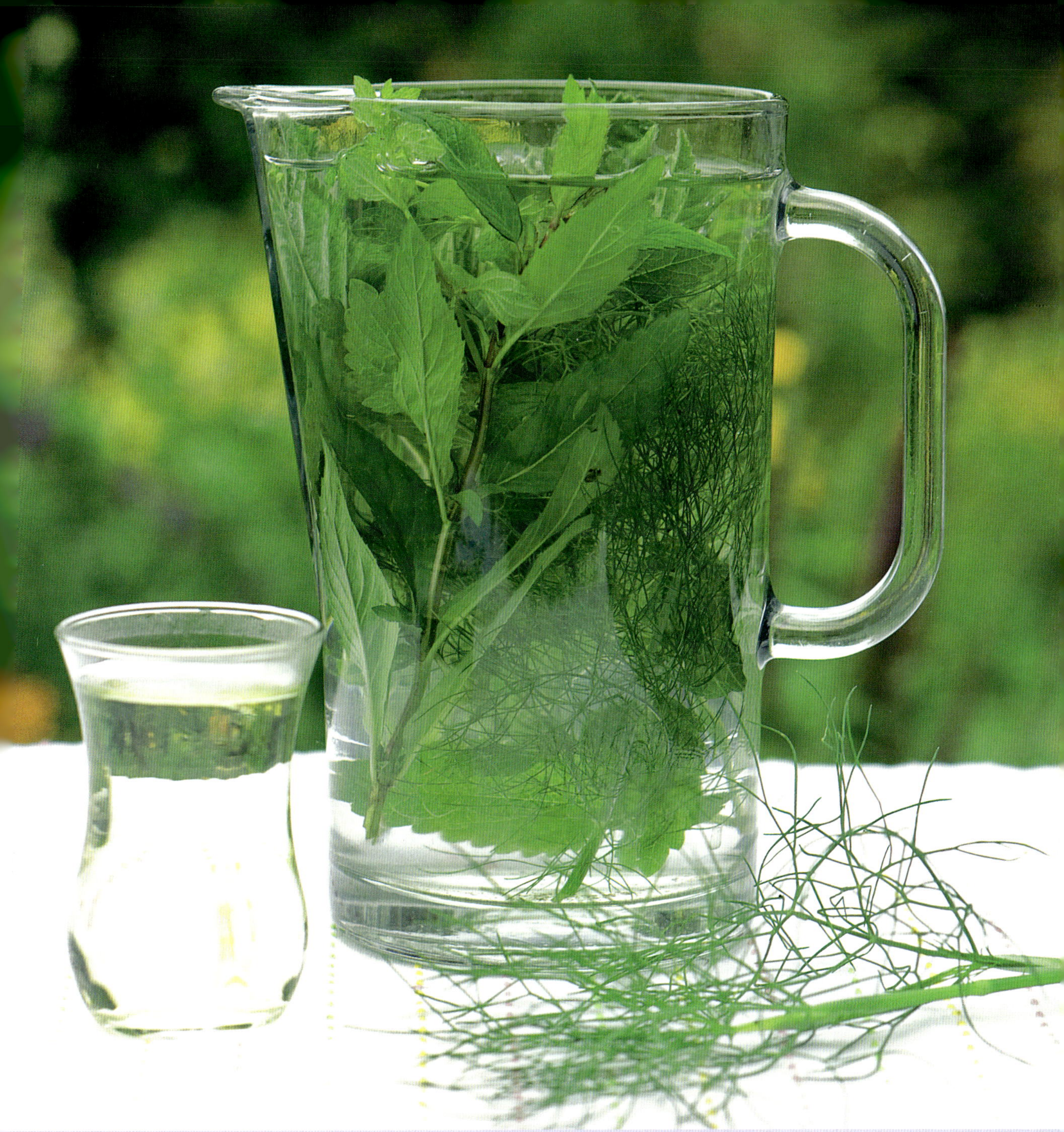

Essayez aussi…

Boire des infusions de gingembre frais ou simplement mâcher la racine ♦ Ajouter 1 ou 2 cuillerées à café d'orme rouge dans un lait de riz chaud, plusieurs fois par jour ♦ Prendre des suppléments d'ail, curcuma, échinacée, cannelle ou pau d'arco toutes les 2 heures en cas de crise aiguë ♦ Boire des infusions de camomille, fenouil, lavande ou thym au cours de la journée ♦ Prendre de la grande camomille, de la bétoine ou du romarin si la nausée est associée à des maux de tête ou des migraines.

Électuaire apaisant

Brûlures d'estomac et acidité

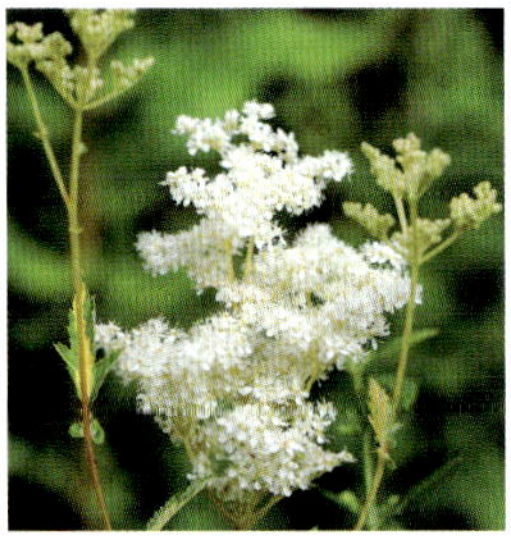

Cette association de plantes calme les brûlures d'estomac et l'acidité. La reine-des-prés est réputée pour faire baisser la fièvre et l'inflammation, la guimauve est un merveilleux émollient. Mélisse, camomille et verveine soulagent les brûlures d'estomac liées au stress.

Ingrédients

- 250 g de chaque plante fraîche ou 100 g de plante séchée : reine-des-prés, guimauve, mélisse et camomille
- 125 g de verveine fraîche
- 500 ml de miel de thym

Pour 500 ml d'électuaire

Préparation

1 Placez les herbes ciselées, dans un bocal stérilisé.

2 Couvrez de miel et mélangez bien.

3 Fermez hermétiquement, étiquetez et laissez macérer 4 semaines au moins. Retirez les plantes.

4 Conservez dans un endroit sombre et frais.

Utilisation

Diluez une cuillerée à café dans un verre d'eau chaude, 3 à 6 fois par jour.

Le saviez-vous ?

La douceur du miel fait ressortir les arômes des plantes. Cette association a des propriétés antimicrobiennes qui aident à lutter contre l'infection

POUR COMPOSER VOTRE JARDIN D'HERBES

Tapissez de matériau drainant le fond de trois pots assortis et recouvrez de terreau universel. Plantez la reine-des-prés dans le grand pot, la verveine et la guimauve dans le pot de taille intermédiaire, la mélisse dans le petit pot. Arrosez régulièrement et fertilisez toutes les semaines.

Les plantes dont vous avez besoin

- 1 *Filipendula ulmaria* (reine-des-prés)
- 1 *Althaea officinalis* (guimauve)
- 1 *Verbena officinalis* (verveine)
- 1 *Melissa officinalis* (mélisse)
- 1 *Matricaria recutita* (camomille allemande) ou *Chamaemelum nobile* (camomille romaine)

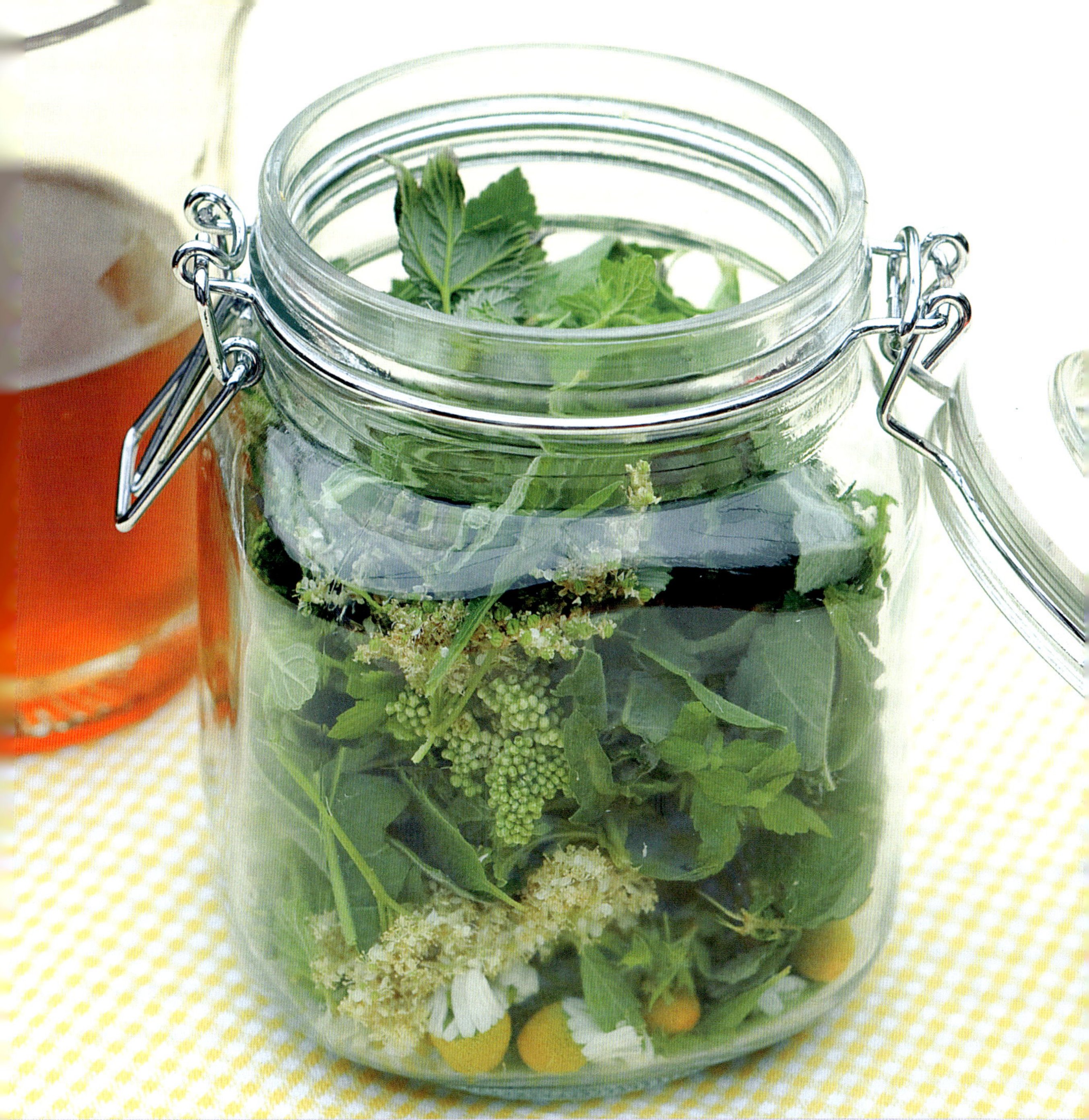

Essayez aussi…

Éviter l'alcool, le chocolat, les hydrates de carbone raffinés, le sucre, le thé, le café, la cigarette, les aliments riches, gras, épicés et acides comme la tomate et les agrumes ♦ Éviter le stress et les contrariétés ♦ Éviter de manger trop vite, de se pencher, de se tenir recroquevillé et de dormir à plat ♦ Boire des infusions de camomille, menthe poivrée, aneth, basilic et réglisse ♦ Absorber 3 ou 4 fois par jour une bouillie préparée avec 1 à 2 cuillerées à café de poudre d'orme rouge délayée dans de l'eau chaude ♦ Prendre 25 ml de jus d'aloe vera 2 fois par jour.

Collation probiotique

Pour équilibrer la flore intestinale

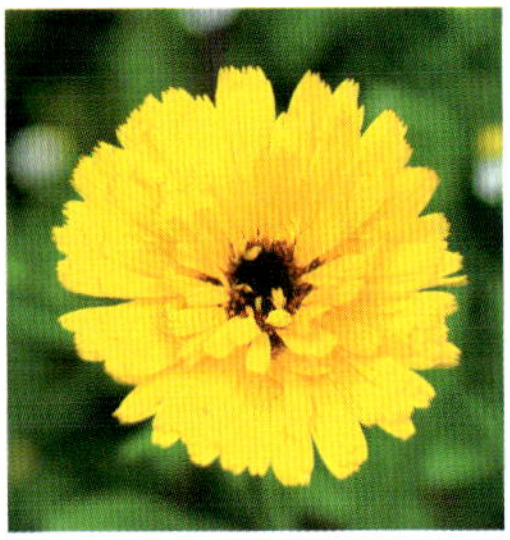

Idéal pour commencer la journée. L'ail, le souci (calendula), l'aneth, le basilic et la marjolaine combattent les micro-organismes pathogènes et éliminent les toxines de l'appareil digestif. L'aloès est immunostimulant et combat la dysbiose (déséquilibre de la flore intestinale).

Ingrédients

- 1 grosse gousse d'ail
- 1 cuillerée à café de feuilles d'aneth et pétales de souci (calendula) frais
- 20 ml de jus d'aloe vera
- 2 cuillerées à café de marjolaine fraîche et de thym frais
- 1 yaourt aux ferments actifs

Pour 1 personne

Préparation

Ciselez ou déchiquetez les herbes et ajoutez-les à un bol de yaourt, puis incorporez le jus d'aloe vera.

Le saviez-vous ?

Les herbes probiotiques renforcent les bonnes bactéries intestinales et combattent celles qui s'installent après un traitement antibiotique.

Utilisation

Savourez ce yaourt tous les matins. Si vous redoutez les effluves d'ail pour votre entourage, réservez-le pour les week-ends et contentez-vous des autres herbes, qui sont toutes aromatiques et d'un goût agréable.

POUR COMPOSER VOTRE JARDIN D'HERBES

Tapissez de matériau drainant le fond de trois pots assortis et recouvrez de terreau universel. Plantez la marjolaine dans un coin du plus grand pot et disposez autour trois soucis (calendula). Dans le pot intermédiaire, plantez deux pieds d'aneth, le thym et l'ail. Plantez l'aloe vera dans le troisième pot. Arrosez et fertilisez.

Les plantes dont vous avez besoin

- 2 *Origanum marjorana* (marjolaine)
- 3 *Calendula officinalis* (souci)
- 2 *Anethum graveolens* (aneth)
- 3 *Thymus vulgaris* (thym)
- 2 *Allium sativum* (ail)
- 1 *Aloe barbadensis* (aloe vera)

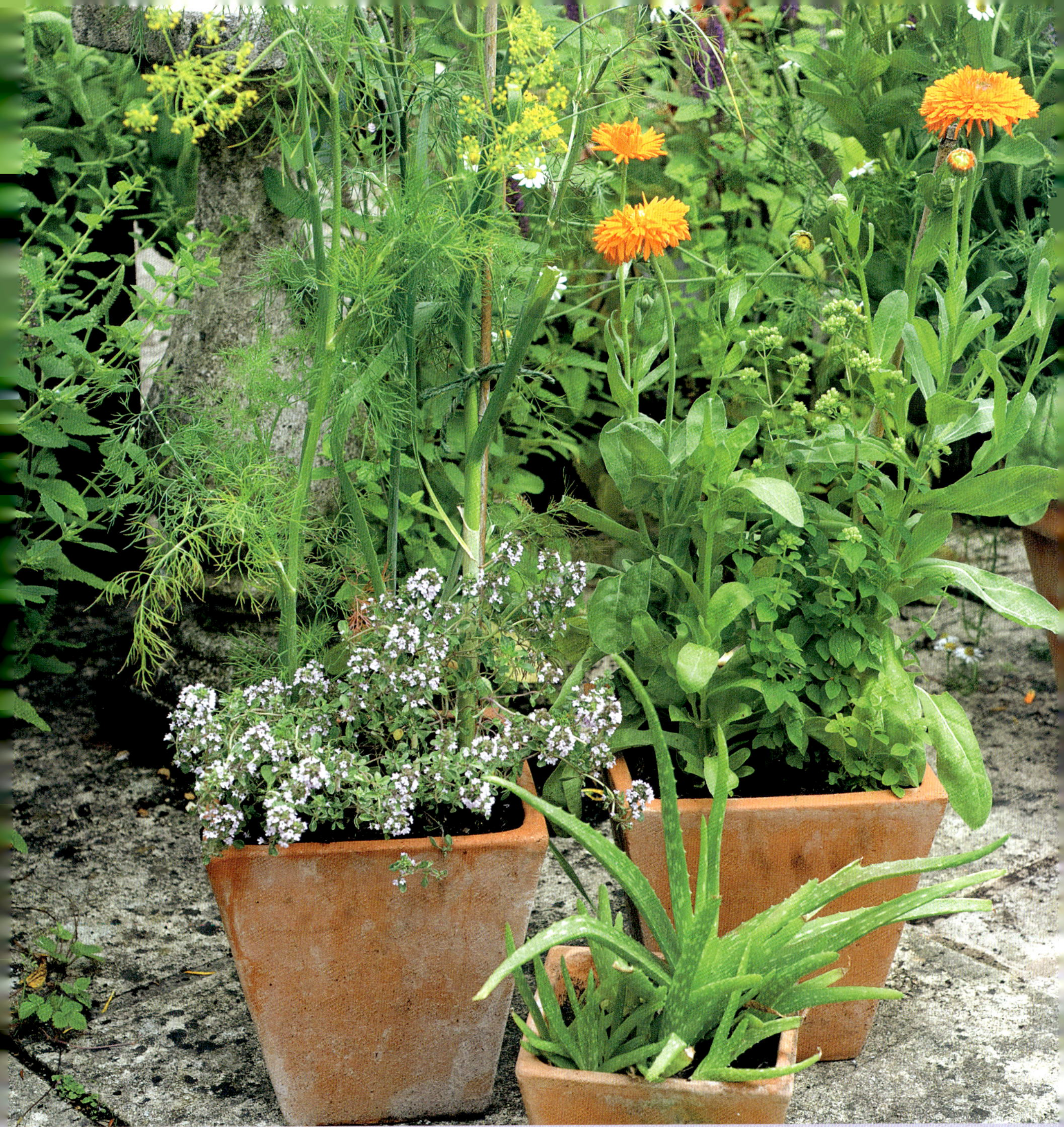

Essayez aussi...

Boire 3 ou 4 fois par jour des infusions de fenouil, camomille, thym, échinacée et gingembre ♦ Ajouter des épices antimicrobiennes dans les aliments : curcuma, cannelle, gingembre et poivre long ♦ Prendre des suppléments de *Lactobacillus acidophilus* et bifidus (jusqu'à 40 millions par jour), vitamine C (500 mg par jour), acide caprylique (1 g à chaque repas), huile de lin et d'onagre.

Smoothie laxatif

Contre la constipation

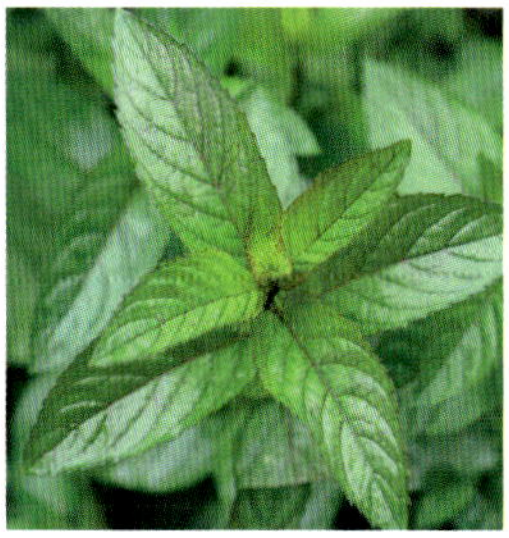

Riche en minéraux, vitamines, enzymes et autres composants qui participent au bon fonctionnement intestinal, l'aloe vera est une vraie panacée. Le pissenlit et les graines de lin sont laxatifs, alors que l'ail, le thym et le souci agissent comme des probiotiques.

Ingrédients

- 2 grosses gousses d'ail
- 2 tronçons de 5 cm de racines de pissenlit, grossièrement hachés
- 2 cuillerées à café de thym, feuilles de menthe poivrée, fleurs de souci et graines de lin
- 30 ml de jus d'aloe vera
- 250 ml de yaourt
- du gingembre frais

Pour 1 personne

Préparation

Passez toutes herbes au mixeur, avec les graines de lin, le jus d'aloe vera, le yaourt et le gingembre détaillé en fines lamelles.

Utilisation

Buvez et savourez !

Le saviez-vous ?
Il est important de traiter la constipation avant que les toxines formées par la réabsorption dans l'intestin provoquent une affection chronique.

POUR COMPOSER VOTRE JARDIN D'HERBES

Tapissez de matériau drainant le fond de deux pots de taille moyenne et remplissez-les de terreau universel. Plantez l'aloe vera et la menthe poivrée dans un pot, et le thym au centre du second pot, en disposant tout autour les pieds de pissenlits et d'ail. Arrosez régulièrement et fertilisez toutes les semaines.

Les plantes dont vous avez besoin

- 4 *Aloe barbadensis* (aloe vera)
- 1 *Mentha piperita* (menthe poivrée)
- 1 *Thymus vulgaris* (thym)
- 2 *Taraxacum officinale* (pissenlit)
- 2 *Allium sativum* (ail)

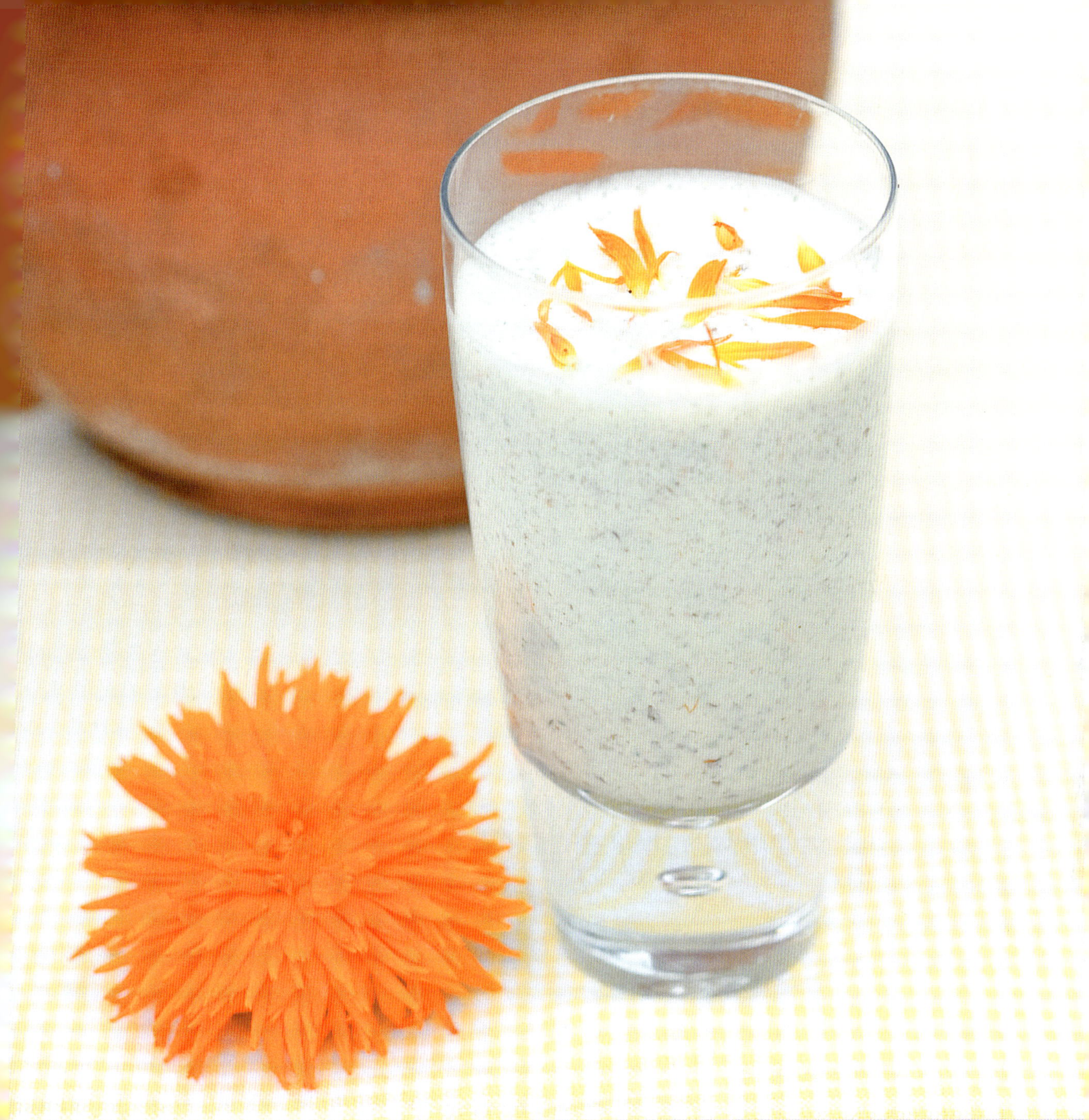

Essayez aussi…

Éviter les aliments transformés et consommer beaucoup de fibres, présentes dans les fruits, les légumes et les céréales complètes ♦ Boire beaucoup d'eau · Boire 3 fois par jour des infusions de réglisse et de bardane ♦ Pendant 1 ou 2 semaines, ajouter à votre alimentation des plantes laxatives stimulantes (racine de rumex crépu ou gousses de séné) et du gingembre ♦ Boire des infusions de mélisse, camomille, aneth ou houblon pour lutter contre le stress ♦ Prendre des suppléments d'ail et d'extrait de pépins de pamplemousse

Teinture tonifiante

Contre la diarrhée

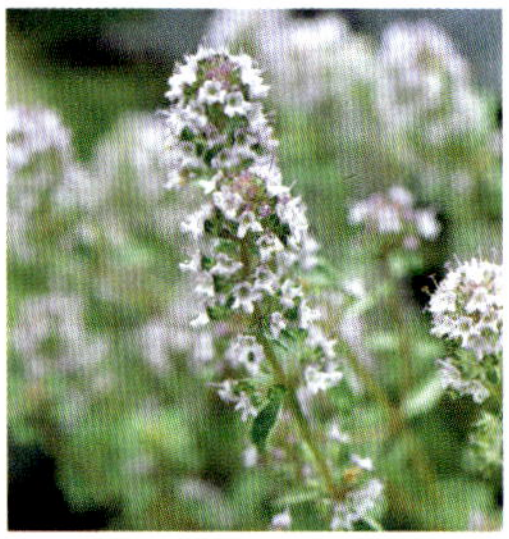

Astringente, l'aigremoine raffermit les selles, et elle a des propriétés analgésiques, anti-inflammatoires et antivirales. Le thym soulage la diarrhée et la guimauve apaise l'irritation de l'intestin. La menthe poivrée, la mélisse, l'aneth et la camomille atténuent les spasmes.

Ingrédients

- 250 g de chaque plante fraîche ou 100 g de plante séchée : aneth, menthe poivrée, thym, aigremoine, guimauve et mélisse
- 500 ml d'alcool (vodka, gin ou cognac)

Pour 400 ml de teinture

Préparation

1 Mettez les plantes dans un grand bocal et versez l'alcool.
2 Fermez hermétiquement le bocal et laissez macérer, à l'abri du soleil direct, pendant 2 semaines au moins ; agitez le bocal une fois par jour.
3 Pressez la mixture dans un chinois ou une étamine pour extraire le maximum de liquide ; jetez les plantes.
4 Transvasez la teinture dans des flacons en verre foncé et conservez au frais.

Utilisation

Prenez 1 cuillerée à café diluée dans un peu d'eau chaude, 3 à 6 fois par jour.

POUR COMPOSER VOTRE JARDIN D'HERBES

Tapissez de matériau drainant le fond d'un contenant rectangulaire en bois et remplissez ce dernier de terreau universel. Plantez la guimauve au centre du pot. Plantez ensuite le thym dans un coin, l'aigremoine dans un autre coin, les trois pieds d'aneth dans un troisième et la menthe poivrée et la mélisse dans le dernier. Arrosez régulièrement et fertilisez toutes les semaines.

Les plantes dont vous avez besoin

- 1 *Althaea officinalis* (guimauve)
- 1 *Thymus vulgaris* (thym)
- 1 *Agrimonia eupatoria* (aigremoine)
- 3 *Anethum graveolens* (aneth)
- 1 *Mentha piperita* (menthe poivrée)
- 1 *Melissa officinalis* (mélisse)

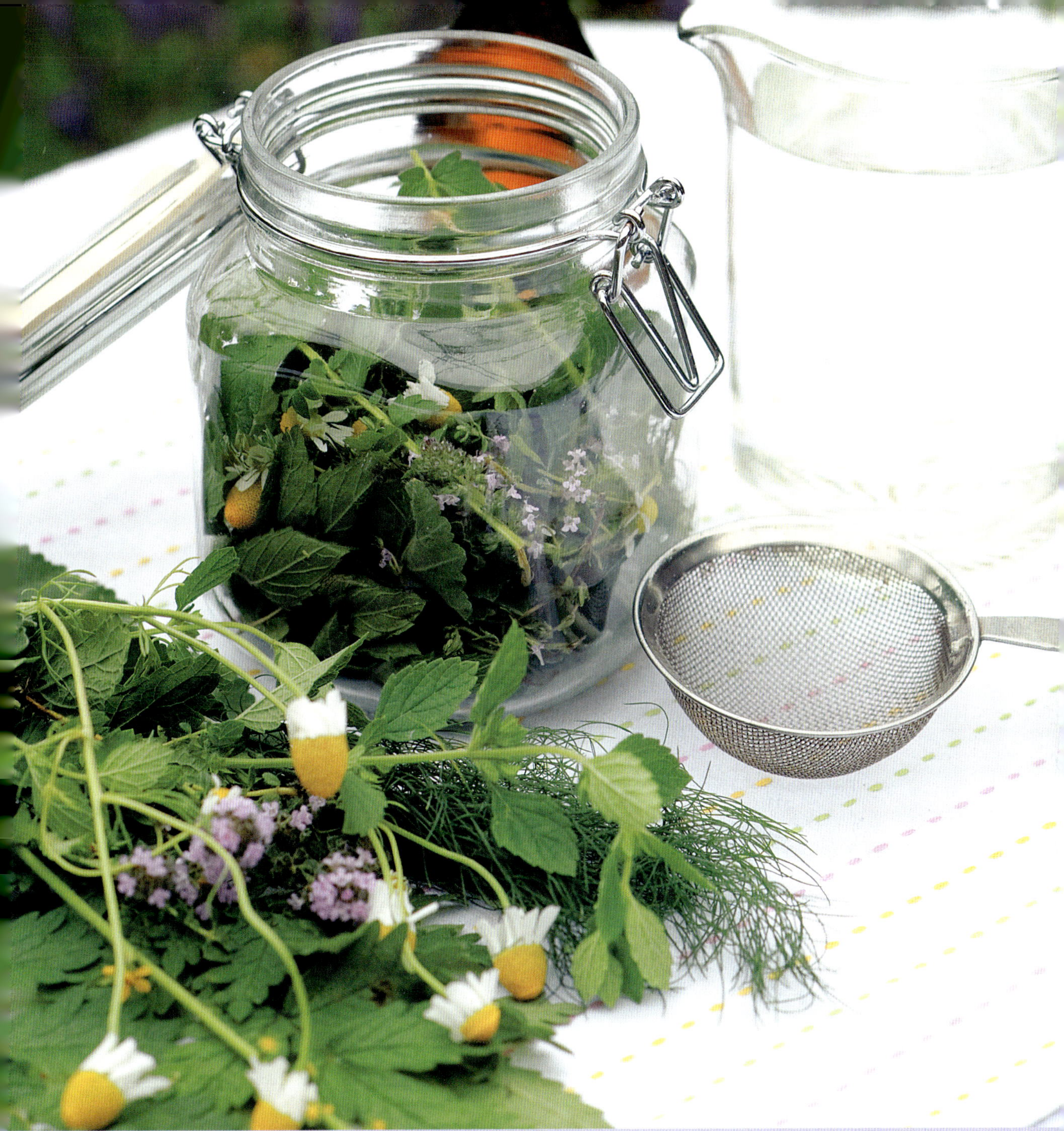

Essayez aussi...

Boire beaucoup pour compenser les pertes d'eau ♦ Boire 3 à 6 fois par jour des infusions de cannelle, feuilles de framboisier, menthe poivrée, camomille, mélisse, gingembre, curcuma, coriandre ou millefeuille ♦ Prendre 3 fois par jour une bouillie préparée avec 1 cuillerée à café de poudre d'orme rouge délayée dans une tasse de lait de riz ♦ Jusqu'à amélioration, éviter céréales, laitages et viande rouge.

Tisane appétissante

Digestion douloureuse, syndrome du colon irritable

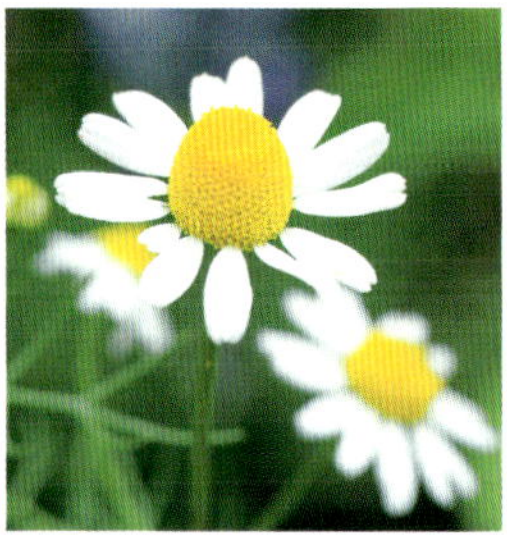

Ce cocktail de plantes digestives apaise l'irritation de l'intestin, détend les muscles et soulage la douleur. La camomille, la menthe poivrée, le thym et la mélisse aident à combattre l'infection, ainsi qu'un éventuel syndrome de colon irritable sous-jacent.

Ingrédients

- 2 cuillerées à café de chaque plante fraîche ou 1 cuillerée à café de plante séchée : camomille, reine-des-prés, menthe poivrée, thym, aigremoine et mélisse
- 1,25 litre d'eau bouillante

Pour 1,25 litre d'infusion

Préparation

1 Mettez les herbes dans une théière et versez l'eau bouillante.

2 Laissez infuser pendant 10 à 15 minutes. Filtrez.

Utilisation

Buvez 1 tasse 3 à 6 fois par jour, lentement et à petites gorgées.

Le saviez-vous ?

Le thym est riche en huiles volatiles antiseptiques qui aident à rééquilibrer la flore intestinale.

POUR COMPOSER VOTRE JARDIN D'HERBES

Tapissez de matériau drainant le fond de trois pots et remplissez de terreau universel. Au centre du plus grand pot, plantez la menthe poivrée, l'aigremoine à côté de la menthe et les trois mélisses sur le devant.. Plantez la reine-des-prés au centre du pot de taille intermédiaire, le thym sur le devant, et les deux camomilles dans le petit pot. Arrosez régulièrement et fertilisez toutes les semaines.

Les plantes dont vous avez besoin

- 1 *Mentha piperita* (menthe poivrée)
- 1 *Agrimonia eupatoria* (aigremoine)
- 3 *Melissa officinalis* (mélisse)
- 1 *Filipendula ulmaria* (reine-des-prés)
- 1 *Thymus vulgaris* (thym)
- 2 *Matricaria recutita* (camomille allemande) ou *Anthemis nobilis/Chamaemelum nobile* (camomille romaine)

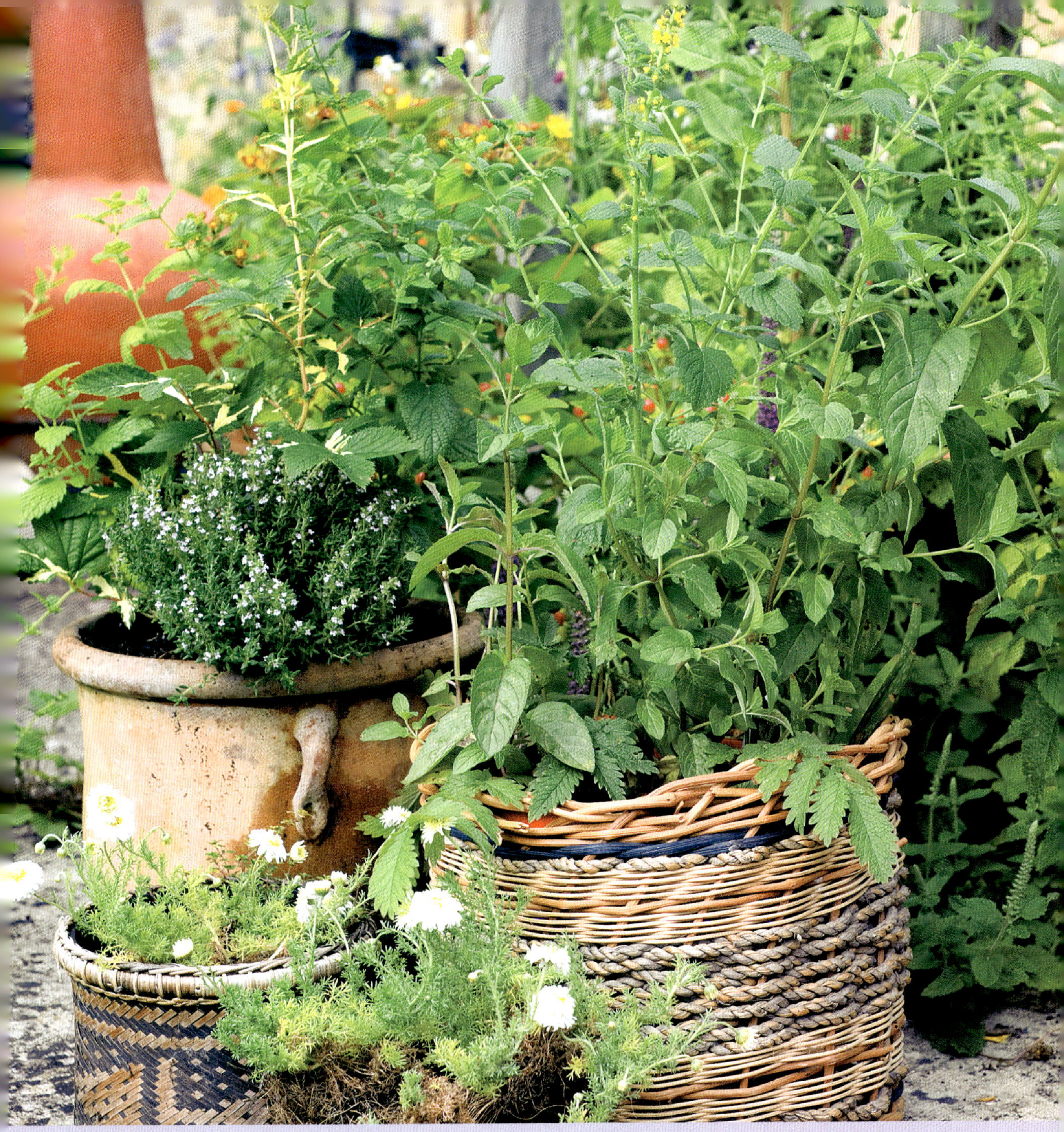

Essayez aussi…

Éliminer provisoirement le thé, le café, les produits laitiers, le sucre, les céréales ou le gluten ♦ Boire des infusions de guimauve, réglisse, verveine, aneth ou fenouil, 3 ou 4 fois par jour ♦ Prendre 3 à 6 fois par jour 1 ou 2 cuillerées à café de poudre d'orme rouge diluées dans un peu de lait de riz chaud ♦ Prendre 25 ml de jus d'aloe vera 2 fois par jour ♦ Prendre des suppléments de feuille d'olivier, pépins de raisin, ail et curcuma.

Salade pour l'été

Pour lutter contre le surpoids

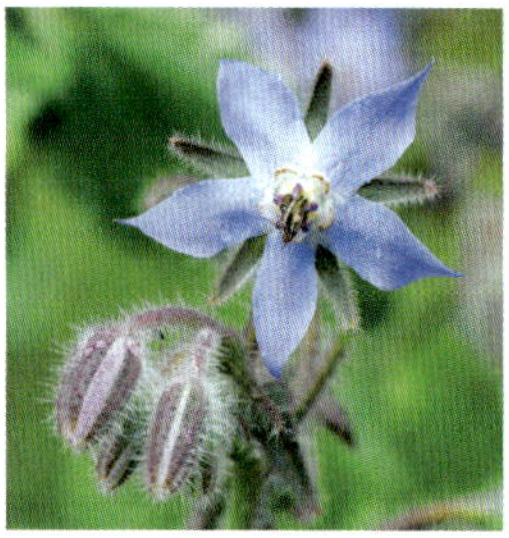

Le fenouil, la roquette, la capucine, la coriandre et le piment de Cayenne contribuent à augmenter le métabolisme. Le pissenlit, le fenouil, la coriandre et le plantain aident à éliminer les toxines et l'excédent d'eau, et le fenouil est réputé pour réduire la cellulite.

Ingrédients

- 60 g de chaque plante : jeunes feuilles de pissenlit, plantain et roquette
- des feuilles de fenouil et de coriandre, des feuilles et des fleurs de bourrache

Pour 2 personnes

Préparation

1 Cueillez le pissenlit, le plantain et la roquette et mettez-les dans un saladier.
2 Décorez de fenouil, bourrache et coriandre.
3 Ajoutez les fleurs de capucine et un peu de piment de Cayenne pour une saveur plus relevée, et quelques lamelles de concombre pour une salade rafraîchissante.
4 Arrosez d'un mélange d'huile de coco, vinaigre de cidre, piment de Cayenne. et ail pilé.

Utilisation

Dégustez le plus souvent possible une pleine assiette de cette salade.

POUR COMPOSER VOTRE JARDIN D'HERBES

Tapissez de matériau drainant le fond d'un grand bac et remplissez ce dernier de terreau universel. Plantez la bourrache au centre et une capucine à chaque extrémité. Dans les coins du bac, plantez les pissenlits, le plantain et les roquettes. Plantez les coriandres au centre, à l'arrière, et le piment de Cayenne au centre, sur le devant. Plantez le fenouil à côté du piment. Arrosez régulièrement et fertilisez toutes les semaines.

Les plantes dont vous avez besoin

- 1 *Borago officinalis* (bourrache)
- 2 *Tropaeolum majus* (capucine)
- 2 *Taraxacum officinale* (pissenlit)
- 1 *Plantago major/minor/lanceolata* (plantain)
- 2 *Eruca vesicaria/sativa* (roquette)
- 4 *Coriandrum sativum* (coriandre)
- 1 *Capsicum frutescens* (piment de Cayenne)
- 3 *Foeniculum vulgare* (fenouil)

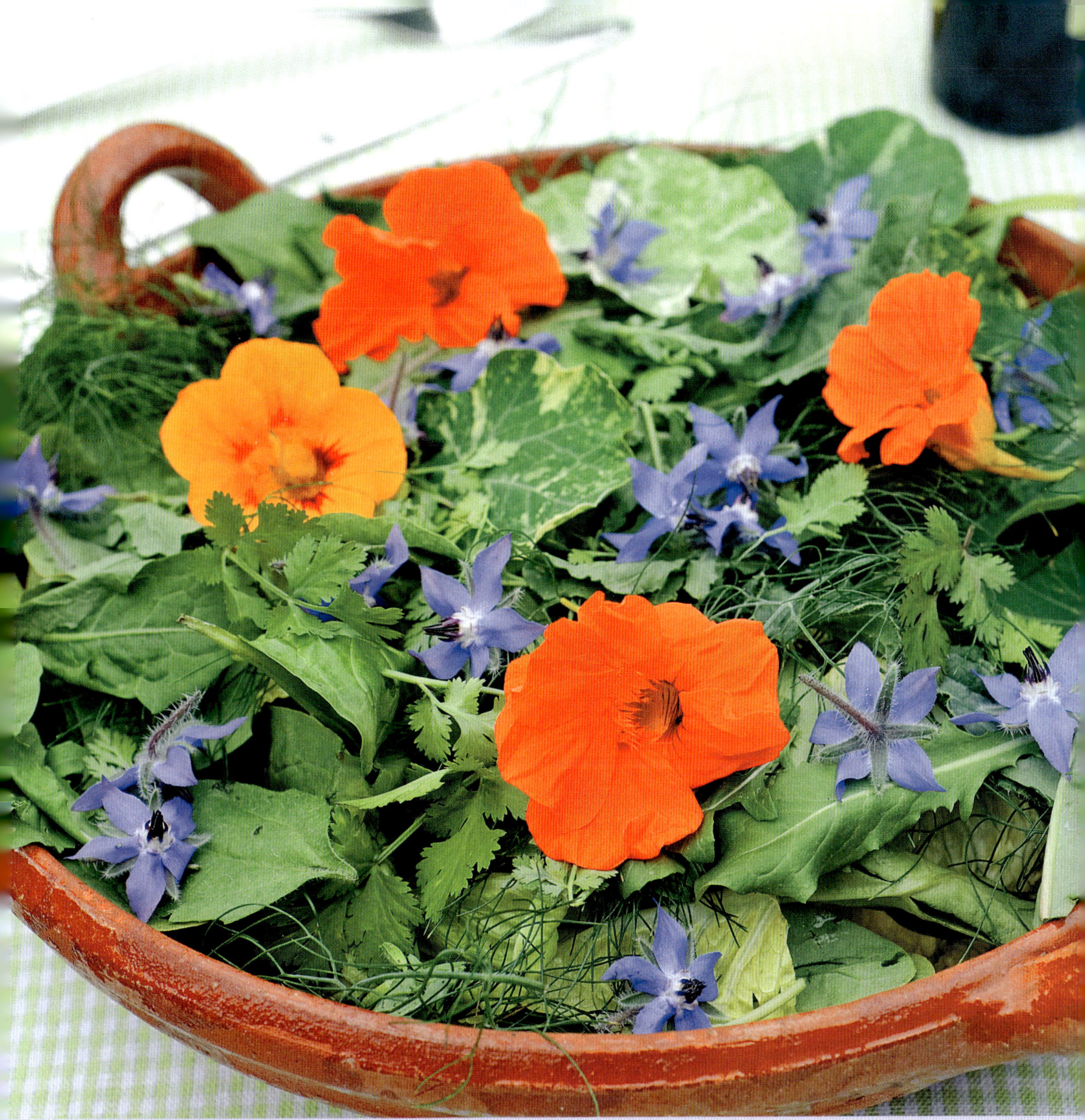

Essayez aussi…

Boire 3 ou 4 fois par jour des infusions de plantain, gaillet gratteron, mouron des oiseaux, feuille de pissenlit, aneth, fenouil, feuille de coriandre et persil • Consommer beaucoup d'acides gras essentiels présents dans les poissons gras, les fruits oléagineux, les graines, les céréales complètes, l'huile d'onagre et de graines de lin • Prendre des suppléments de varech vésiculeux, guggul et chrome • Relevez vos aliments avec du piment de Cayenne, de l'ail, de la coriandre, du cumin, du gingembre, de la cannelle et du curcuma.

Élixir épicé

Contre les flatulences

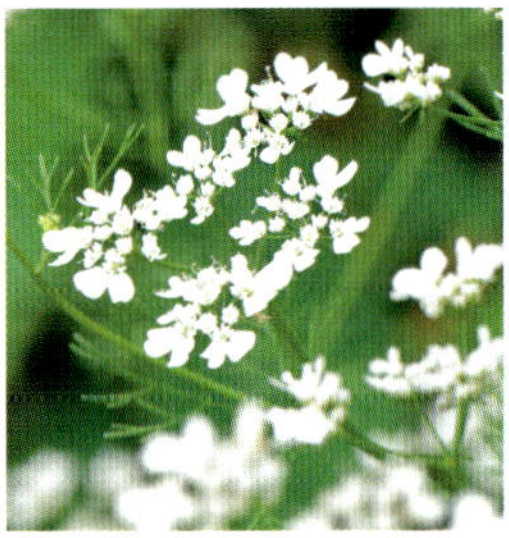

Bu à petites gorgées, cet élixir aromatique favorise une bonne digestion, prévient et soulage les gaz intestinaux. La menthe poivrée, la coriandre, l'aneth et le carvi sont d'excellents remèdes digestifs et carminatifs, bénéfiques pour la digestion et qui soulagent les ballonnements.

Ingrédients

- 500 g de miel
- 500 ml de cognac
- 100 g de feuilles fraîches de menthe poivrée ou 50 g de feuilles séchées
- 50 g de graines d'aneth, coriandre, carvi
- 1 bâton de cannelle et du gingembre frais (facultatif)

Pour 850 ml d'élixir

Préparation

1 Mettez les plantes, à parts égales, dans un grand bocal en verre et arrosez-les du mélange de miel et de cognac.
2 Ajoutez éventuellement la cannelle et quelques lamelles de gingembre frais. Pressez bien sur les plantes pour qu'elles soient immergées.
3 Laissez infuser pendant 4 à 6 semaines au moins, puis pressez dans un chinois.
4 Étiquetez et conservez dans des bouteilles en verre foncé, dans un endroit frais.

Utilisation

Buvez lentement, à petites gorgées, après un repas pour favoriser une bonne digestion et éviter ou soulager les gaz intestinaux.

POUR COMPOSER VOTRE JARDIN D'HERBES

Tapissez de matériau drainant le fond d'une balconnière et remplissez-la de terreau universel. Plantez la menthe poivrée au milieu du pot, avec la coriandre d'un côté et le carvi de l'autre. Plantez deux aneths de chaque côté de la menthe poivrée. Arrosez régulièrement et fertilisez toutes les semaines.

Les plantes dont vous avez besoin

- 1 *Mentha piperita* (menthe poivrée)
- 3 *Coriandrum sativum* (coriandre)
- 3 *Carum carvi* (carvi)
- 4 *Anethum graveolens* (aneth)

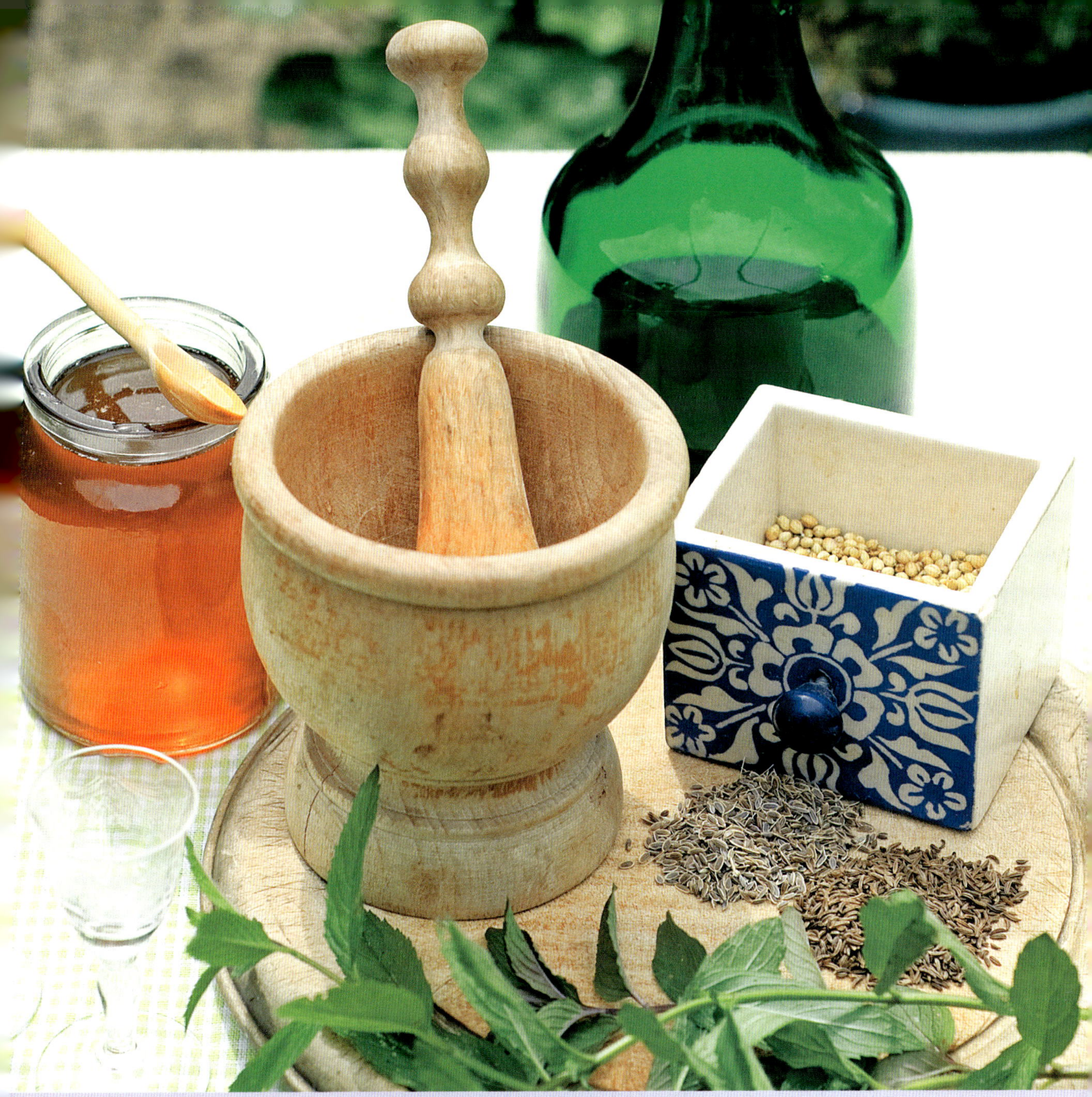

Essayez aussi…

Boire des infusions de fenouil, aneth, romarin, menthe poivrée, gingembre, cannelle, mélisse et camomille ♦ Mâcher des graines de cumin, coriandre, cardamome, fenouil et aneth avant et après les repas ♦ Relever les plats avec des épices douces pour améliorer la digestion. ♦ Boire régulièrement des infusions de gingembre ♦ Prendre des suppléments d'acidophilus, ail, feuille d'olivier, hydraste du Canada, curcuma et origan ♦ Manger lentement, au calme et pas trop tard le soir ♦ Éliminer les céréales et les laitages ♦ Masser l'abdomen avec de l'huile diluée de cannelle, gingembre, clou de girofle ou menthe poivrée.

Bain de bouche

Problèmes de bouche et de gencives

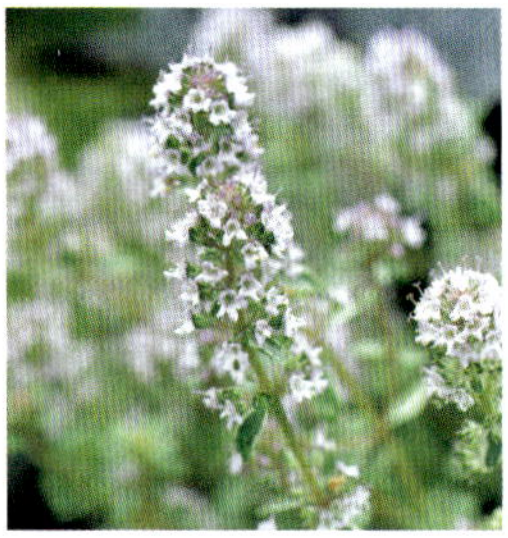

La sauge, le thym et le souci (calendula) sont d'excellents remèdes, préventifs et curatifs. Ils contiennent des tanins qui soulagent les gencives irritées et le thym contient du thymol, une huile essentielle antiseptique qui aide à lutter contre l'infection.

Ingrédients

- 1 cuillerée à café de chaque plante fraîche ou ½ cuillerée à café de plante séchée : sauge, souci (calendula) et thym
- 200 ml d'eau bouillante

Pour 200 ml de bain de bouche

Préparation

Faites macérer les herbes, couvertes d'eau bouillante, pendant 30 minutes. Filtrez.

Le saviez-vous ?

Les fleurs de souci (calendula) sont un excellent antibactérien, antiviral et antifongique pour les infections buccales.

Utilisation

Rincez-vous la bouche matin et soir avec l'infusion. Vous pouvez aussi tremper un fil dentaire dans l'infusion avant de l'utiliser. Un emploi fréquent calme l'inflammation associée à la gingivite et fortifie les gencives.

POUR COMPOSER VOTRE JARDIN D'HERBES

Tapissez de matériau drainant le fond d'un pot de taille moyenne et remplissez de terreau universel. Plantez la sauge dans le coin avant gauche et le thym dans le coin arrière droit, puis plantez les trois soucis en diagonale. Supprimez régulièrement les fleurs fanées de souci pour prolonger la floraison. Arrosez régulièrement et fertilisez toutes les semaines.

Les plantes dont vous avez besoin

- 1 *Salvia officinalis* (sauge)
- 1 *Thymus vulgaris* (thym)
- 3 *Calendula officinalis* (souci)

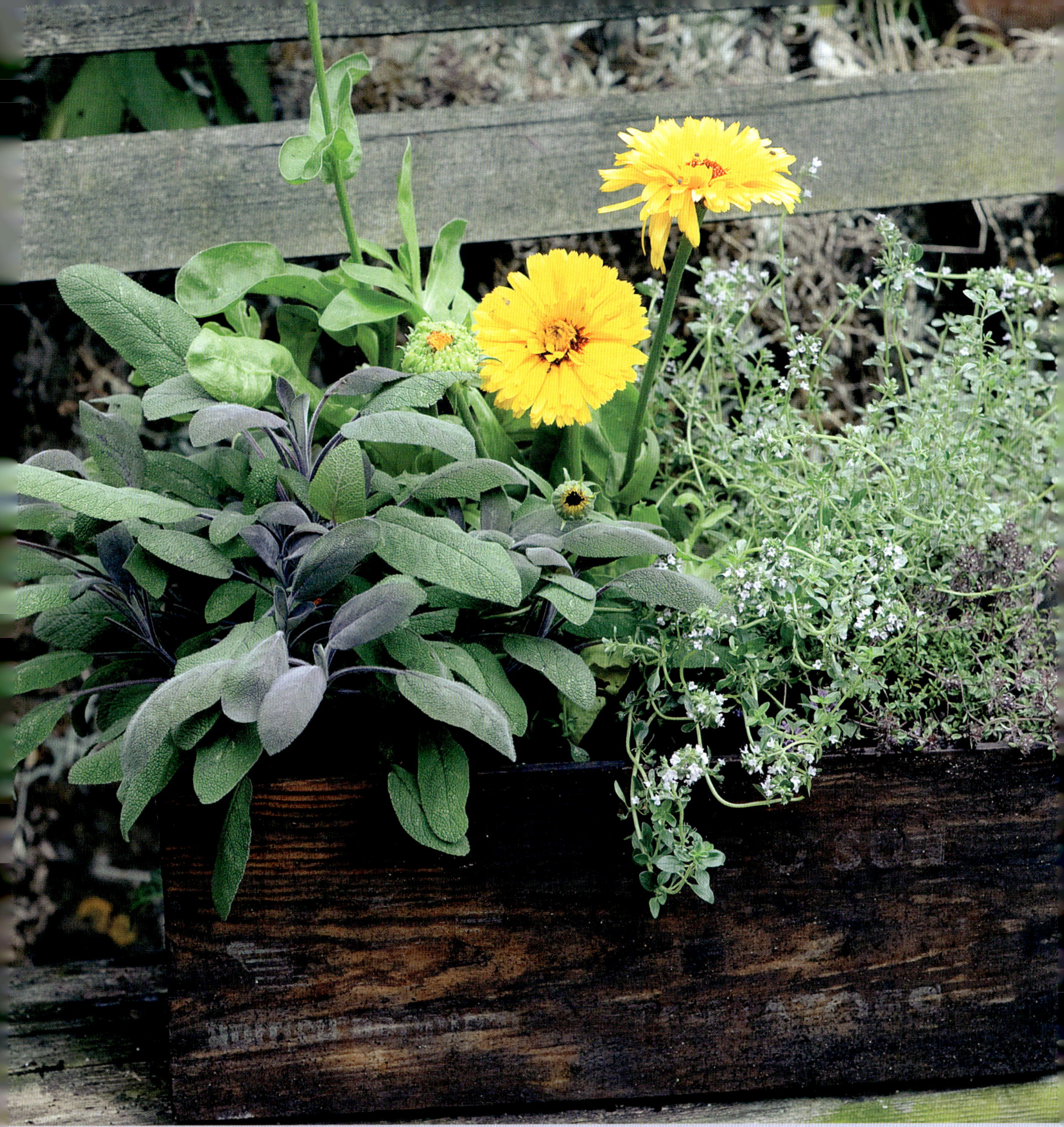

Essayez aussi...

Se rincer la bouche régulièrement avec des infusions antiseptiques de liane du Pérou, menthe poivrée, camomille, hydraste du Canada, aigremoine ou myrrhe ♦ Boire des infusions de plantes immunostimulantes ♦ Prendre des suppléments de bioflavonoïdes ♦ Prendre des suppléments de plantes antioxydantes : airelle, aubépine, liane du Pérou, brunelle, pépins de raisin et origan ♦ Utiliser un fil dentaire tous les jours.

Tonique cérébral

Mémoire et concentration

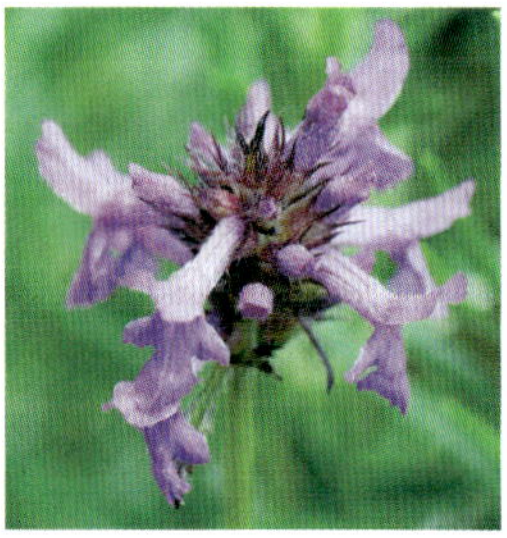

Le romarin, le thym et la menthe poivrée stimulent le cerveau, et la bétoine améliore la circulation sanguine vers le cerveau. Le gotu kola aussi stimule la circulation sanguine vers le cerveau, éclaircit l'esprit, améliore la concentration et accroît la créativité.

Ingrédients

- 60 g de chaque plante fraîche ou 30 g de plante séchée : romarin, thym, gotu kola, menthe poivrée et bétoine
- 600 ml d'eau
- 500 g de sucre
- 30 ml de cognac (facultatif)

Pour 650 ml de tonique

Préparation

1 Versez l'eau bouillante sur les plantes.

2 Laissez infuser toute une nuit, puis filtrez au chinois et pressez pour extraire le maximum de liquide. Jetez les résidus des herbes.

3 Versez l'infusion dans une casserole, ajoutez le sucre et faites chauffer jusqu'à dissolution du sucre et épaississement du mélange ; ajoutez 5 % de cognac pour la conservation du sirop.

4 Transvasez dans des bouteilles en verre foncé stérilisées et conservez jusqu'à 6 mois au réfrigérateur.

Utilisation

Prenez 2 cuillerées à café 3 ou 4 fois par jour, pendant plusieurs semaines.

POUR COMPOSER VOTRE JARDIN D'HERBES

Tapissez de matériau drainant le fond de deux pots en bois et remplissez de terreau universel. Plantez le romarin, le gotu kola et la bétoine dans un pot, le thym et la menthe poivrée dans l'autre. Ne laissez pas le terreau du gotu kola se dessécher, mais n'arrosez pas trop, car le romarin n'apprécie guère l'humidité. Fertilisez toutes les semaines.

Les plantes dont vous avez besoin

- 1 *Rosmarinus officinalis* (romarin)
- 1 *Centella/Hydrocotyle asiatica* (gotu kola)
- 1 *Stachys betonica* (bétoine)
- 1 *Thymus vulgaris* (thym)
- 1 *Mentha piperita* (menthe poivrée)

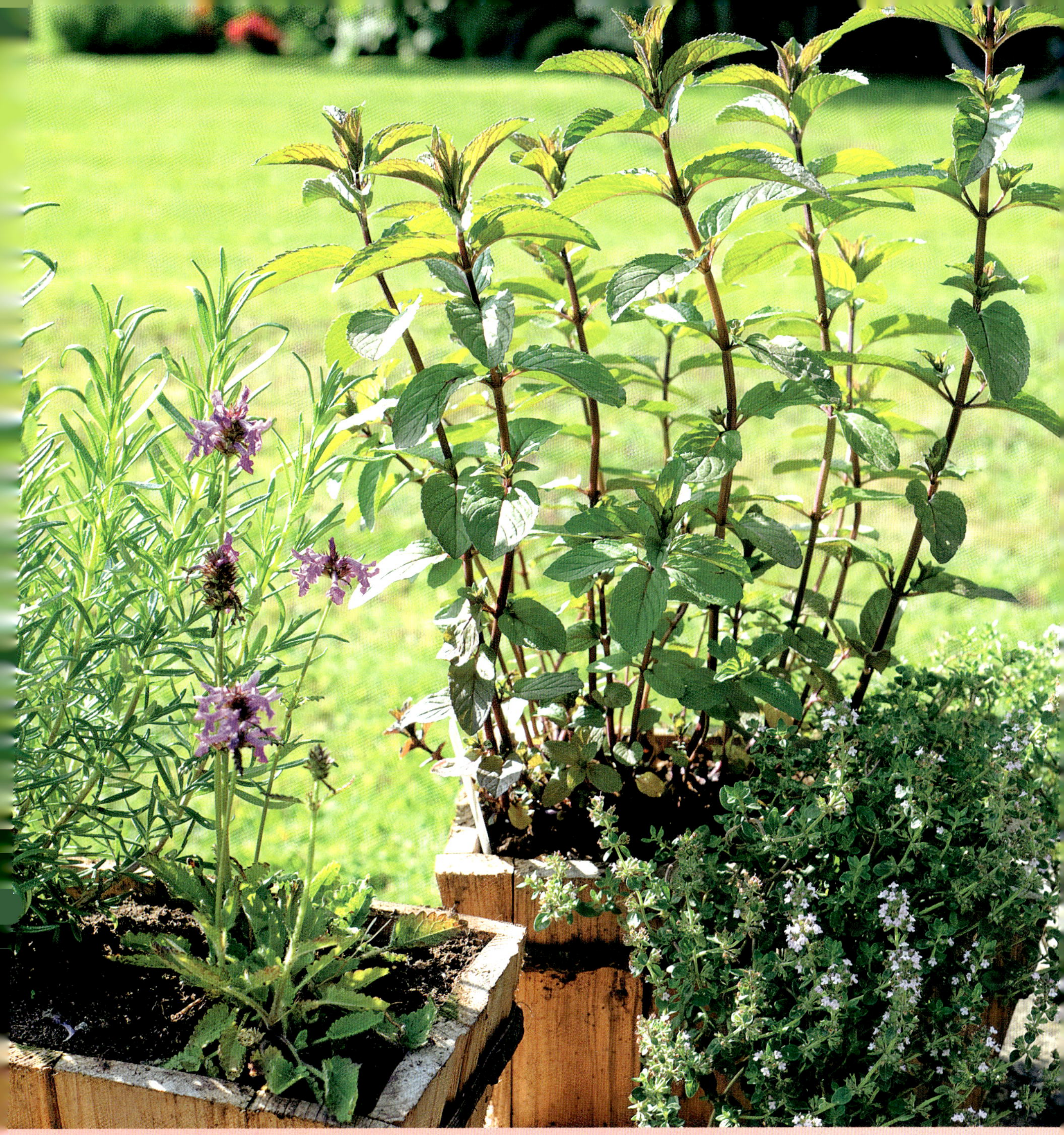

Essayez aussi…

Boire des infusions de gotu kola, pervenche et ginkgo pour augmenter l'afflux de sang et de nutriments vers le cerveau ♦ Prendre des suppléments de rhodiole, vitamines B, lécithine, vitamines antioxydantes A, C et E, coenzyme Q 10 et acides gras essentiels ♦ Prendre des plantes qui protègent les cellules cérébrales : gingembre, aubépine, ashwagandha, thym, millepertuis ou schisandra.

Compresse apaisante

Maux de tête et les migraines

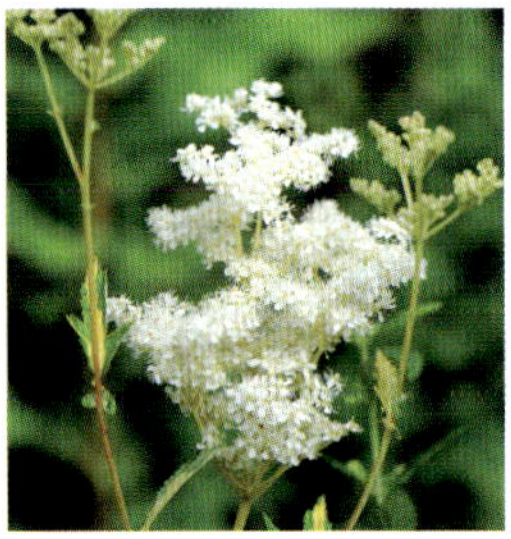

Le romarin aide à détendre les muscles dont la crispation provoque les céphalées liées au stress, et la reine-des-prés est idéale pour soulager la douleur. La grande camomille est réputée pour stimuler l'afflux de sang au cerveau et la menthe poivrée est un excellent analgésique.

Ingrédients

- 30 g de chaque plante fraîche ou 15 g de plante séchée : romarin, grande camomille, reine-des-prés, menthe poivrée
- 250 ml de vinaigre blanc

Pour un flacon de 250 ml

Préparation

1 Remplissez le flacon d'herbes et versez le vinaigre.
2 Laissez macérer sur un rebord de fenêtre ensoleillé pendant 2 à 3 semaines.
3 Filtrez dans une bouteille en verre foncé, propre. Fermez hermétiquement.

Utilisation

Quand vous avez mal à la tête, versez la préparation dans un récipient et trempez-y un gant de toilette propre ; essorez et appliquez sur votre front. Répétez l'opération aussi souvent que nécessaire.

Le saviez-vous ?

Le romarin soulage les maux de tête, qu'ils soient dus à une mauvaise circulation, au stress, à la tension musculaire ou aux excès...

POUR COMPOSER VOTRE JARDIN D'HERBES

Tapissez de matériau drainant le fond de plusieurs pots assortis et remplissez-les de terreau universel. Plantez chaque plante dans un pot individuel et regroupez les pots pour un effet décoratif. Arrosez régulièrement et fertilisez toutes les semaines.

Les plantes dont vous avez besoin

- 1 *Filipendula ulmaria* (reine-des-prés)
- 1 *Rosmarinus officinalis* (romarin)
- 1 *Chrysanthemum parthenium/Tanacetum parthenium* (grande camomille)
- 1 *Mentha piperita* (menthe poivrée)

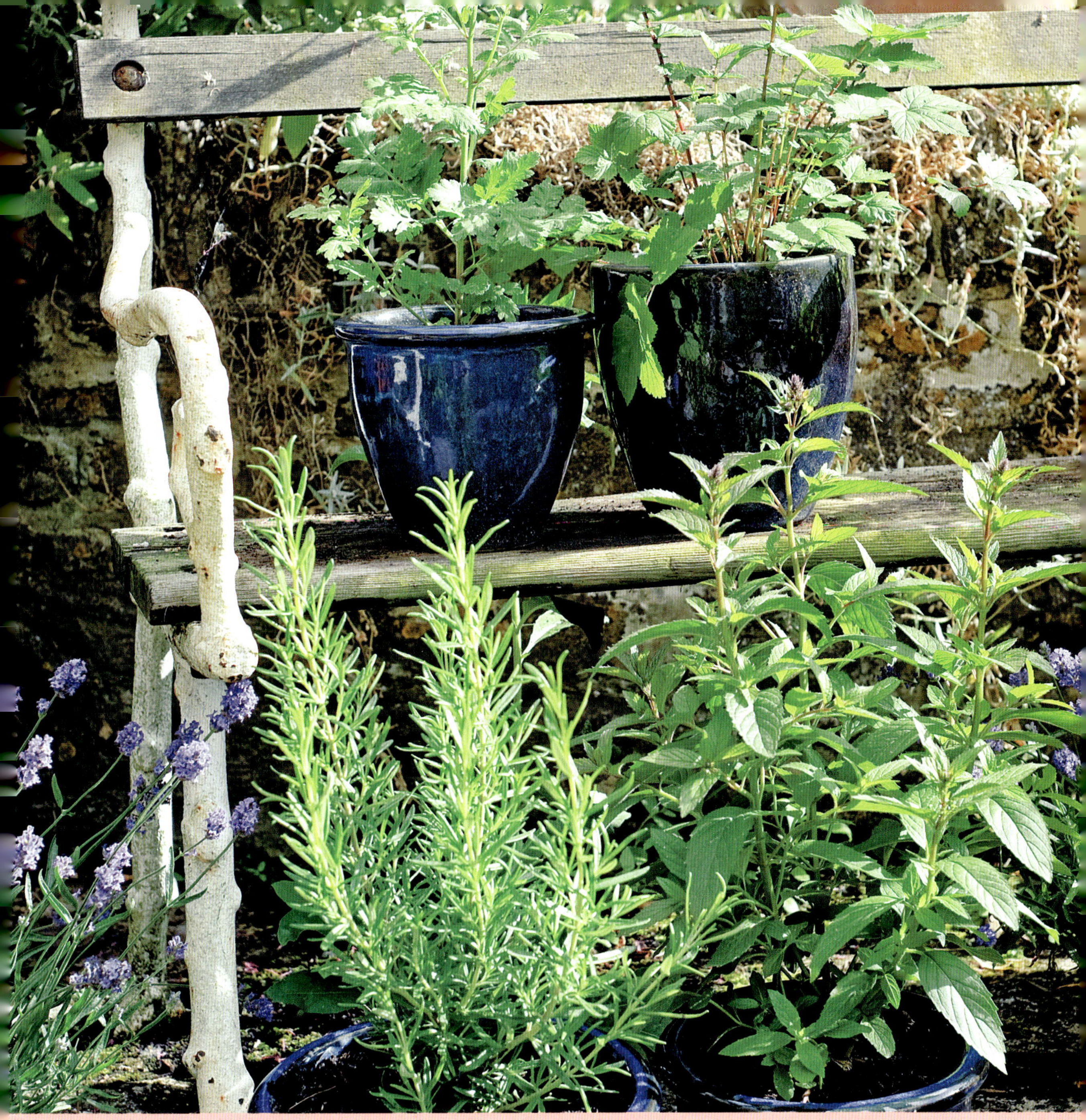

Essayez aussi…

Avec les mêmes plantes, préparer une infusion à boire 3 à 6 fois par jour ou à utiliser pour un bain de pieds 3 fois par jour pendant 10 minutes ♦ En prévention, boire 3 ou 4 fois par jour des infusions de mélisse, bétoine, gotu kola, chardon-Marie et ginkgo ♦ Pendant les crises, boire toutes les 2 heures des infusions de plantes analgésiques (passiflore, pavot de Californie, houblon, scutellaire, camomille ou verveine) ♦ Inhaler des huiles essentielles de lavande, de menthe poivrée ou de romarin ou s'en masser les tempes.

Bain anti-stress

Tension et anxiété

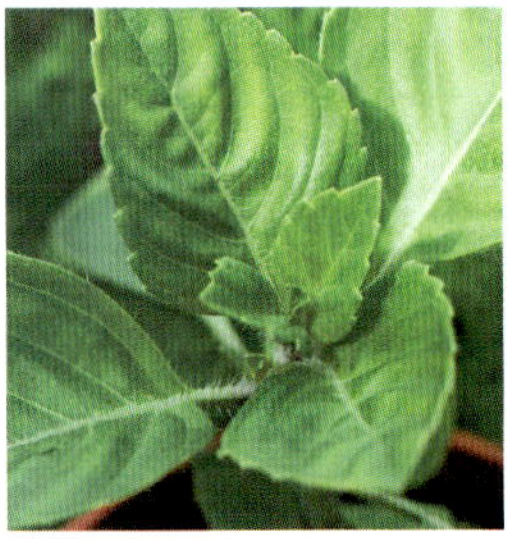

À la fin d'une journée de stress, on ressent parfois le besoin de déguster une infusion apaisante ou de prendre un bain pour se relaxer. L'association de plantes proposée ici relâche la tension musculaire, calme les nerfs et dissipe le stress lié aux soucis.

Ingrédients

- 100 g de chaque plante fraîche ou 50 g de plante séchée : scutellaire, camomille, verveine, mélisse et basilic sacré

Pour 1 bain

Préparation

Mettez les plantes dans un sachet en étamine ou en coton fermé par une ficelle. Immergez le sachet l'eau du bain et laissez reposer quelques minutes pour que les plantes infusent.

Utilisation

Détendez-vous dans le bain pendant 15 à 30 minutes.

Le saviez-vous ?

La mélisse était appelée jadis « herbe des clercs », car elle apaise l'anxiété et stimule la mémoire et la concentration.

POUR COMPOSER VOTRE JARDIN D'HERBES

Tapissez de matériau drainant le fond d'un grand pot et couvrez de terreau universel. Plantez la mélisse au centre du pot, la verveine d'un côté et la scutellaire de l'autre. Puis plantez deux camomilles à l'arrière et les deux autres sur le devant avec le basilic sacré. Arrosez régulièrement et fertilisez toutes les semaines.

Les plantes dont vous avez besoin

- 1 *Melissa officinalis* (mélisse)
- 1 *Verbena officinalis* (verveine officinale)
- 1 *Scutellaria lateriflora* (scutellaire)
- 4 *Matricaria recutita* (camomille allemande) ou *Anthemis nobilis/Chamamaelum nobile* (camomille romaine)
- 1 *Ocimum sanctum* (basilic sacré)

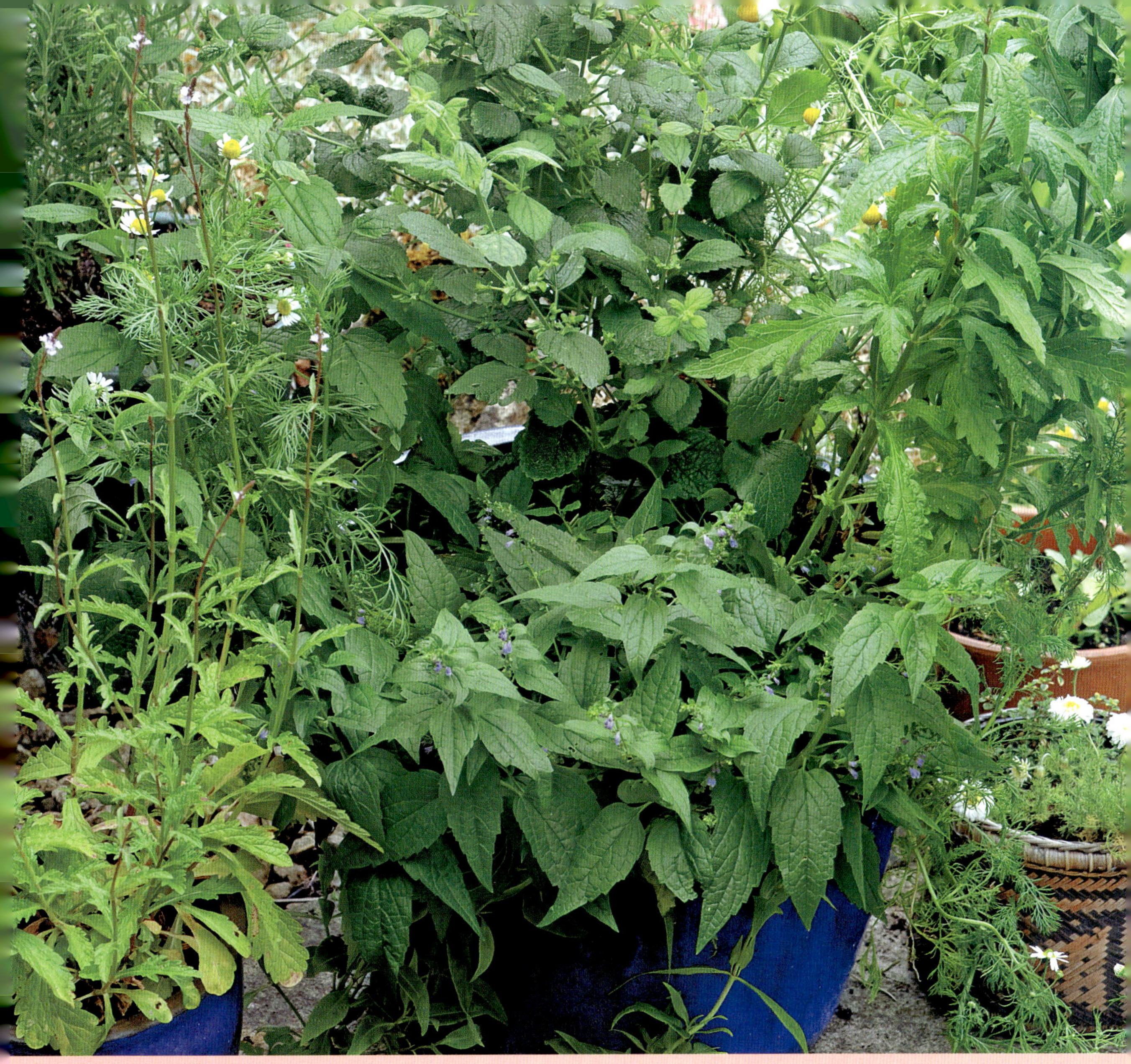

Essayez aussi...

Avec les mêmes herbes, préparer une infusion à boire 3 à 6 fois par jour ♦ Boire toutes les 1 ou 2 heures des infusions d'autres herbes calmantes : passiflore, basilic sacré, pavot de Californie, rose, agripaume, lavande, fleur de tilleul et houblon ♦ Pour augmenter la résistance au stress, prendre des plantes adaptogènes : ginseng, ashwagandha, gotu kola, schisandra, asperge ou réglisse ♦ Faire un massage relaxant avec des huiles essentielles de basilic sacré, noix de muscade, lavande, romarin, rose ou camomille ♦ Pratiquer une activité physique oxygénante pour augmenter la résistance au stress ♦ Pratiquer la méditation et des exercices de respiration ♦ Éviter la caféine, le sucre, l'alcool et les aliments industriels ou trop riches ♦ Prendre des suppléments de calcium, magnésium et complexe de vitamines B.

Tisane euphorisante

Contre la dépression

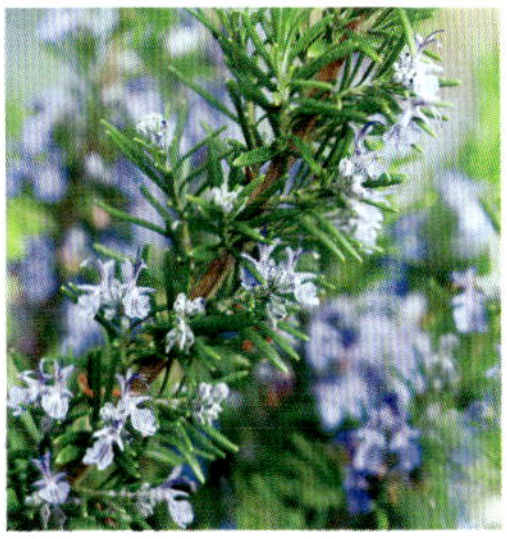

Il est bon d'avoir un remède à portée de main quand on se sent déprimé. Le millepertuis dissipe le cafard et la bourrache remonte le moral. Le parfum citronné de la mélisse associée au romarin et à la sauge sclarée suffit à se sentir immédiatement mieux.

Ingrédients

- 2 cuillerées à café de chaque plante fraîche ou 1 cuillerée à café de plante séchée : mélisse, sauge sclarée, romarin, millepertuis, bourrache, lavande
- 1,25 litre d'eau bouillante

Pour 1,25 litre d'infusion

Préparation

1 Mettez les herbes dans une théière et versez l'eau bouillante.
2 Laissez infuser pendant 10 à 15 minutes.

Utilisation

Buvez une tasse 3 à 6 fois par jour. Pour une efficacité optimale, vous devrez peut-être prendre cette infusion pendant plusieurs semaines.

Important
Ne pas boire d'alcool avec la sauge sclarée et observer les contre-indications concernant le millepertuis (voir page 129).

POUR COMPOSER VOTRE JARDIN D'HERBES

Tapissez de matériau drainant le fond de trois pots assortis et remplissez de terreau universel. Dans le plus grand pot, plantez le millepertuis d'un côté et le romarin de l'autre. Placez la sauge sclarée sur le devant. Plantez la bourrache dans un autre pot, la lavande et la mélisse dans le dernier. Arrosez régulièrement et fertilisez toutes les semaines.

Les plantes dont vous avez besoin

- 1 *Hypericum perforatum* (millepertuis)
- 1 *Rosmarinus officinalis* (romarin)
- 2 *Salvia sclarea* (sauge sclarée)
- 1 *Borago officinalis* (bourrache)
- 1 *Lavandula officinalis* (lavande)
- 1 *Melissa officinalis* (mélisse)

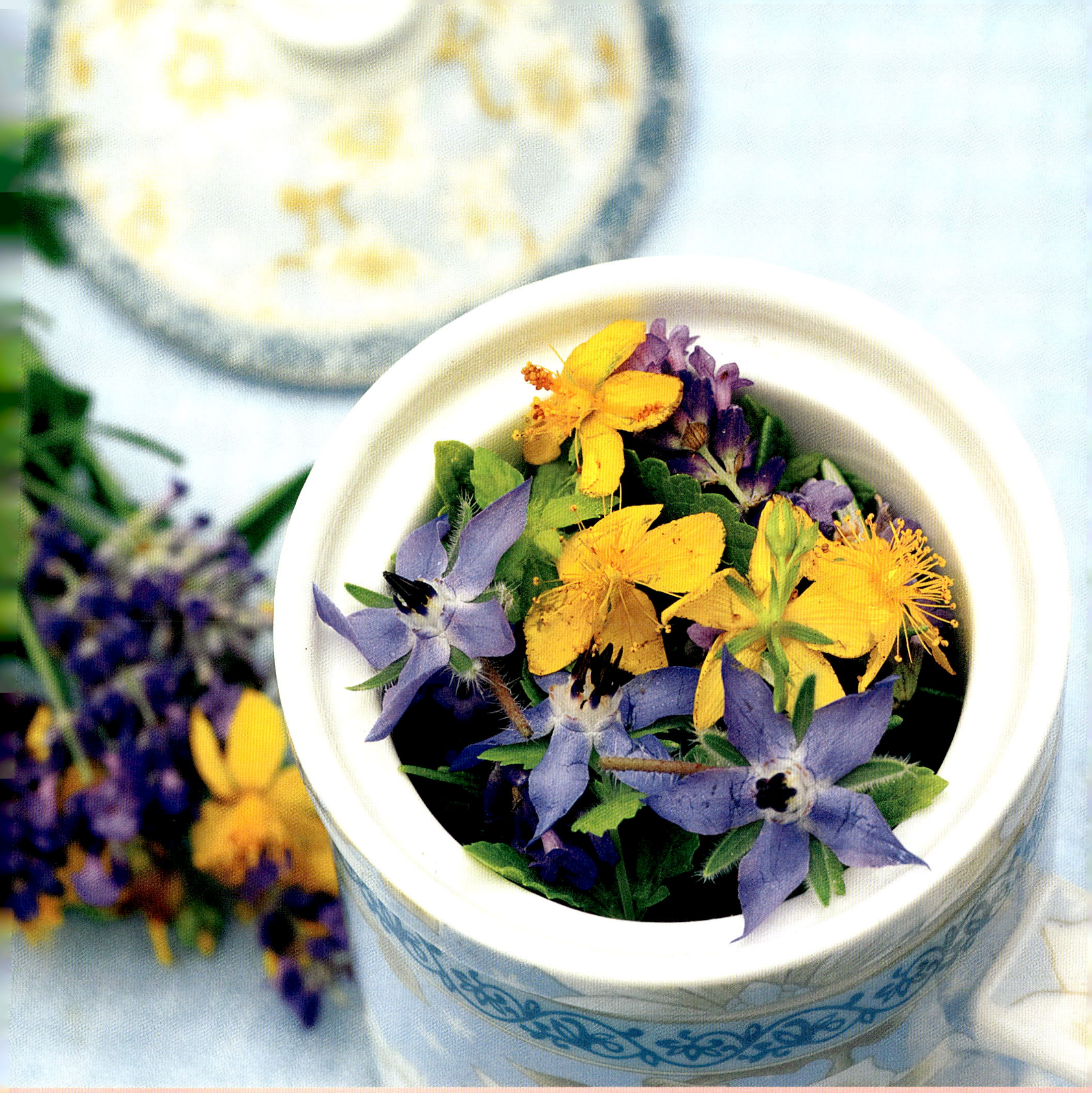

Essayez aussi…

Boire 3 à 6 fois par jour des infusions de plantes à effet anti-dépresseur : avoine, verveine, scutellaire, basilic ou bétoine ♦ Pour augmenter la résistance au stress, prendre des suppléments de plantes adaptogènes : ginkgo, éleuthérocoque, rhodiole ou réglisse ♦ Incorporer à vos huiles de massage ou à l'eau du bain des huiles essentielles de lavande, romarin, camomille, bergamotte ou rose ♦ Faire de l'exercice régulièrement ♦ Éviter la caféine, l'alcool et les plats trop riches ♦ Prendre des suppléments d'oméga-3, vitamine C, complexe de vitamines B et magnésium.

Bain de pieds

Fatigue et épuisement

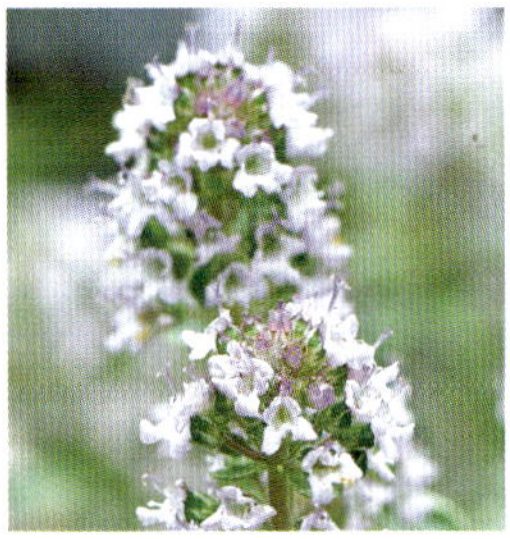

Pour un bain de pieds revigorant. Le romarin et le basilic sacré sont riches en antioxydants, augmentent la résistance au stress et stimulent l'esprit. La verveine et le basilic sacré fortifient le système nerveux. La bourrache est un bon remède à l'épuisement des surrénales.

Ingrédients

- 100 g de chaque plante fraîche ou 50 g de plante séchée : romarin, verveine, basilic sacré, thym, bourrache
- 1,25 litre d'eau

Pour 1,25 litre

Préparation

1 Versez l'eau bouillante sur les herbes.

2 Laissez infuser pendant 30 minutes environ.

Le saviez-vous ?
La verveine est un excellent tonique pour le système nerveux et soutient l'organisme en cas de stress.

Utilisation

Versez la préparation dans un grand récipient, attendez que la température baisse un peu et prenez un bain de pieds de 15 à 30 minutes. À renouveler 2 fois par jour ou quand vous sentez le besoin d'un regain d'énergie.

POUR COMPOSER VOTRE JARDIN D'HERBES

Tapissez le fond d'un pot rond de taille moyenne de matériau drainant et remplissez de terreau universel. Plantez la bourrache au milieu du premier pot et entourez-la des basilics. Plantez la verveine dans le second pot, le romarin dans le troisième et le thym dans le dernier. Arrosez régulièrement et fertilisez toutes les semaines.

Les plantes dont vous avez besoin

- 1 *Borago officinalis* (bourrache)
- 4 *Ocimum sanctum* (basilic sacré)
- 1 *Verbena officinalis* (verveine officinale)
- 1 *Rosmarinus officinalis* (romarin)
- 1 *Thymus vulgaris* (thym)

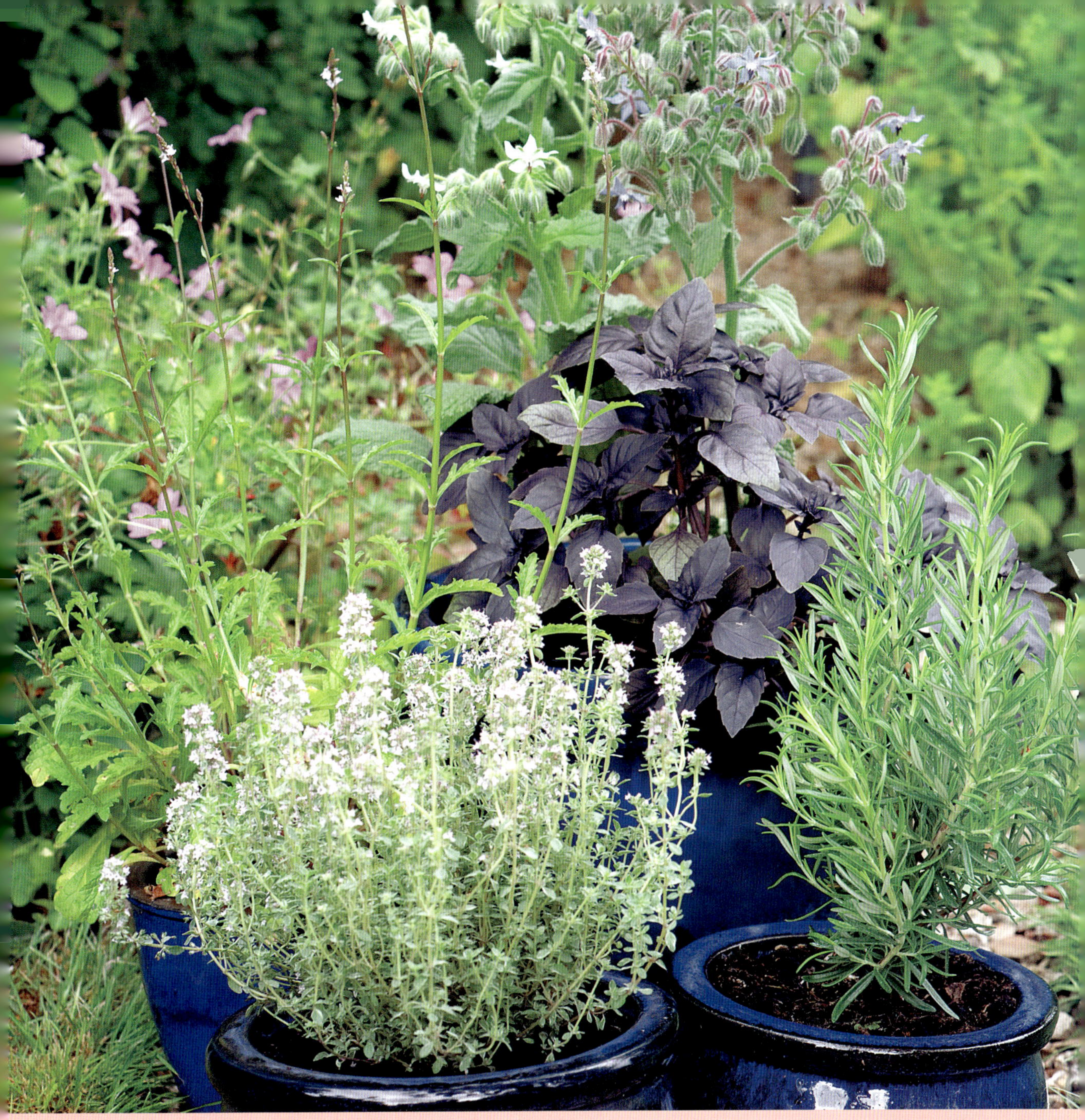

Essayez aussi…

Consommer beaucoup de céréales, fruits, légumes, protéines et acides gras essentiels ♦ Boire 3 ou 4 fois par jour des infusions d'herbes revitalisantes – avoine, ginseng, gotu kola, ashwandha, verveine ou réglisse ♦ Éviter le café, l'alcool, le sucre et les plats trop riches ♦ Prendre du pissenlit, de la bardane, du trèfle rouge ou de l'ortie si vous êtes épuisé par une maladie ou une pharmacothérapie longue ♦ Prendre des suppléments de vitamine C, co-enzyme Q10 ou un complexe de vitamine B et zinc.

Oreiller soporifique

Contre l'insomnie

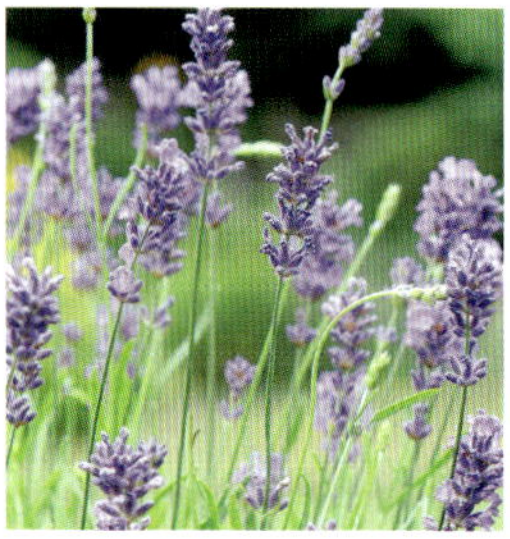

En cas d'insomnie, commencez par essayer un traitement naturel. Les plantes de cette recette ont des vertus hypnotiques qui favorisent un sommeil relaxant. Leurs huiles essentielles odorantes qui accèdent directement au cerveau calment la tension et facilitent l'endormissement.

Ingrédients

- 75 g de chaque plante séchée : fleurs de lavande et de camomille, feuilles de basilic sacré, pavot de Californie et mélisse
- 1 rectangle de coton assez grand pour confectionner un petit oreiller

Préparation

1 Mélangez les plantes dans un récipient ; vous pouvez ajouter quelques gouttes d'huile de lavande.

2 Cousez trois côtés du tissu. Garnissez le sac de plantes et fermez le dernier côté.

Utilisation

Posez ce sac à côté de votre oreiller pour un avoir un sommeil paisible. Vous pouvez aussi mettre les plantes dans un récipient à votre chevet.

Le saviez-vous ?
Le pavot de Californie est excellent pour traiter les insomnies, sans risque de dépendance.

POUR COMPOSER VOTRE JARDIN D'HERBES

Semez les graines de pavot de Californie au printemps. En début d'été, tapissez de matériau drainant le fond de deux grands pots et remplissez de terreau universel. Plantez la lavande dans l'un des pots, la mélisse, le basilic sacré et la camomille dans l'autre. Arrosez régulièrement et fertilisez toutes les semaines.

Les plantes dont vous avez besoin

- 1 *Eschscholzia californica* (pavot de Californie)
- 1 *Lavandula officinalis* (lavande)
- 1 *Melissa officinalis* (mélisse)
- 1 *Ocimum sanctum* (basilic sacré)
- 1 *Matricaria recutita* (camomille allemande) ou *Anthemis nobilis/Chamamaelum nobile* (camomille romaine)

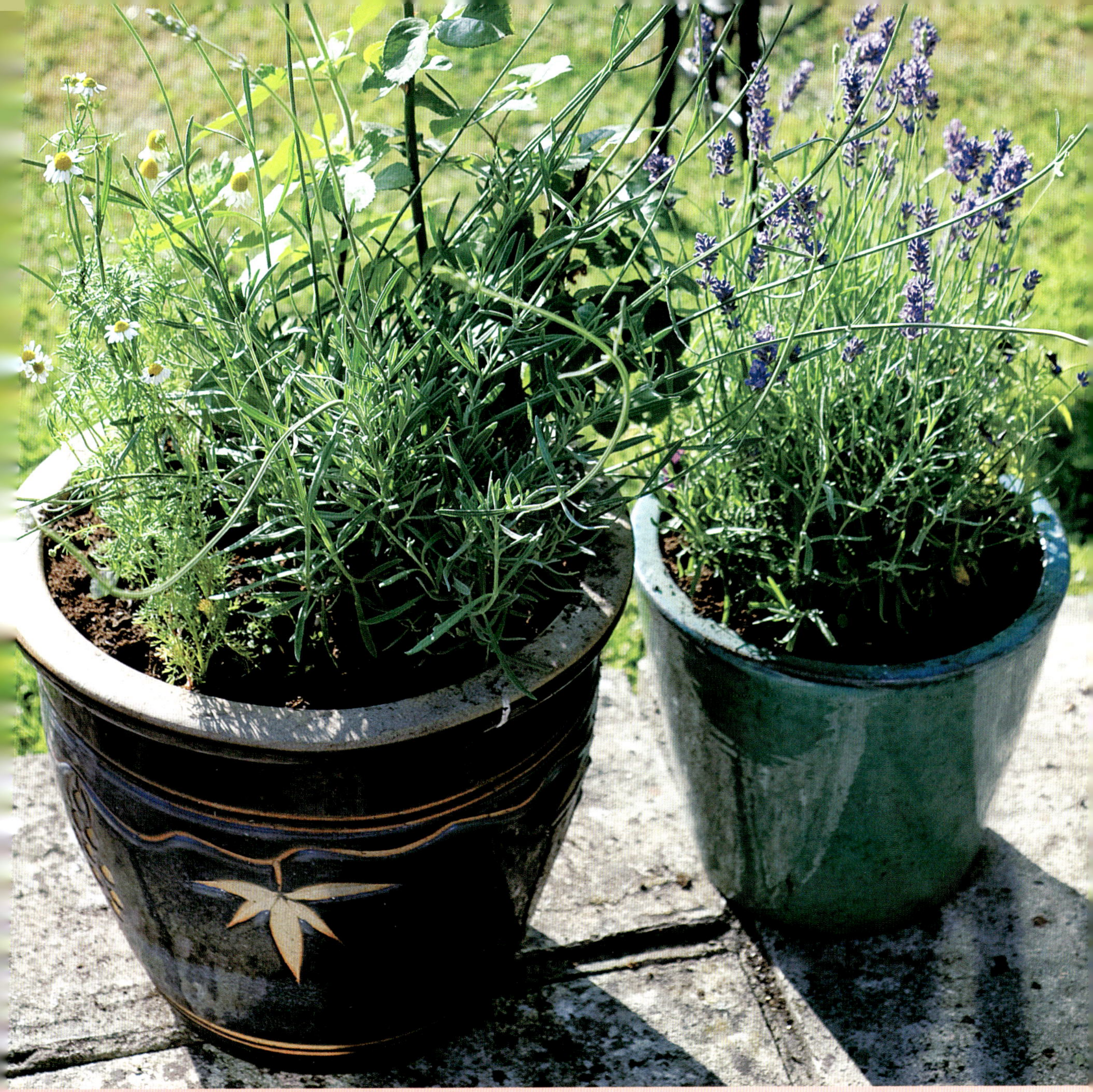

Essayez aussi…

Manger beaucoup d'avoine, céréales, fruits et légumes frais, fruits et graines oléagineuses ♦ Éviter les stimulants (sucre, caféine et tabac), notamment avant le coucher ♦ Éviter de stimuler le cerveau le soir ou de faire un gros dîner ♦ Boire du lait chaud avec de la noix de muscade et du miel, ou une infusion de mélisse, lavande, camomille ou fleurs de tilleul avant le coucher ♦ Prendre des suppléments de valériane, houblon et passiflore avant le coucher ♦ Prendre un complexe de vitamines B, calcium et magnésium, 5-HTP et inositol ♦ Faire de l'exercice ♦ Faire un massage d'huile de sésame chaude, suivi d'un bain, avant le coucher.

Tisane curative

Contre l'arthrite et la goutte

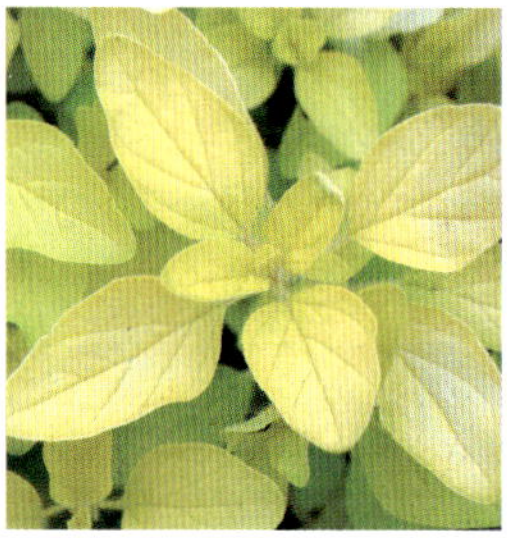

Cette infusion peut être bue ou utilisée en bain de pieds. Le gotu kola et la grande camomille sont de merveilleux anti-inflammatoires, l'ortie regorge de nutriments et aide à éliminer les toxines. La marjolaine améliore la circulation et aide à lutter contre le vieillissement.

Ingrédients

- 2 cuillerées à café de chaque plante fraîche ou 1 cuillerée à café de plante séchée : feuilles de marjolaine, ortie, gotu kola et grande camomille
- 1,25 litre d'eau bouillante

Pour 1,25 litre d'infusion

Préparation

Mettez les herbes dans une théière et versez l'eau bouillante. Laissez infuser pendant 10 à 15 minutes.

Utilisation

Buvez une tasse 3 fois par jour avant les repas. Infusée pendant 30 minutes ou plus, la tisane est plus concentrée et peut être utilisée en bain de pieds chaud le soir.

Le saviez-vous ?

Diurétique, la marjolaine soulage la rétention d'eau et améliore l'élimination des toxines qui contribuent à l'arthrite et à la goutte.

POUR COMPOSER VOTRE JARDIN D'HERBES

Remplissez trois pots de taille moyenne de terreau universel. Plantez la grande camomille dans un pot, le gotu kola et la marjolaine dans un autre et l'ortie dans le dernier. Cueillez fréquemment les feuilles d'ortie pour stimuler la végétation et l'empêcher de monter en graine. Arrosez régulièrement et fertilisez toutes les semaines.

Les plantes dont vous avez besoin

- 2 *Centella/Hydrocotyle asiatica* (gotu kola)
- 1 *Chrysanthemum parthenium/Tanacetum parthenium* (grande camomille)
- 1 *Origanum majorana* (marjolaine)
- 1 *Urtica dioica* (ortie)

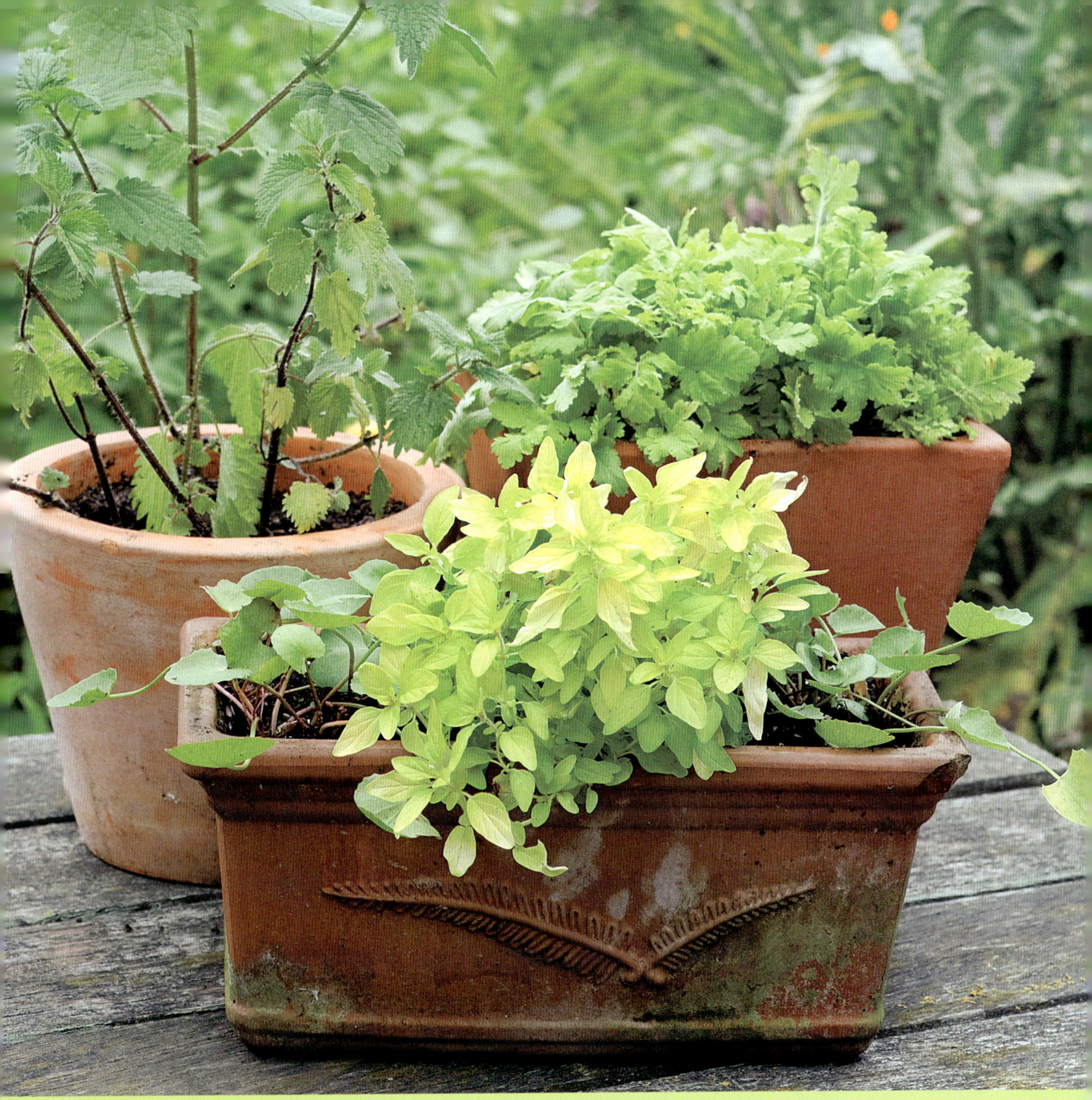

Essayez aussi…

Prendre des suppléments d'huile d'onagre, sulfate de glucosamine, MSM, huile oméga-3 et sélénium pour stimuler le renouvellement du cartilage ♦ Prendre des suppléments de curcuma, boswellia, harpagophyton, cimifuga, réglisse, ashwagandha, gotu kola, bardane, ortie ou échinacée ♦ Boire une infusion de gingembre 3 fois par jour ♦ Éviter les excès d'aliments gras, viandes rouges, solanacées (pomme de terre, poivron, aubergine et tomate) ♦ Faire des massages aux huiles essentielles de romarin ou de marjolaine et quelques gouttes de teinture de piment de Cayenne pour améliorer la circulation au niveau des articulations.

Huile de massage

Contre les douleurs musculaires

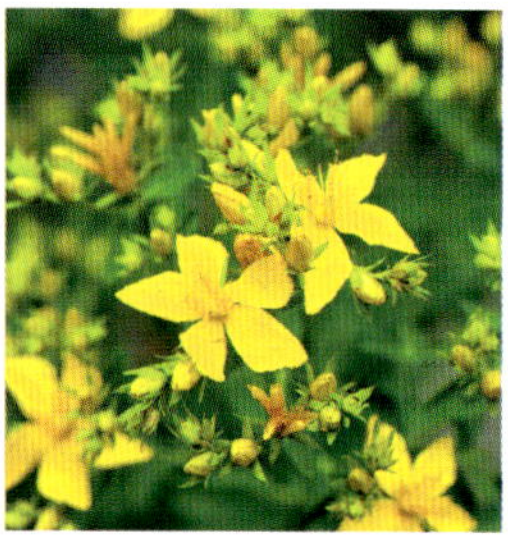

Le massage des muscles endoloris avec cette huile soulage les spasmes musculaires. Le romarin stimule la circulation, élimine les toxines et soulage la douleur. Le millepertuis calme la tension musculaire et la douleur nerveuse. La camomille est anti-inflammatoire.

Ingrédients

- 100 g de chaque plante fraîche ou 50 g de plante séchée : feuilles de romarin, fleurs de millepertuis et de camomille
- 250 ml d'huile de sésame, d'amande ou d'olive pressée à froid

Pour 250 ml d'huile de massage

Préparation

1 Pilez les herbes, mettez-les dans un bocal transparent et recouvrez-les d'huile.
2 Fermez hermétiquement et laissez au soleil pendant 2 à 3 semaines.
3 Filtrez l'huile au chinois ou dans une étamine. Pressez pour extraire le maximum d'huile et jetez les plantes.
4 Transvasez l'huile dans une bouteille pour la conserver.

Utilisation

Massez les muscles douloureux avec l'huile chauffée, 2 ou 3 fois par jour tant que la douleur persiste. L'idéal est de faire suivre le massage par une douche ou un bain chaud.

POUR COMPOSER VOTRE JARDIN D'HERBES

Tapissez de matériau drainant le fond d'un grand pot rond et remplissez de terreau universel. Plantez le romarin au centre, le millepertuis à l'arrière et la camomille devant. Arrosez régulièrement et fertilisez toutes les semaines.

Les plantes dont vous avez besoin

- 1 *Rosmarinus officinalis* (romarin)
- 1 *Hypericum perforatum* (millepertuis)
- 2 *Matricaria recutita* (camomille allemande) ou *Anthemis nobilis/Chamaemelum nobile* (camomille romaine)

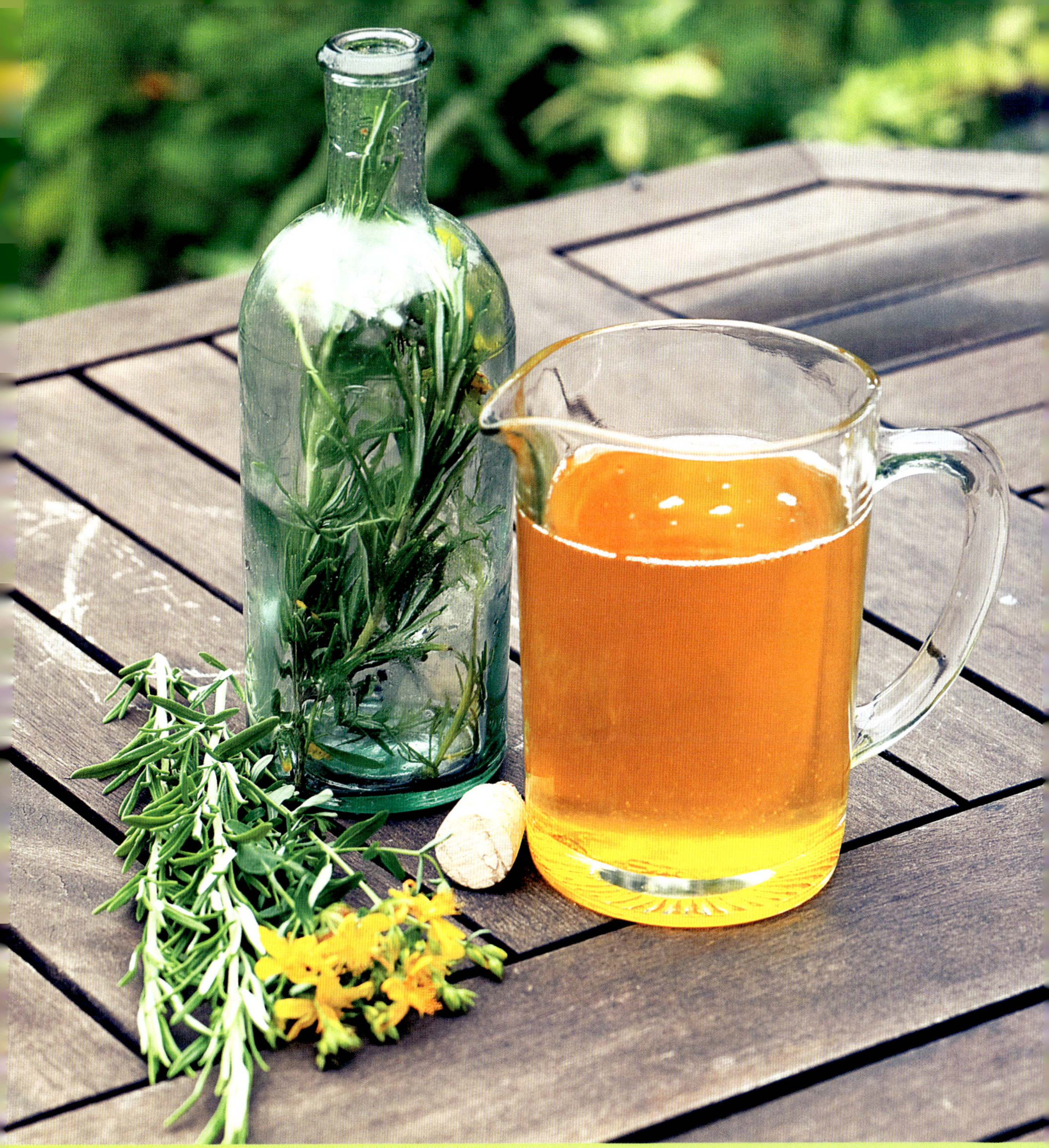

Essayez aussi…

Ajouter aux huiles de massage de la marjolaine, du thym, du basilic, de la lavande ou du gingembre ♦ Boire 3 ou 4 fois par jour des infusions d'herbes antalgiques : romarin, thym, camomille, gingembre, lavande, basilic, scutellaire, ashwagandha ♦ Prendre un complexe de vitamine B, calcium et magnésium.

Liniment

Contre les crampes

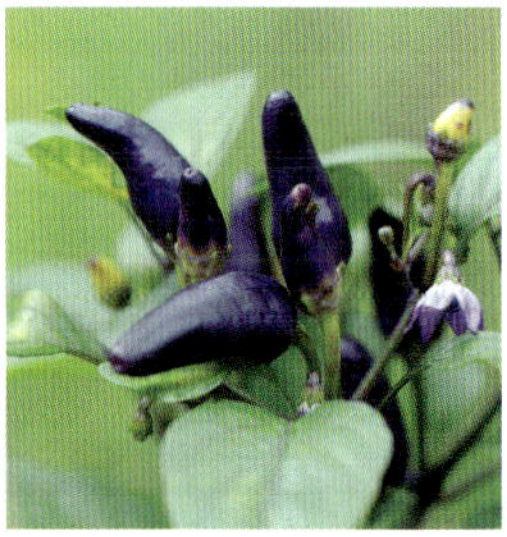

Cette composition atténue les spasmes musculaires qui provoquent les crampes. L'association du piment de Cayenne, du romarin et du thym détend les muscles et atténue la douleur. Le massage aide à la pénétration du remède dans l'organisme.

Ingrédients

- 1 petit piment de Cayenne
- 150 g de chaque plante fraîche ou 75 g de plante séchée : brins de romarin et de thym
- 100 ml d'huile de sésame non raffinée
- 250 ml d'alcool (vodka ou cognac)

Pour 350 ml de liniment

Préparation

1 Hachez les herbes et mettez-les dans un bocal.
2 Couvrez les herbes avec l'alcool, fermez le bocal et conservez dans un endroit sombre et chaud pendant 7 à 10 jours ; agitez le bocal au moins 1 fois par jour.
3 Filtrez le mélange.
4 Ajoutez l'huile de sésame (la moitié du volume total).
5 Vous pouvez ajouter quelques gouttes d'huile essentielle de romarin pour un parfum et un effet plus pénétrants. Transvasez dans un flacon en verre.

Utilisation

Avant le coucher, massez les zones douloureuses avec le liniment.

POUR COMPOSER VOTRE JARDIN D'HERBES

Tapissez de matériau drainant le fond d'un grand pot et remplissez de terreau universel. Plantez le romarin au centre du pot, les thyms sur le devant et le piment de Cayenne à l'arrière, quand tout risque de gel est passé. Veillez à ne pas trop arroser car le thym et le romarin sont des plantes méditerranéennes qui prospèrent en terrain sec.

Les plantes dont vous avez besoin

- 1 *Rosmarinus officinalis* (romarin)
- 2 *Thymus vulgaris* (thym)
- 1 *Capsicum frutescens* (piment de Cayenne)

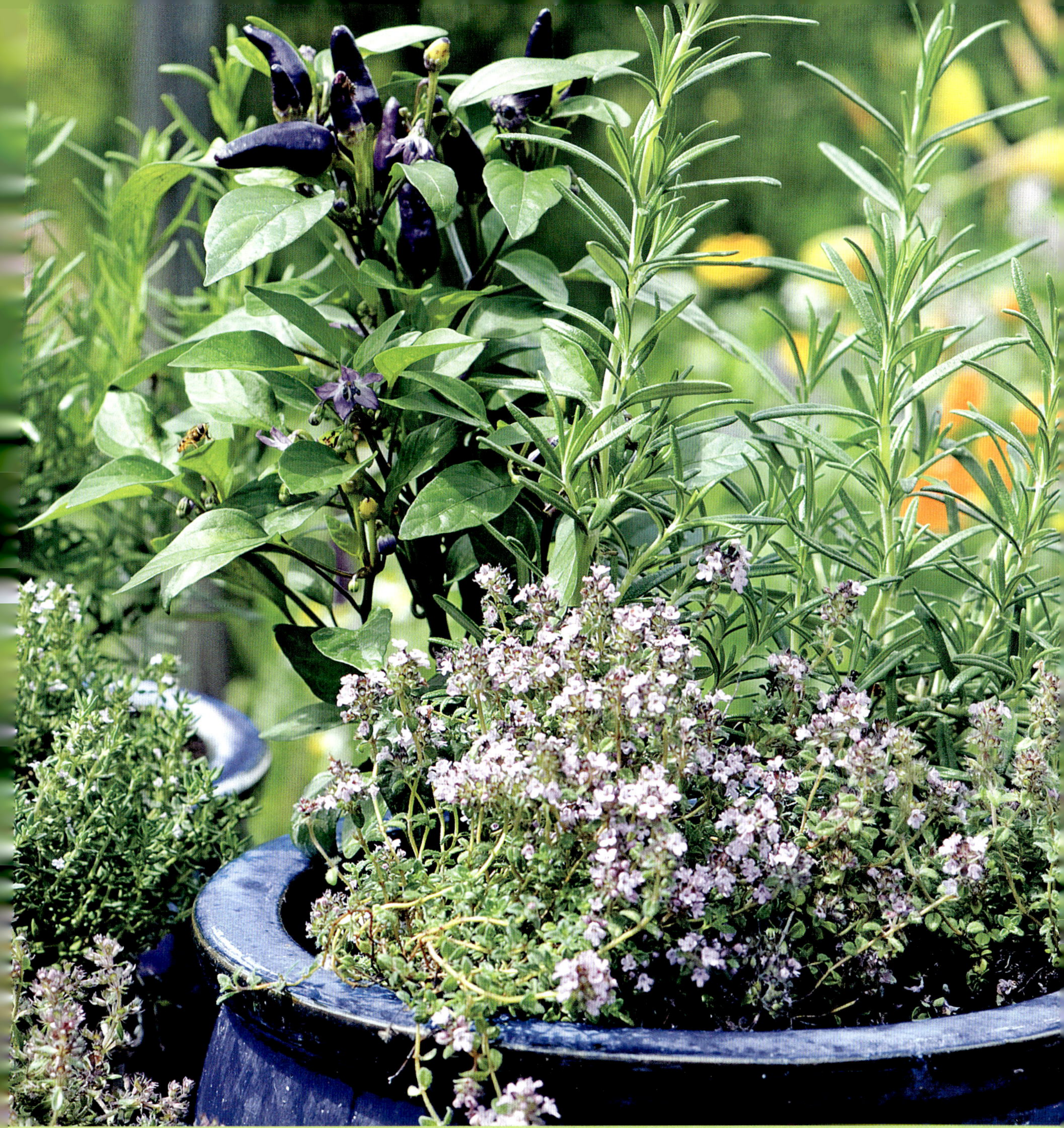

Essayez aussi…

Absorber beaucoup de liquide ♦ Boire 3 ou 4 fois par jour des infusions de gotu kola, gingembre, curcuma, ginkgo, aubépine, cannelle, graines de coriandre ou piment de Cayenne ♦ Consommer de l'ail et des plantes riches en calcium : bourrache, ortie, aneth, avoine, graines de céleri, reine-des-prés et feuilles de pissenlit ♦ Prendre des suppléments de vitamines B, D et C, calcium et magnésium.

Teinture aux herbes

Contre l'hypertension

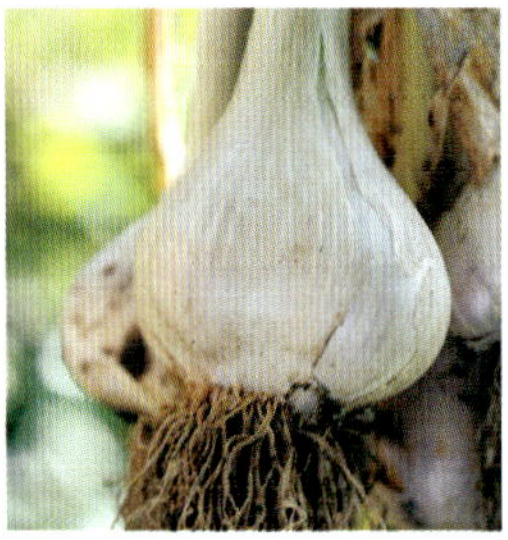

L'agripaume, le gotu kola et le millefeuille relaxent et dilatent les artères, et la mélisse, antioxydante, aide à prévenir les dommages artériels. Le pissenlit contribue à diminuer la tension artérielle et l'ail est réputé pour sa capacité à dilater les artères.

Ingrédients

- 200 g de chaque plante fraîche ou 100 g de plante séchée : agripaume, gotu kola, millefeuille, mélisse, feuilles de pissenlit
- 2 gousses d'ail
- 500 ml d'alcool (vodka ou cognac)

Pour 400 ml de teinture

Préparation

1 Mettez les herbes dans un grand bocal et versez l'alcool.
2 Fermez hermétiquement et laissez macérer 2 semaines au moins, à l'abri du soleil direct ; agitez le bocal une fois par jour au moins.
3 Pressez la mixture dans un chinois, une étamine ou un pressoir, pour extraire le maximum de liquide et jetez les résidus d'herbes.
4 Transvasez la teinture dans un flacon en verre foncé et conservez dans un endroit frais, à l'abri de la lumière.

Utilisation

Prenez 1 cuillerée à café de teinture diluée dans un peu d'eau, 3 fois par jour avant les repas. Prolongez la prise pendant plusieurs semaines si nécessaire.

POUR COMPOSER VOTRE JARDIN D'HERBES

Tapissez le fond de trois pots assortis de matériau drainant et remplissez de terreau universel. Plantez la mélisse au centre du pot le plus grand, le millefeuille à l'arrière et les pieds d'ail de chaque côté. Plantez l'agripaume au centre du deuxième pot et le gotu kola devant. Plantez les pissenlits dans le troisième pot. Arrosez régulièrement et fertilisez toutes les semaines.

Les plantes dont vous avez besoin

- 1 *Melissa officinalis* (mélisse)
- 1 *Achillea millefolium* (millefeuille)
- 2 *Allium sativum* (ail)
- 1 *Leonurus cardiaca* (agripaume)
- 1 *Centella/Hydrocotyle asiatica* (gotu kola)
- 3 *Taraxacum officinale* (pissenlit)

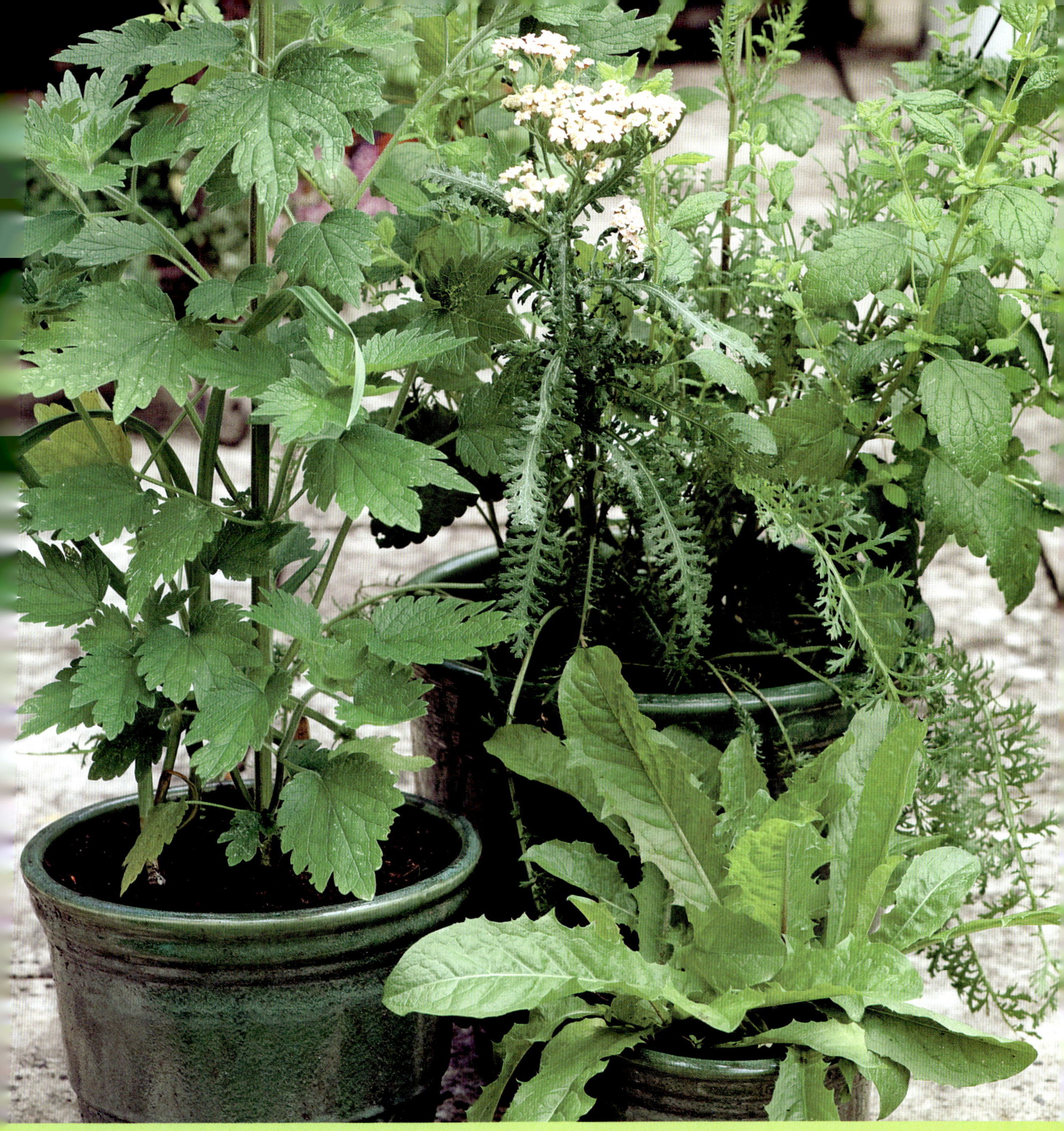

Essayez aussi…

Boire 3 ou 4 fois par jour des infusions de plantes à effet hypotenseur : aubépine, fleurs de tilleul, ginkgo ou valériane ♦ Consommer régulièrement des myrtilles et des baies de sureau ♦ Boire des infusions de camomille, passiflore ou scutellaire pour réduire le stress ♦ Réduisez les protéines animales et utiliser des huiles végétales pressées à froid ♦ Éviter les excitants ♦ Pratiquer une activité physique oxygénante.

Huile de graines de lin

Pour réduire le cholestérol

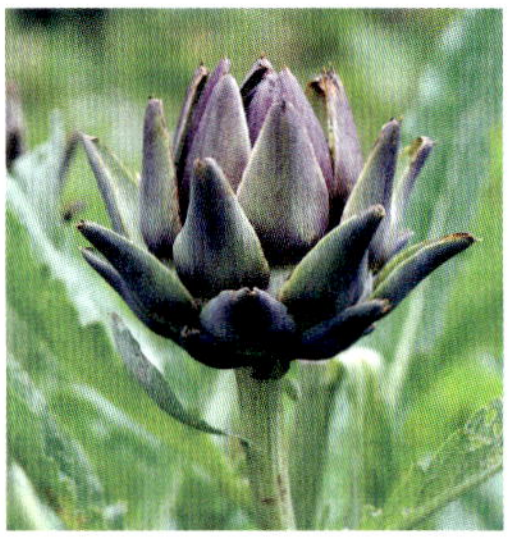

Excellente base d'assaisonnement, cette huile fait baisser le taux de cholestérol et la tension artérielle. L'ail facilite la prévention des infarctus. Le souci (calendula) et l'artichaut aident le métabolisme hépatique du cholestérol ; la marjolaine et le basilic fortifient les vaisseaux sanguins.

Ingrédients

- 1 litre d'huile de graines de lin
- 1 bulbe d'ail
- 3 feuilles d'artichaut
- 400 g de chaque plante fraîche ou 200 g de plante séchée : fleurs de souci, feuilles de marjolaine, fleurs et feuilles de basilic

Pour 1 litre d'huile

Préparation

1 Froissez les fleurs et les feuilles et mettez-les un grand bocal.

2 Versez assez d'huile pour couvrir les plantes et laissez macérer 2 à 3 semaines sur un rebord de fenêtre au soleil.

3 Filtrez l'huile et transvasez-la dans un flacon en verre ; vous pouvez ajouter quelques brins de marjolaine, quelques fleurs de souci (calendula) et des gousses d'ail pelées.

Utilisation

Prenez 1 ou 1 ½ cuillerée à café tous les jours. Cette huile est très bonne en assaisonnement pour les salades composées.

POUR COMPOSER VOTRE JARDIN D'HERBES

Tapissez de matériau drainant le fond d'un grand pot carré et remplissez de terreau universel. Plantez l'artichaut au centre, la marjolaine sur le devant d'un côté et le basilic de l'autre, quand tout risque de gel est passé. Plantez un souci (calendula) de chaque côté à l'arrière du pot et l'ail dans l'espace restant. Arrosez régulièrement et fertilisez toutes les semaines.

Les plantes dont vous avez besoin

- 1 *Cynara scolymus* (artichaut)
- 1 *Origanum majorana* (marjolaine)
- 2 *Ocimum basilicum* (basilic)
- 2 *Calendula officinalis* (souci)
- 3 *Allium sativum* (ail)

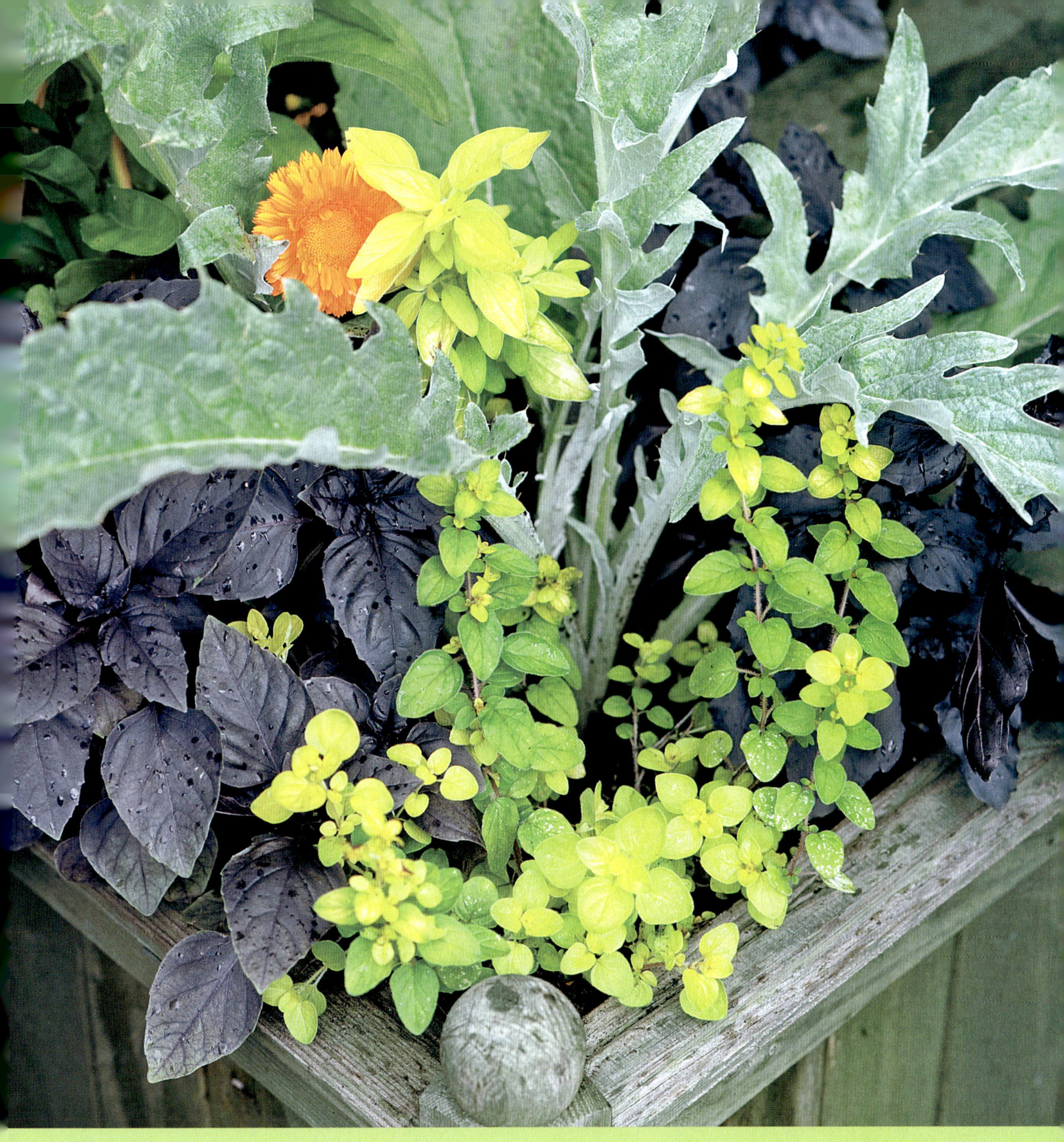

Essayez aussi…

Prendre tous les jours des plantes antioxydantes : aubépine, gingembre et curcuma ♦ Manger des airelles et des baies de sureau. L'avoine et l'ail aident aussi à faire baisser le cholestérol ♦ Manger beaucoup de fruits et légumes frais ♦ Prendre un complexe de vitamine B et huile de poisson ♦ Réduire les aliments gras, la viande rouge, le sucre et les aliments frits ou trop riches ♦ Pratiquer une activité physique oxygénante.

Compresse tonifiante

Contre les varices

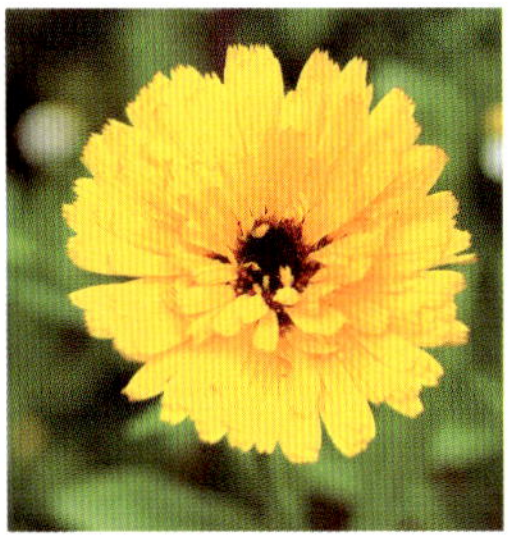

Cette association de plantes aide à tonifier les veines gonflées et à soulager la douleur sourde qui accompagne parfois les varices. Le millefeuille est extrêmement astringent, fortifie les vaisseaux sanguins, améliore la circulation et soulage la douleur et l'inconfort.

Ingrédients

- 200 g de chaque plante fraîche ou 100 g de plante séchée : fleurs et feuilles de millefeuille, millepertuis et aigremoine, pétales de souci (calendula)
- 1 litre d'eau bouillante

Pour 1 litre d'infusion

Préparation

1 Ciselez les herbes et mettez-les dans une théière.
2 Couvrez d'eau bouillante et laissez infuser 30 minutes, jusqu'à ce que le liquide soit tiède ou froid.
3 Filtrez et versez l'infusion dans un récipient.

Utilisation

Trempez un linge dans l'infusion, essorez-le et appliquez-le sur la zone à traiter 2 ou 3 fois par jour.

Conseil
Évitez les stations assises ou debout prolongées et veillez à faire de l'exercice régulièrement.

POUR COMPOSER VOTRE JARDIN D'HERBES

Tapissez de matériau drainant le fond d'un grand pot et remplissez de terreau universel. Plantez le millepertuis à l'arrière du pot, l'aigremoine d'un côté et le millefeuille de l'autre. Plantez les soucis (calendula) sur le devant. Supprimez les fleurs fanées des soucis pour prolonger la floraison. Arrosez régulièrement et fertilisez toutes les semaines.

Les plantes dont vous avez besoin

- 1 *Hypericum perforatum* (millepertuis)
- 2 *Agrimonia eupatoria* (aigremoine)
- 1 *Achillea millefolium* (millefeuille)
- 2 ou 3 *Calendula officinalis* (souci)

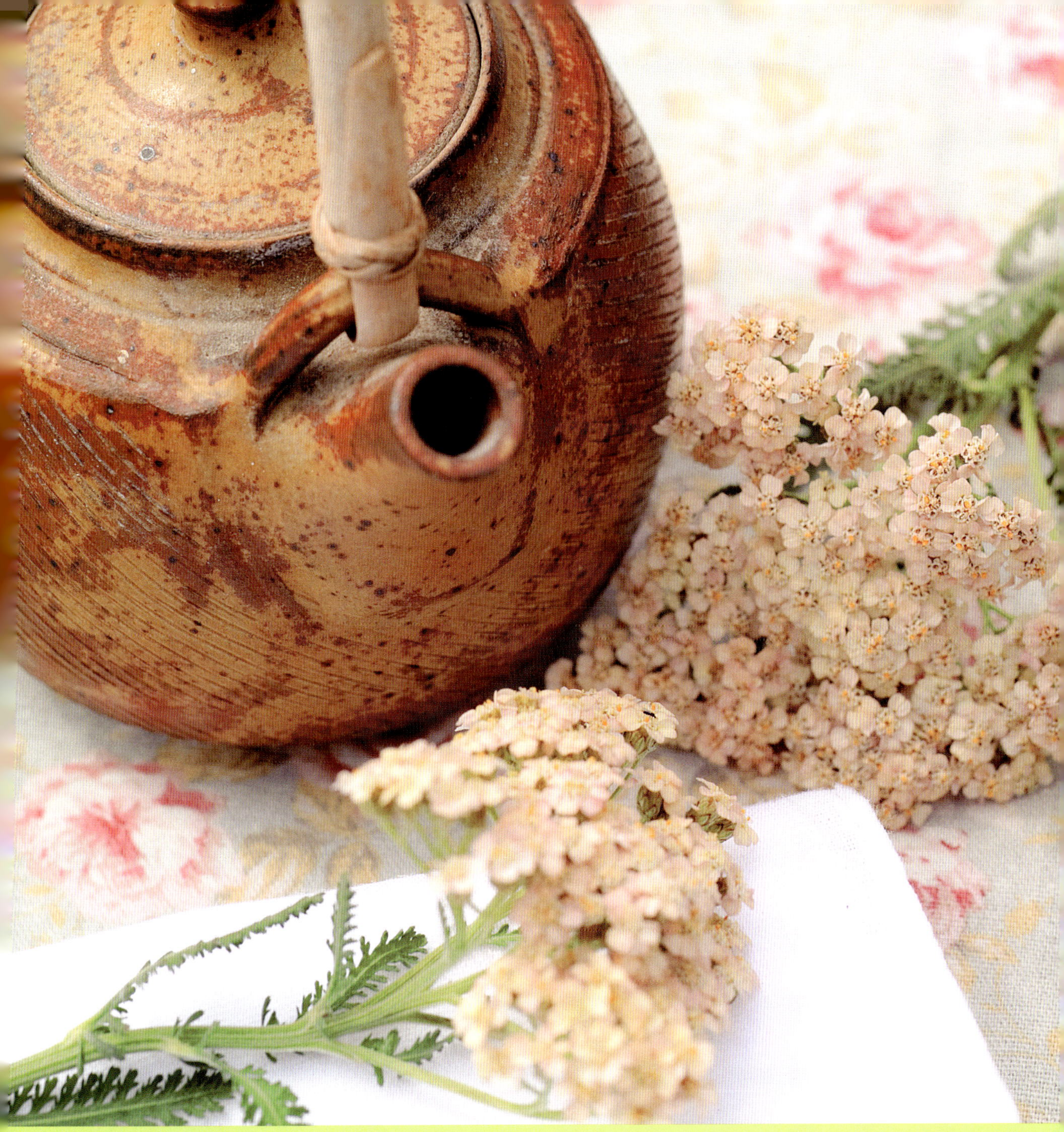

Essayez aussi...

Boire des infusions de millefeuille, fleurs de tilleul ou aubépine, pour améliorer la circulation veineuse ♦ Manger beaucoup de fruits et légumes, notamment des airelles et des baies de sureau ♦ Prendre des suppléments de zinc, vitamine E et C avec des bioflavonoïdes ♦ Appliquer du gel d'aloe vera plusieurs fois par jour ♦ Appliquer matin et soir, en alternance, des cataplasmes de consoude et de calendula.

Tisane aromatique

Contre la cystite

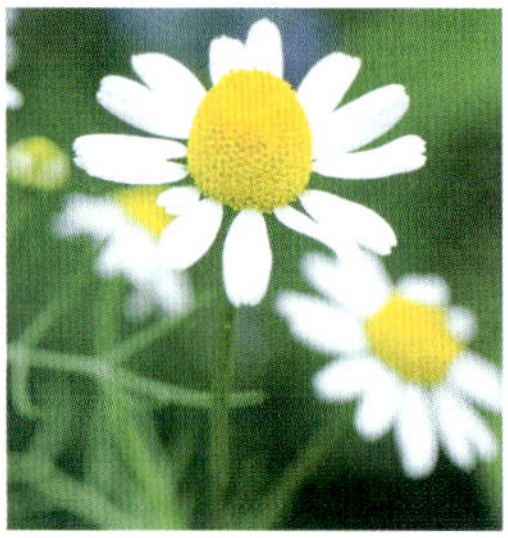

Ces herbes ont une action diurétique antiseptique qui aide à combattre l'infection de l'appareil urinaire et les brûlures. La camomille est apaisante, soulage l'irritation et l'inflammation. La capucine, le basilic et le persil sont antimicrobiens et la coriandre soulage l'inflammation.

Ingrédients

- 100 g de chaque plante fraîche ou 50 g de plante séchée : capucine, coriandre, basilic pourpre, persil, camomille
- 1 litre d'eau bouillante

Pour 1 litre de tisane

Préparation

Mettez les plantes dans une théière. Versez l'eau bouillante et laissez infuser pendant 10 à 15 minutes. Filtrez.

Utilisation

Buvez 1 tasse, tiède ou froide, toutes les heures ou toutes les 2 heures en cas de crise, 3 fois par jour en prévention.

POUR COMPOSER VOTRE JARDIN D'HERBES

Tapissez de mousse ou d'une membrane perméable drainante le fond d'une suspension et remplissez de terreau universel. Plantez le persil et la coriandre au centre du panier. Entourez-les de la camomille et des capucines qui retomberont par-dessus le bord. Quand tout risque de gel est passé, plantez le basilic pourpre dans l'espace restant sur le devant. Arrosez régulièrement et fertilisez toutes les semaines.

Les plantes dont vous avez besoin

- 1 *Petroselinum crispum* (persil)
- 4 *Coriandrum sativum* (coriandre)
- 1 *Matricaria recutita* (camomille allemande) ou *Anthemis nobilis/Chamaemelum nobile* (camomille romaine)
- 2 *Tropaeolum majus* (capucine)
- 2 *Ocimum basilicum* (basilic pourpre)

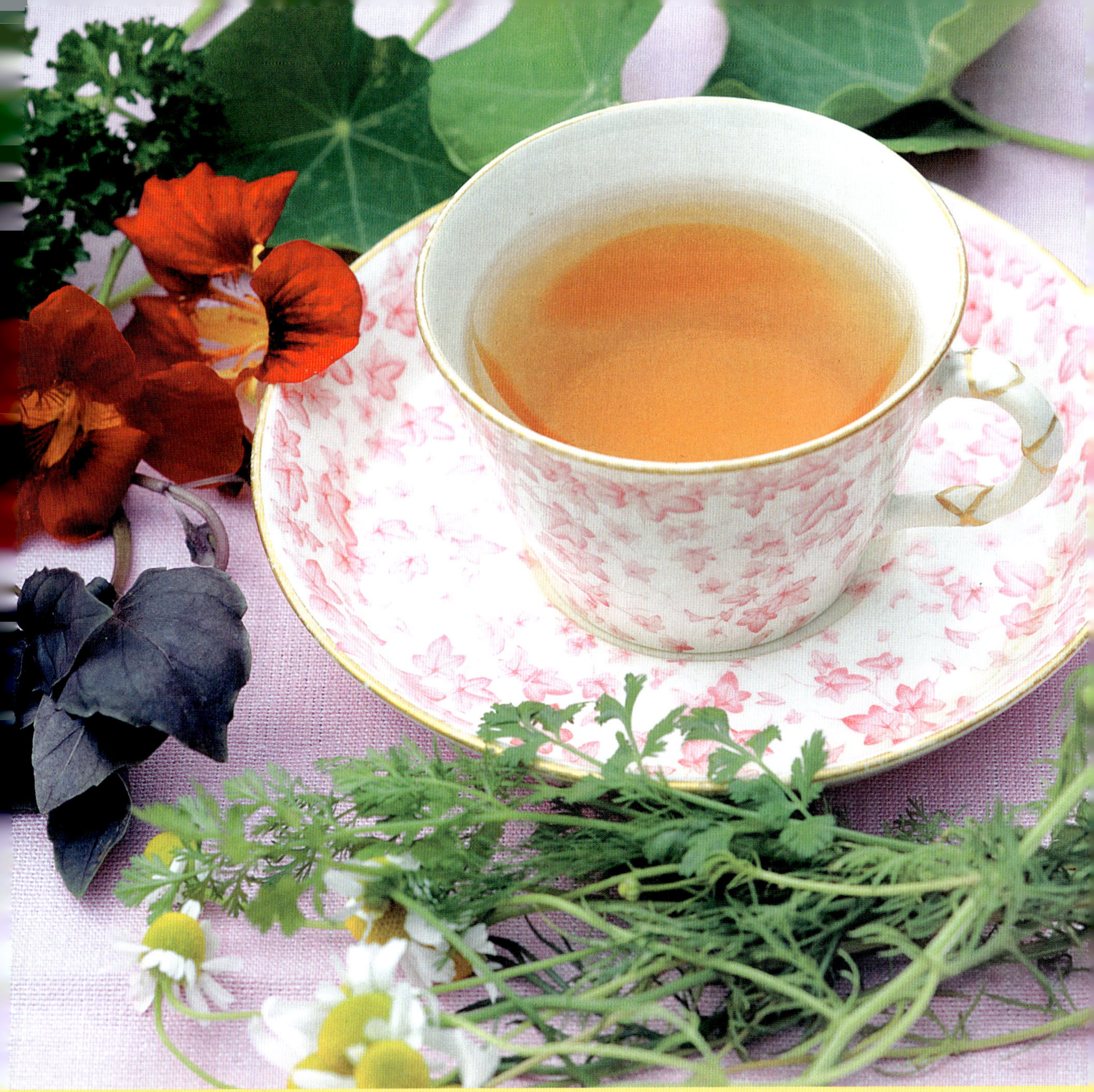

Essayez aussi…

Boire fréquemment des infusions de busserole, barbe de maïs, camomille, fenouil, coriandre, millefeuille, chiendent, guimauve ou prêle ♦ Prendre un bain de siège avec une infusion forte de camomille pendant 10 à 15 minutes ♦ Boire beaucoup d'eau ou de sirop d'orgeat apaisant au cours de la journée ♦ Consommer des soupes et des jus de carotte, persil, asperge, céleri, poireau et ail ♦ Manger des airelles et boire du jus de canneberge pour empêcher les bactéries de s'accrocher aux parois de l'appareil urinaire.

Salade fortifiante

Contre l'ostéoporose

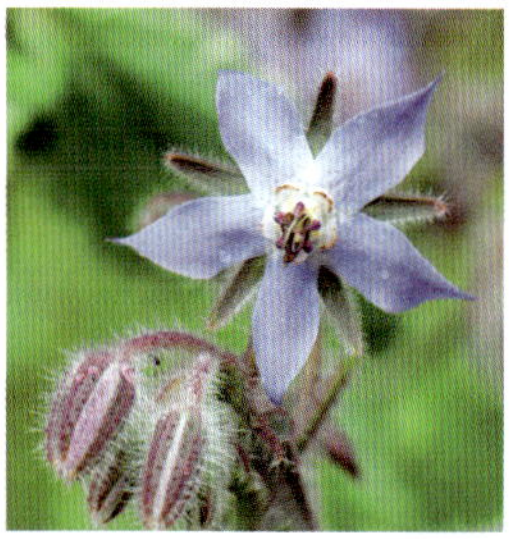

Riches en calcium, la roquette, la capucine, l'aneth, la coriandre et le persil facilitent de surcroît son absorption. Le pissenlit contient du calcium et du magnésium et du bore ; l'aneth, la bourrache, la coriandre et le souci (calendula) diminuent les risques de perte de calcium.

Ingrédients

- 150 g d'un mélange de laitue et de roquette
- 5 à 10 feuilles de chaque plante : pissenlit (à récolter dans la nature), capucine, bourrache, plantain jeune
- 2 brins d'aneth, de menthe, de coriandre et de persil
- 4 fleurs de souci (calendula), de bourrache, de capucine

Pour 2 personnes

Préparation

1 Mettez les feuilles de laitue et de roquette dans un saladier. Ajoutez les feuilles de pissenlit, capucine, bourrache et plantain.

2 Ciselez l'aneth, la menthe, la coriandre et le persil et décorez avec les fleurs de souci (calendula), de bourrache et de capucine.

Utilisation

Servez avec de l'huile d'olive et du vinaigre balsamique.

Le saviez-vous ?
Calcium, bore, magnésium, acides gras essentiels et vitamine D sont vitaux pour une bonne densité osseuse.

POUR COMPOSER VOTRE JARDIN D'HERBES

Tapissez de matériau drainant le fond d'un pot à fraisiers et remplissez de terreau universel jusqu'au premier niveau de trous. Plantez la menthe, la roquette et les capucines dans les trous, arrosez et ajoutez du terreau. Dans les trous suivants, continuez à répartir les roquettes et les capucines. Plantez la bourrache en haut du pot, entourée de soucis et de capucines. Intercalez l'aneth, le persil, le plantain et la coriandre à votre convenance pour le plus bel effet. Arrosez et fertilisez.

Les plantes dont vous avez besoin

- 1 *Mentha piperita* (menthe poivrée)
- 5 *Tropaeolum majus* (capucine)
- 4 *Eruca vesicaria/sativa* (roquette)
- 1 *Borago officinalis* (bourrache)
- 3 *Calendula officinalis* (souci)
- 1 *Anethum graveolens* (aneth)
- 1 *Petroselinum crispum* (persil)
- 1 *Plantago major/minor/lanceolata* (plantain)
- 1 *Coriandrum sativum* (coriandre)

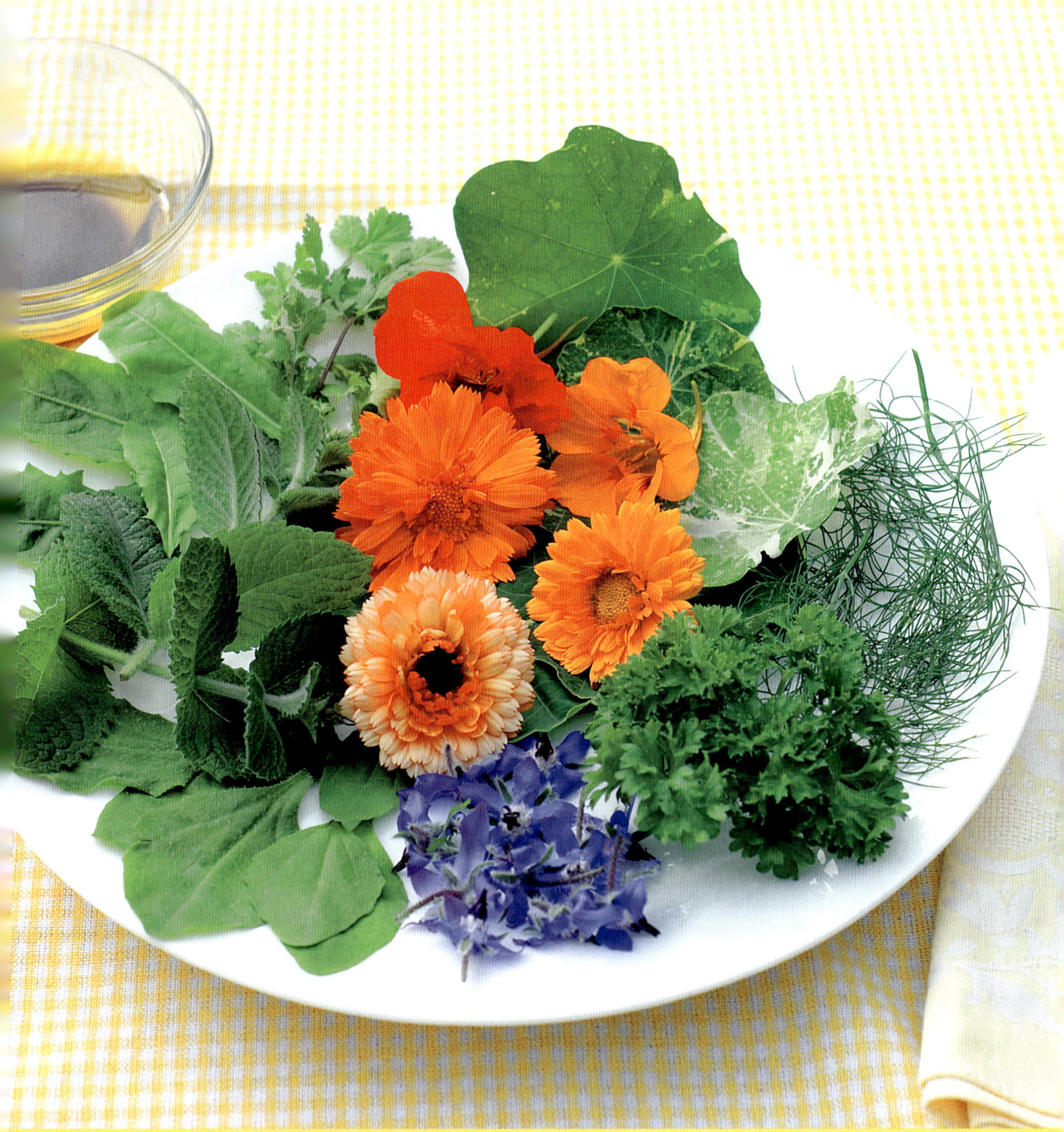

Essayez aussi…

Boire 3 ou 4 fois par jour des infusions de plantes œstrogéniques : asperge, angélique chinoise, trèfle rouge, calendula, dioscorée, réglisse, sauge, houblon ou éleuthérocoque ♦ Relever les aliments avec des herbes et épices qui améliorent la digestion : piment, gingembre, fenouil, cumin ou coriandre ♦ Prendre des compléments d'huile d'onagre, de vitamines E et D, de magnésium et de bore ♦ Faire beaucoup d'exercice.

Jus drainant

Contre la rétention d'eau

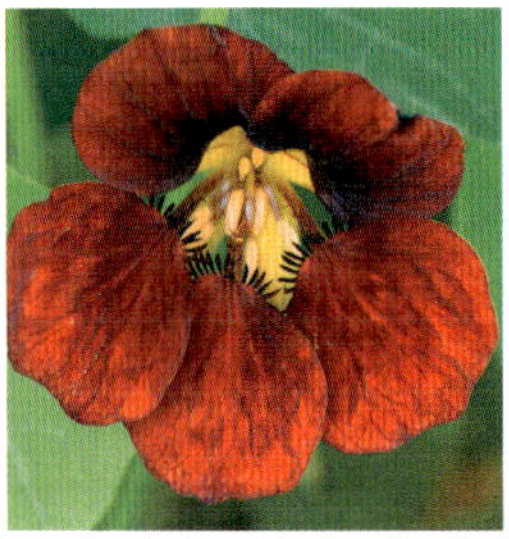

Les saveurs stimulantes et pénétrantes du fenouil, de la coriandre, du pissenlit, de la capucine et du persil en font de bons adjuvants pour rehausser le goût du concombre et du céleri. Toutes ces plantes contribuent à l'élimination de l'eau par les reins et réduisent la rétention d'eau.

Ingrédients

- 75 g de chaque plante fraîche : feuilles de céleri et de pissenlit, feuilles et/ou graines de fenouil et de coriandre, feuilles et fleurs de capucine et feuilles de persil
- 1 botte de céleri sauvage
- 1 concombre

Pour 350 ml de jus

Préparation

Passez tous les ingrédients dans une centrifugeuse.

Utilisation

Buvez 2 verres le matin avant le petit déjeuner et beaucoup d'eau tout au long de la journée. Prenez ce jus durant quelques jours pour la rétention d'eau prémenstruelle, et pendant plusieurs semaines si le problème est plus chronique.

Le saviez-vous ?

Le pissenlit est riche en potassium, fer, vitamines A et C. Ses propriétés dépuratives sont particulièrement précieuses au cours d'un jeûne car il revigore l'organisme, améliore la fonction digestive et stimule le foie et la vésicule biliaire.

POUR COMPOSER VOTRE JARDIN D'HERBES

Tapissez de matériau drainant le fond d'un seau en métal et remplissez de terreau universel. Plantez le céleri et le persil au centre, le fenouil sur le côté droit et le pissenlit sur la gauche. Placez une coriandre de part et d'autre du fenouil et les capucines près du pissenlit. Arrosez régulièrement.

Les plantes dont vous avez besoin

- 2 *Apium graveolens* (céleri sauvage)
- 1 *Petroselinum crispum* (persil)
- 1 *Foeniculum vulgare* (fenouil)
- 1 *Taraxacum officinale* (pissenlit)
- 2 *Coriandrum sativum* (coriandre)
- 2 *Tropaeolum majus* (capucine)

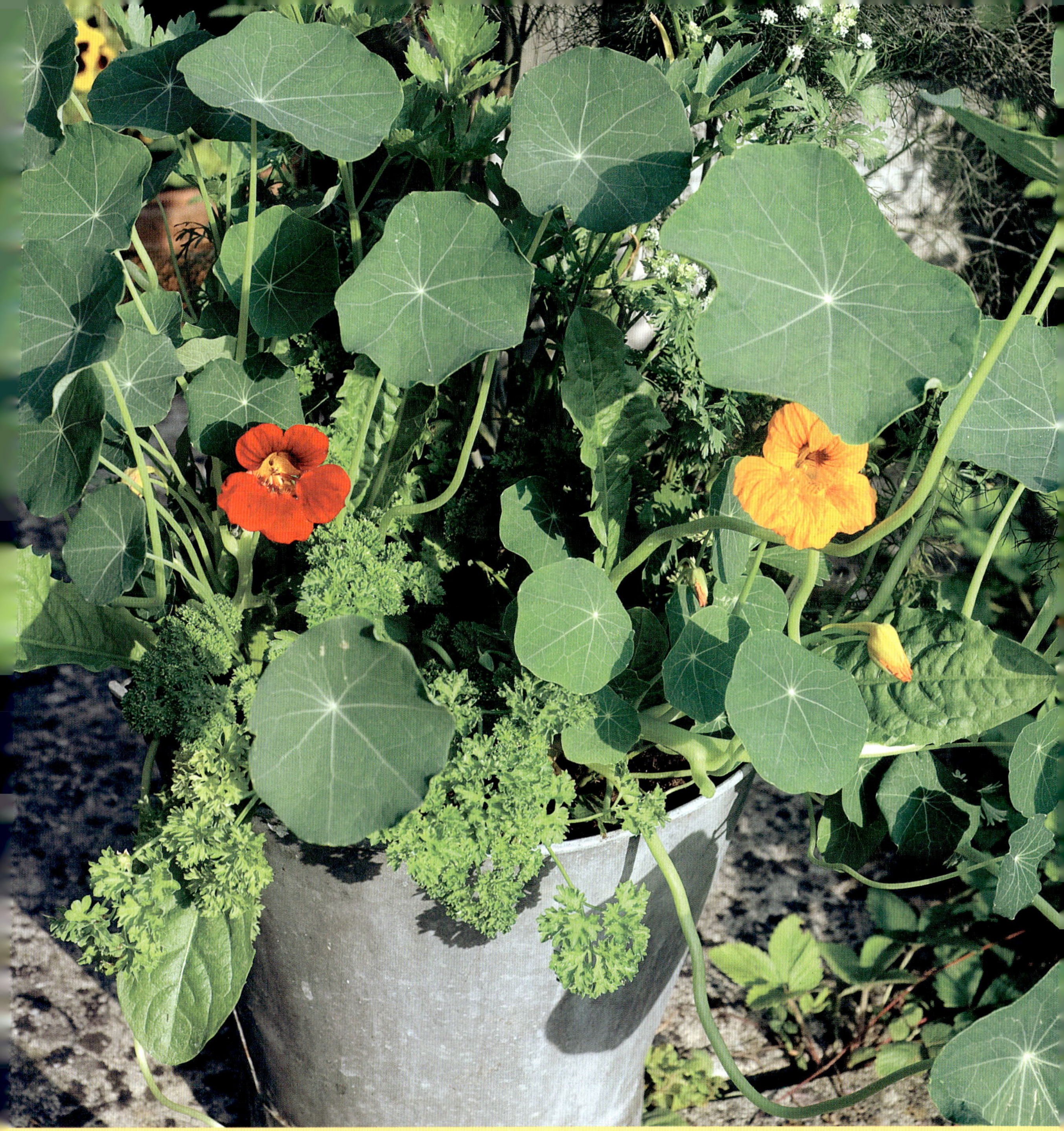

Essayez aussi…

Éviter de trop saler les aliments ♦ Privilégier les aliments riches en potassium : bananes, tomates et légumes verts ♦ Boire 3 ou 4 fois par jour des infusions diurétiques : graines de céleri, ortie, gaillet gratteron, fenouil, coriandre, reine-des-prés, barbe de maïs, camomille et busserole ♦ Prendre de la vitamine B ♦ Faire beaucoup d'exercice ♦ Surélever les pieds en position assise ♦ Éviter le thé, le café et l'alcool.

Tisane lunaire

Contre les troubles menstruels

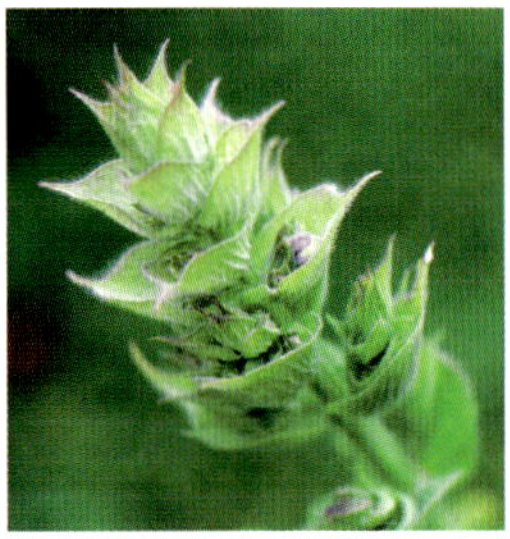

Cette tisane soulage les symptômes liés aux fluctuations hormonales. Elle aide le foie à réguler les hormones, régule les saignements, soutient le système nerveux et soulage la tension postmenstruelle, la rétention d'eau, les ballonnements et les douleurs de règles.

Ingrédients

- 100 g de chaque plante fraîche ou 50 g de plante séchée : rose, agripaume, alchémille, camomille, sauge sclarée
- 1 litre d'eau bouillante

Pour 1 litre d'infusion

Préparation

Mettez les plantes dans une théière. Versez l'eau bouillante et laissez infuser pendant 10 à 15 minutes. Filtrez.

Utilisation

Buvez 1 tasse 3 fois par jour tout au long du mois. Le premier jour des règles, ou quand vous vous ressentez le plus grand inconfort, buvez cette infusion toute la journée à volonté (jusqu'à 6 tasses).

Le saviez-vous ?

La rose soulage la douleur et les spasmes, diminue les saignements et atténue l'irritabilité et l'anxiété.

POUR COMPOSER VOTRE JARDIN D'HERBES

Tapissez de matériau drainant le fond de quatre pots assortis et remplissez de terreau universel. Plantez un rosier au centre du grand pot et entourez-le de camomilles. Plantez l'agripaume dans un pot de taille moyenne, la sauge sclarée dans un autre et l'alchémille dans le dernier. Arrosez régulièrement et fertilisez toutes les semaines.

Les plantes dont vous avez besoin

- 1 *Rosa spp* (rose)
- 3 *Matricaria recutita* (camomille allemande) ou *Anthemis nobilis/Chamaemelum nobile*
- 1 *Leonurus cardiaca* (agripaume)
- 1 *Salvia sclarea* (sauge sclarée)
- 1 *Alchemilla vulgaris* (alchémille)

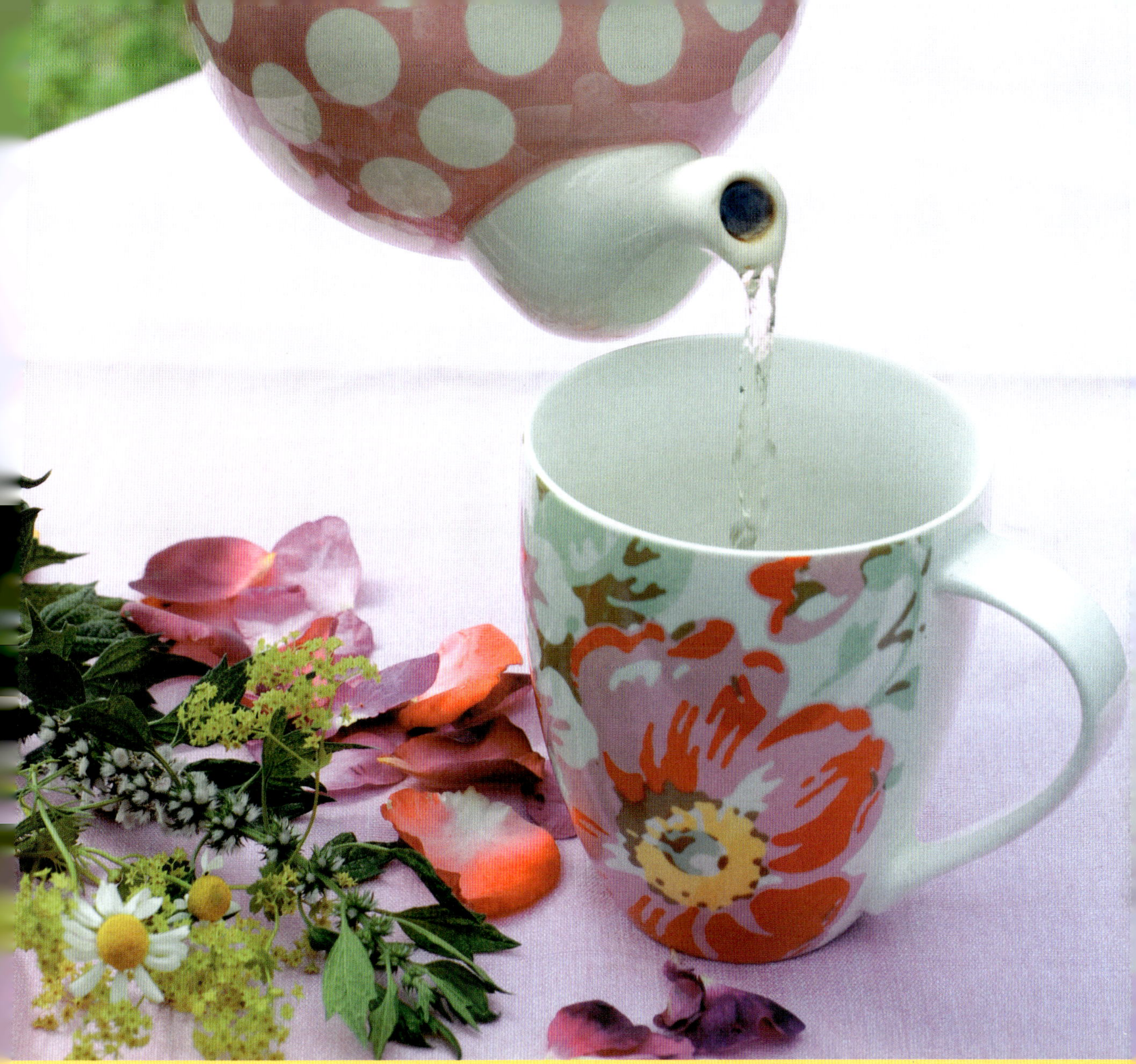

Essayez aussi…

Prendre tous les jours ½ cuillerée à café de teinture de gattilier (poivre des moines) 30 minutes avant le petit-déjeuner ♦ Boire 3 fois par jour des infusions de réglisse, bardane, asperge et angélique chinoise pour réguler les hormones ♦ En cas de douleur, boire toutes les 2 heures des infusions d'agripaume, pulsatille ou valériane ♦ Boire 3 à 6 fois par jour des infusions de millefeuille, pervenche ou aigremoine en cas de règles difficiles ♦ Consommer des aliments riches en fer et des plantes comme l'ortie, la coriandre, le varech vésiculeux et l'oseille pour combattre l'anémie ♦ Éviter la caféine, l'alcool et les aliments transformés ♦ Pour réduire la rétention d'eau et soulager les douleurs des seins, boire des infusions de gaillet gratteron, pissenlit ou fenouil ♦ Prendre des suppléments d'huile d'onagre, zinc, calcium, magnésium, vitamine E et vitamine B.

Teinture équilibrante

Contre les symptômes de ménopause

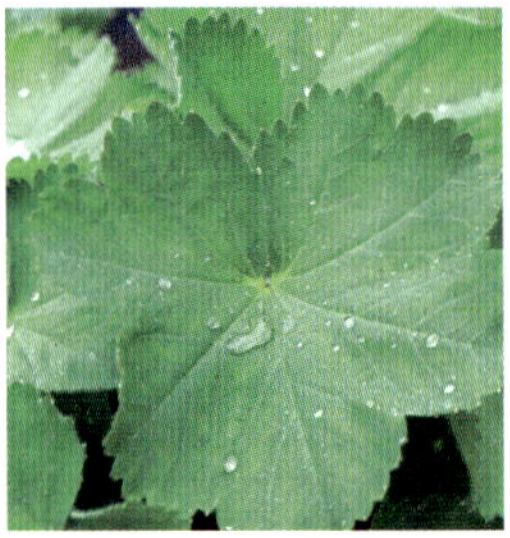

L'agripaume, la sauge, la rose et la camomille ont un effet rafraîchissant sur les bouffées de chaleur et sont bénéfiques pour le foie. La sauge favorise la digestion ; la rose et l'agripaume équilibrent les hormones et ont un effet bénéfique sur le moral.

Ingrédients

- 250 g de chaque plante fraîche ou 100 g de plante séchée : feuilles de sauge pourpre, pétales d'agripaume, alchémille, camomille, rose
- 500 ml de cognac ou de vodka

Pour 500 ml de teinture

Préparation

1 Mettez les herbes dans un grand bocal en verre.
2 Versez l'alcool et fermez hermétiquement. Laissez macérer 2 ou 3 semaines au moins et jusqu'à 6 mois.
3 Pressez dans un chinois pour extraire le maximum de liquide et jetez les plantes.
4 Conservez la teinture dans des flacons en verre foncé.

Utilisation

Prenez 3 fois par jour 1 ou 2 cuillerées à café de teinture diluée dans un peu d'eau. Vous pouvez suivre ce traitement durant 3 semaines au moins, et jusqu'à 3 mois, pour bénéficier des effets à long terme des plantes.

POUR COMPOSER VOTRE JARDIN D'HERBES

Tapissez de matériau drainant le fond d'un grand pot carré et remplissez de terreau universel. Plantez le rosier au centre, à l'arrière du pot, l'agripaume d'un côté et l'alchémille de l'autre. Plantez les sauges et les camomilles sur le devant. Arrosez régulièrement et fertilisez toutes les semaines.

Les plantes dont vous avez besoin

- 1 *Rosa spp* (rose)
- 1 *Leonurus cardiaca* (agripaume)
- 1 *Alchemilla vulgaris* (alchémille)
- 3 *Salvia officinalis* (sauge)
- 2 *Matricaria recutita* (camomille allemande) ou *Anthemis nobilis/Chamaemelum nobile*

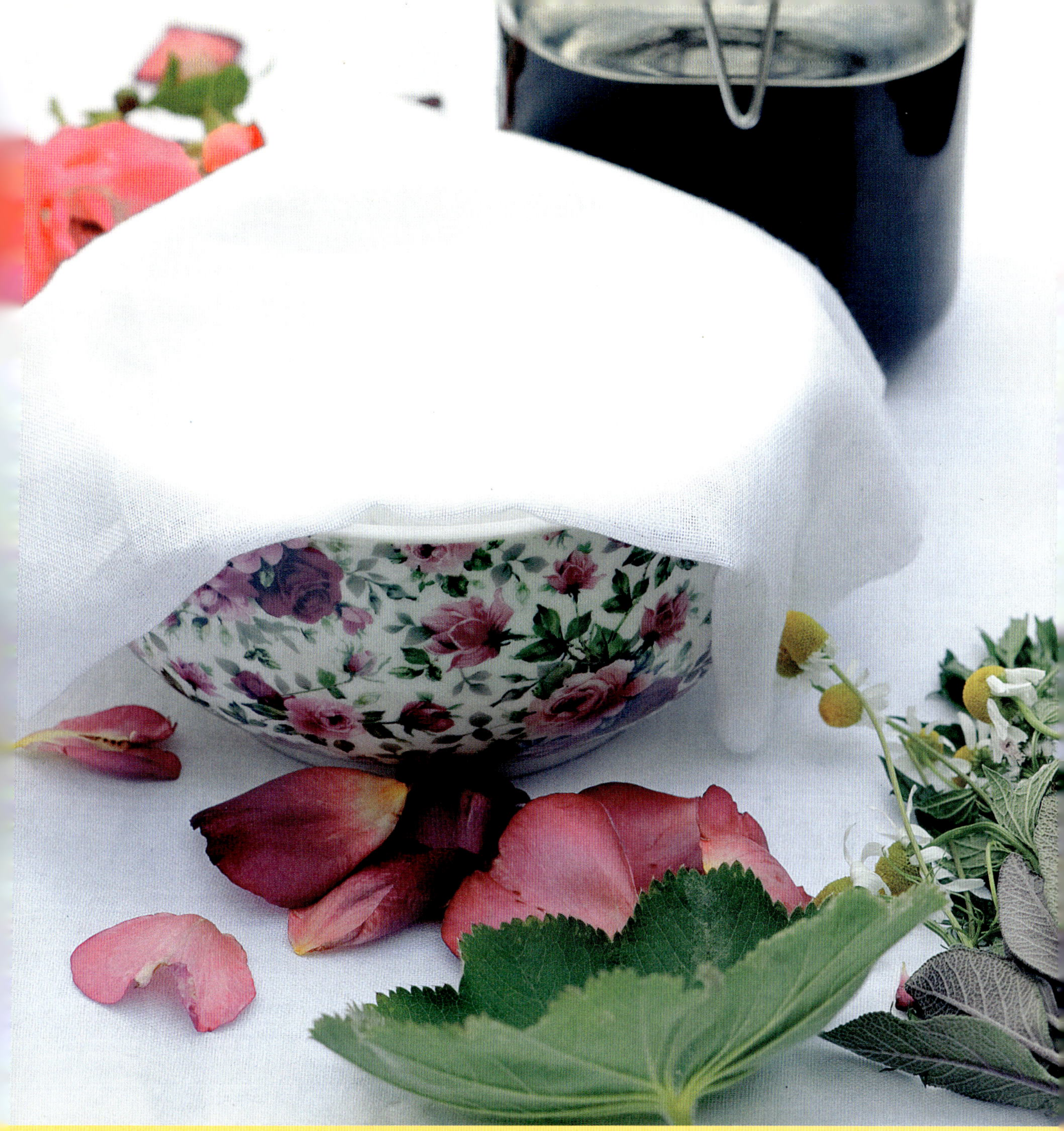

Essayez aussi…

Boire 3 ou 4 fois par jour des infusions d'asperge, trèfle rouge, éleucothérocoque dioscorée, réglisse, angélique chinoise ou cimifuga pour l'équilibre hormonal ♦ Boire 3 à 6 fois par jour des infusions de camomille, houblon, verveine, avoine et mélisse contre l'anxiété et les insomnies avec sueurs nocturnes ♦ Prendre des suppléments de graines de bourrache ou d'huile d'onagre, de vitamine E, calcium et magnésium.

Huile cicatrisante

Coupures et blessures

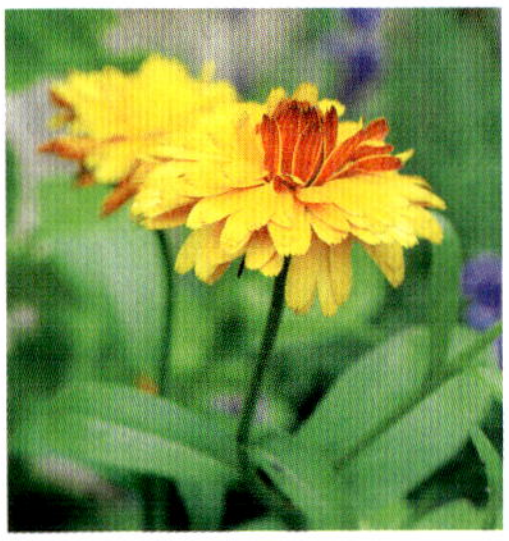

Le plantain et le millefeuille arrêtent les saignements et soulagent la douleur ; les fleurs de souci (calendula) et de lavande réduisent l'inflammation, favorisent la cicatrisation et évitent l'infection. Une base d'huile de coco vierge peut accélérer la cicatrisation.

Ingrédients

- 150 g de chaque plante fraîche : feuilles et fleurs de millefeuille, pétales de souci (calendula), fleurs de lavande, feuilles de plantain
- 250 ml d'huile de coco vierge

Pour 250 ml d'huile

Préparation

1 Lavez et séchez assez de plantes fraîches pour emplir un bocal en verre.
2 Couvrez-les d'huile de coco tiède (elle se solidifie à basse température) et fermez le couvercle hermétiquement.
3 Laissez le bocal au soleil pendant 3 semaines ; agitez-le de temps en temps.
4 Réchauffez l'huile pour la filtrer plus facilement.
5 Versez dans des flacons que vous garderez au frais.

Utilisation

Appliquez 3 à 6 fois par jour sur les plaies.

Le saviez-vous ?
Les fleurs de souci (calendula) arrêtent les saignements, accélèrent la cicatrisation et évitent l'infection.

POUR COMPOSER VOTRE JARDIN D'HERBES

Tapissez de matériau drainant le fond d'un grand pot carré et remplissez de terreau universel. Plantez la lavande au centre, les soucis (calendula) autour de la lavande, le plantain dans un coin, le millefeuille dans un autre. Arrosez régulièrement et fertilisez toutes les semaines.

Les plantes dont vous avez besoin

- 1 *Lavandula officinalis* (lavande)
- 5 *Calendula officinalis* (souci)
- 1 *Plantago major/minor/lanceolata* (plantain)
- 1 *Achillea millefolium* (millefeuille)

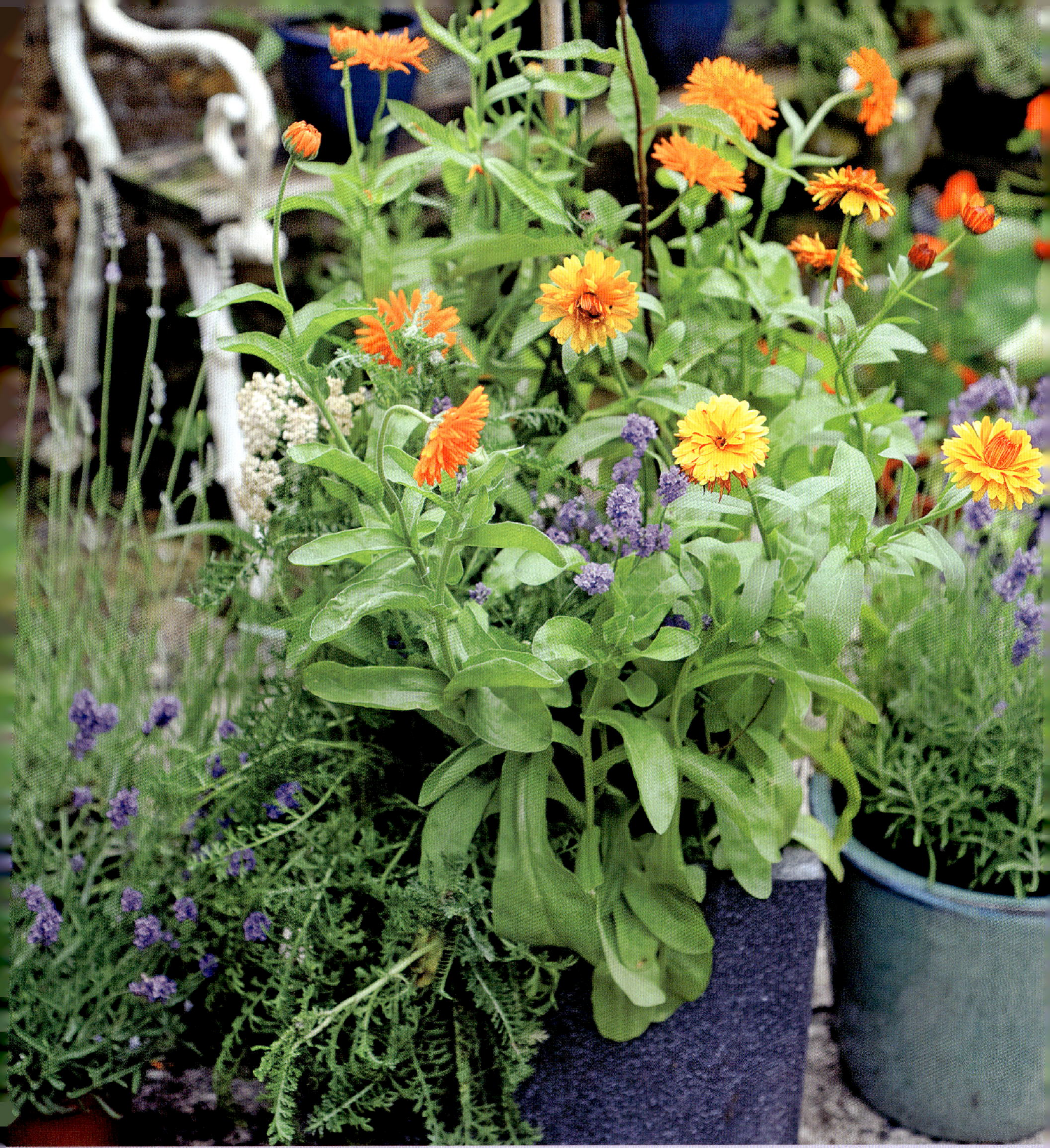

Essayez aussi…

Appliquer des feuilles fraîchement pilées de plantain, millefeuille, consoude ou aigremoine pour arrêter le saignement ♦ Appliquer une teinture de millefeuille, calendula, plantain, consoude ou aigremoine sur la blessure ♦ Laver la zone avec des infusions de lavande et calendula ♦ Couvrir la plaie de crème de calendula.

Compresse apaisante

Brûlures bénignes

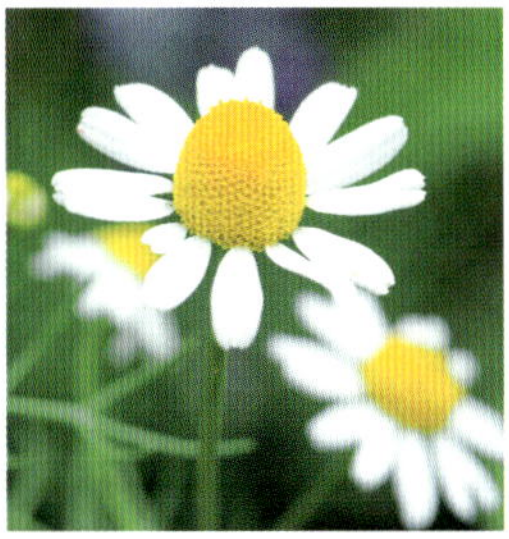

Vous pouvez traiter à domicile les brûlures légères avec cette compresse cicatrisante. Le gel d'aloe vera est réputé pour son action apaisante. La lavande et le souci (calendula) ont des propriétés antiseptiques ; le plantain et la coriandre atténuent la douleur et la brûlure.

Ingrédients

- 60 g de chaque plante fraîche ou 30 g de plante séchée : pétales de souci (calendula), feuilles de plantain et de coriandre, fleurs de lavande
- 500 ml d'eau bouillante
- 20 ml de gel d'aloe vera

Pour 500 ml d'infusion

Préparation

1 Pour soulager la douleur, commencez par plonger la zone brûlée 5 à 10 minutes dans l'eau froide.

2 Mettez les plantes dans une théière et couvrez d'eau bouillante.

3 Laissez infuser environ 15 minutes et laissez tiédir.

4 Ajoutez le gel d'aloe vera.

Utilisation

Trempez un linge propre dans l'infusion, essorez-le et appliquez-le sur la zone brûlée ; renouvelez jusqu'à disparition de la douleur. Si la douleur est trop intense, appliquez du gel d'aloe vera pur en attendant que l'infusion refroidisse. Si une cloque se forme, ne la crevez pas.

POUR COMPOSER VOTRE JARDIN D'HERBES

Tapissez de matériau drainant le fond d'un bac en bois et remplissez de terreau universel. Plantez la lavande à l'arrière du pot, les soucis (calendula) dans les coins, l'aloe vera d'un côté, le plantain de l'autre et les pieds de coriandre dans les intervalles. Arrosez et fertilisez régulièrement.

Les plantes dont vous avez besoin

- 1 *Lavandula officinalis* (lavande)
- 3 *Calendula officinalis* (souci)
- 1 *Aloe barbadensis* (aloe vera)
- 1 *Plantago major/minor/lanceolata* (plantain)
- 3 *Coriandrum sativum* (coriandre)

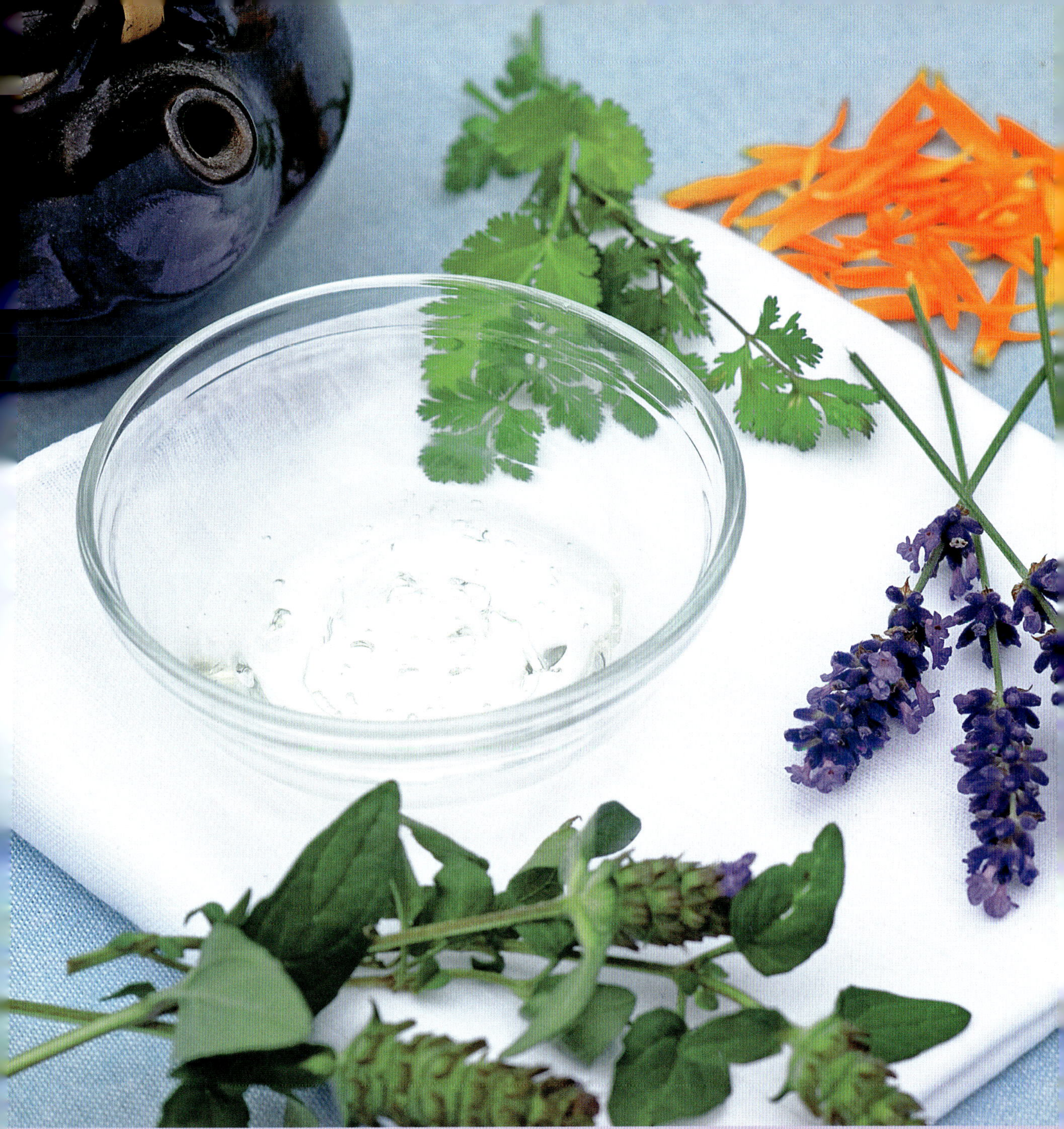

Essayez aussi…

Surélever la zone affectée pour ralentir l'afflux de sang et atténuer la douleur ♦ Appliquer de l'huile de lavande pure ♦ Appliquer un cataplasme de feuilles de consoude ♦ Appliquer, en alternance, de l'huile de lavande pure et du baume de consoude, tant que la douleur persiste ♦ Couvrez la zone d'un linge propre et sec, sans serrer ; s'il adhère à la peau, humidifiez-le avec de l'infusion tiède de souci (calendula) pour le détacher.

Friction calmante

Piqûres d'insectes

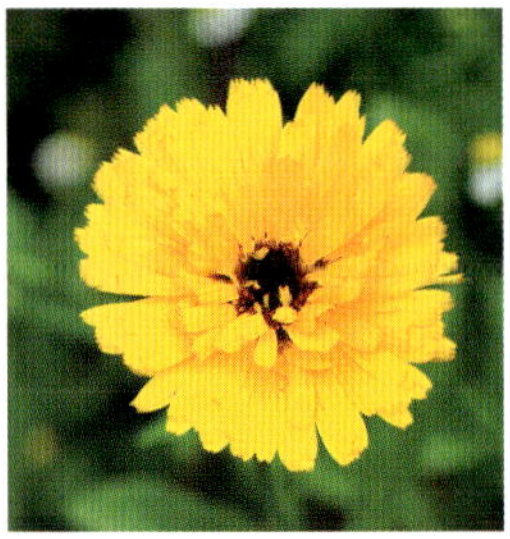

Frictionner les piqûres avec des plantes peut procurer un soulagement instantané. La lavande et le basilic aident à éviter le gonflement et calment la douleur. Les feuilles de plantain éliminent les toxines et les fleurs de lavande sont cicatrisantes et anti-inflammatoires.

Ingrédients

- Au choix : 1 fleur de souci (calendula), 1 ou 2 fleurs de lavande, 1 ou 2 feuilles de basilic, 1 feuille d'aloe vera ou 1 feuille de plantain

Préparation

Froissez l'herbe fraîche entre vos doigts, puis frictionnez-en l'endroit de la piqûre.

Important

Consultez de toute urgence un médecin si la langue enfle, si vous avez du mal à respirer ou en cas d'éruption subite après une piqûre d'abeille ou de guêpe.

Utilisation

Commencez par extraire le dard si vous êtes piqué par une abeille, puis frictionnez la piqûre avec les herbes fraîches pendant quelques minutes. Répétez le massage si nécessaire. Si vous utilisez de l'aloe vera, massez avec le gel contenu par la feuille.

POUR COMPOSER VOTRE JARDIN D'HERBES

Tapissez de matériau drainant le fond de deux pots de taille moyenne et remplissez de terreau universel. Plantez la lavande et le plantain au centre d'un pot et les soucis (calendula) de part et d'autre. Plantez le basilic au centre de l'autre pot, entouré des pieds d'aloe vera, quand tout risque de gel est passé. Arrosez régulièrement et fertilisez toutes les semaines.

Les plantes dont vous avez besoin

- 1 *Plantago major/minor/lanceolata* (plantain)
- 2 *Calendula officinalis* (souci)
- 1 *Lavandula officinalis* (lavande)
- 1 *Ocimum basilicum* (basilic)
- 4 petits *Aloe barbadensis* (aloe vera)

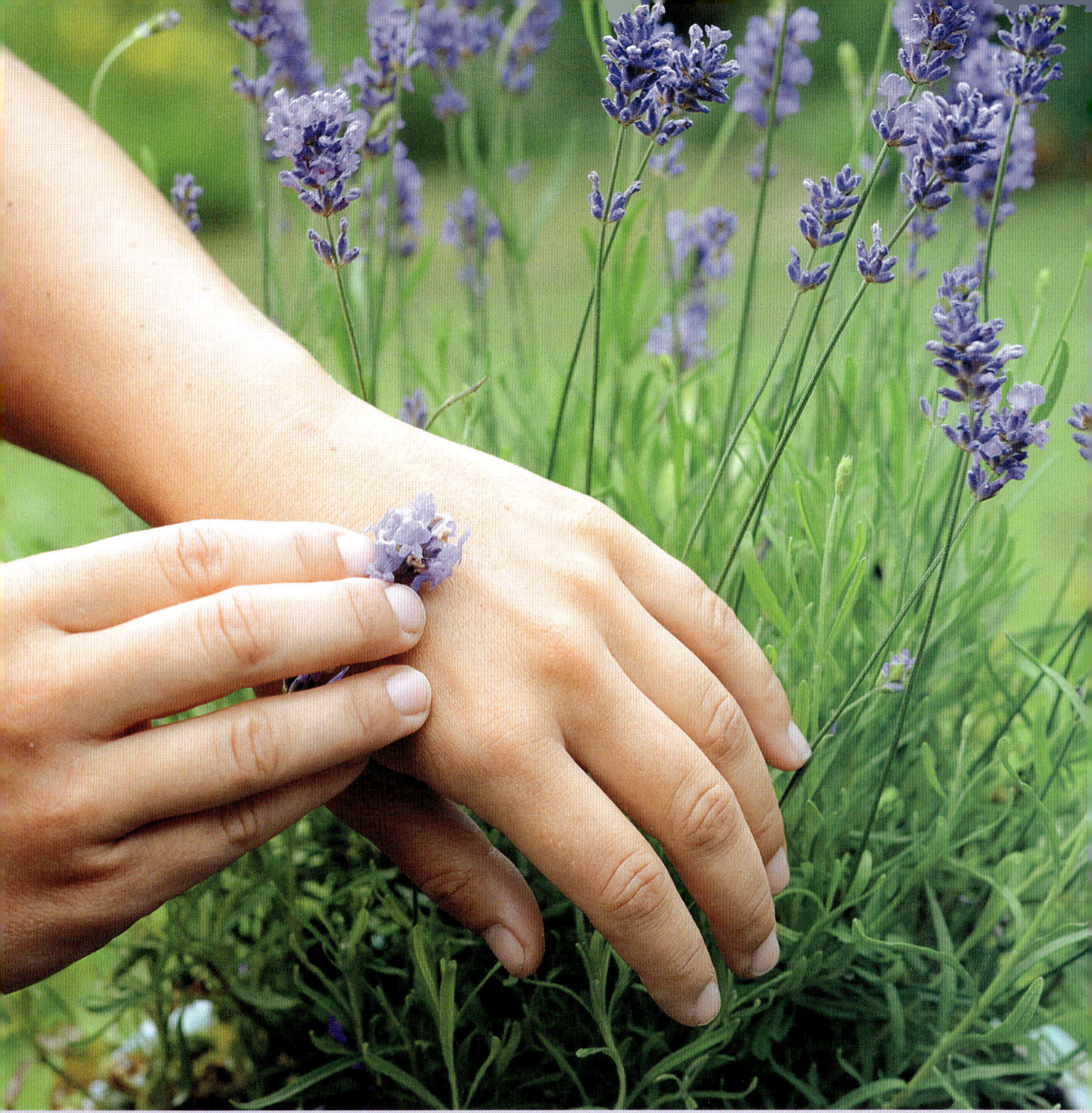

Essayez aussi…

Mâcher des feuilles de plantain, les imbiber de salive et les appliquer sur la piqûre ♦ Appliquer de l'ail cru sur les piqûres de fourmis ♦ Appliquer du jus de citron ou du vinaigre de cidre sur les piqûres de moustique ♦ Préparer une huile répulsive avec 5 gouttes de citronnelle, melaleuca, huile de lavande ou de romarin diluées dans 1 cuillerée à café d'huile de sésame ♦ Appliquer de l'hamamélis distillée, de l'infusion de sauge, du bicarbonate de soude ou une tranche de citron sur les piqûres d'abeilles ♦ Faire infuser du thym et du romarin dans du vinaigre de cidre et en tamponner la piqûre pour extraire le venin et éviter le gonflement.

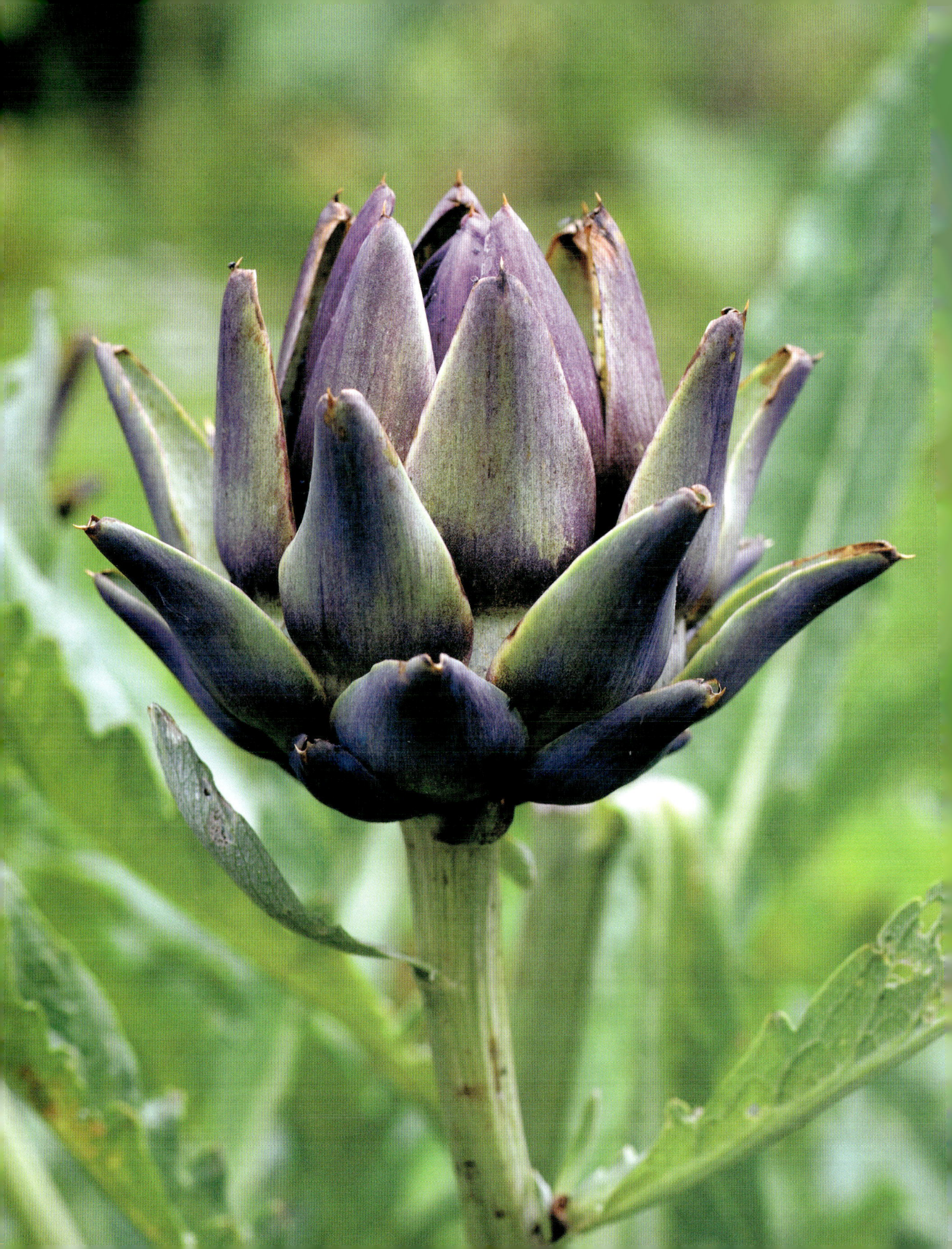

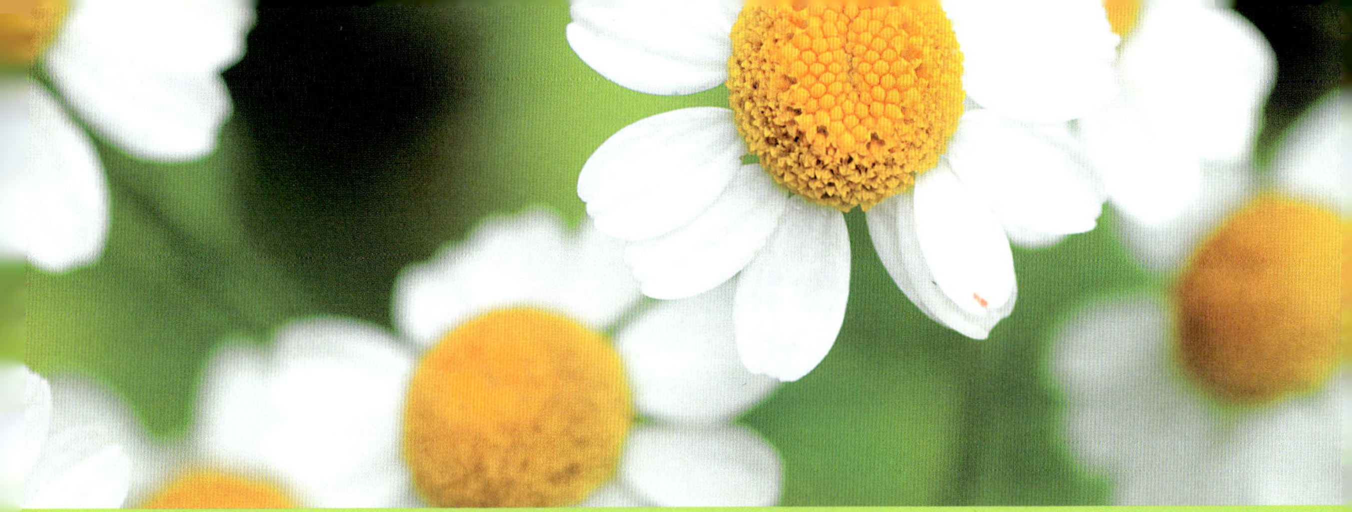

catalogue des plantes

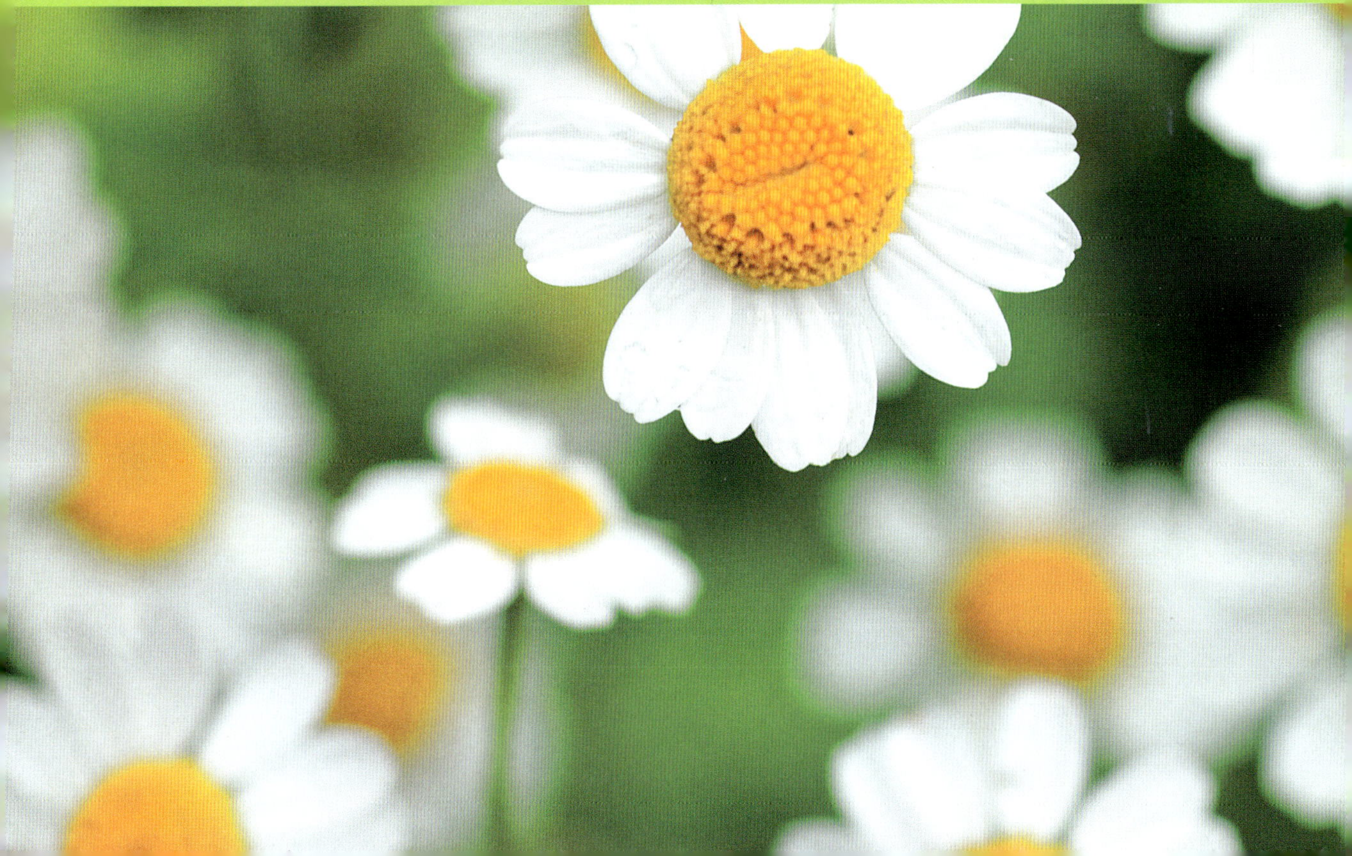

Achillea millefolium
Millefeuille

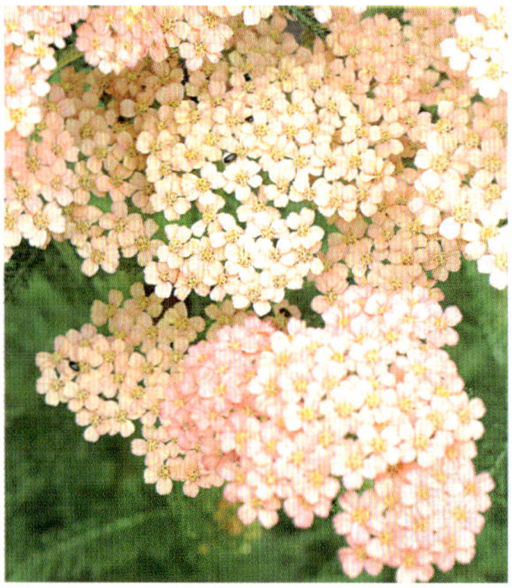

Le millefeuille offre des feuilles aromatiques et des fleurs roses ou blanches. Il agrémente les haies vives, les chemins de campagne et les prairies et résiste bien à la sécheresse. Ses feuilles et ses fleurs, aux propriétés antiseptiques, anti-inflammatoires et astringentes, sont un excellent cicatrisant des plaies. Le millefeuille accélère la guérison des blessures, ulcères, brûlures ; en crème, il peut être appliqué sur les veines variqueuses, les hémorroïdes et les affections cutanées.

En infusion, c'est un bon remède contre la diarrhée, les gaz intestinaux, l'indigestion et les problèmes inflammatoires. Elle stimule l'appétit, améliore la digestion et l'absorption et soulage les spasmes abdominaux. Elle aide à réguler le cycle menstruel et le système nerveux. En infusion très chaude, le millefeuille est sudorifique et permet de lutter contre les fièvres, les rhumes et la grippe. Il améliore la circulation sanguine et combat l'hypertension artérielle.

Agrimonia eupatoria
Aigremoine

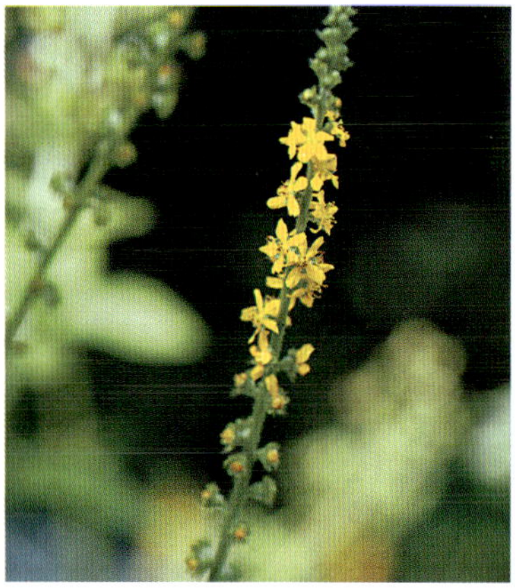

L'aigremoine est une jolie vivace rustique affichant de longues grappes dressées de fleurs jaune pâle au parfum d'abricot. On la rencontre souvent dans les haies, les prairies et les friches.

Les feuilles et les fleurs améliorent la digestion et l'absorption des aliments et stimulent le foie dans son action détoxifiante. Leurs tanins astringents protègent les muqueuses intestinales de l'irritation et l'inflammation et traitent avec succès les problèmes inflammatoires tels que gastrites, colites et ulcères peptiques. L'aigremoine soulage les diarrhées et est employée dans les troubles du foie et de la vésicule biliaire. Son action diurétique permet d'éliminer les toxines, ce qui est précieux dans les cas d'arthrite et de goutte. L'aigremoine est excellente en gargarisme pour les maux de gorge et en bain pour les yeux enflammés.

Alchemilla vulgaris
Alchémille

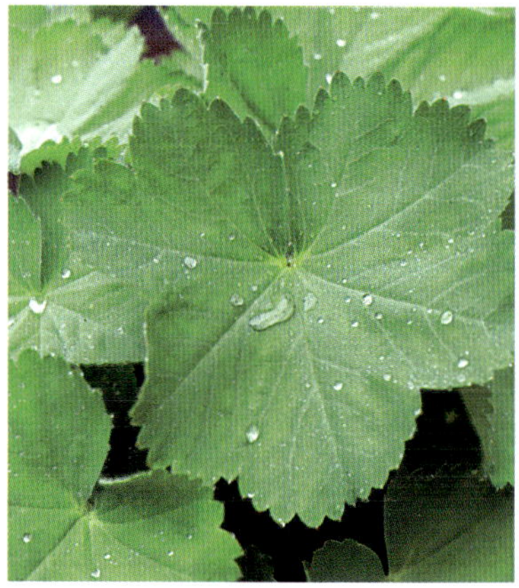

L'alchémille est une jolie vivace rustique à feuilles vert pâle et minuscules fleurs jaune-vert. Cette plante est astringente et anti-inflammatoire. Les feuilles et les fleurs facilitent la venue des règles, les régularisent et soulagent les douleurs ; elles atténuent les saignements prolongés dus aux fibromes ou survenant pendant la périménopause. Elles aident les contractions et accélèrent le rétablissement. L'alchémille est bénéfique contre les infections génito-urinaires, les fibromes et les maladies inflammatoires pelviennes. Elle soulage les diarrhées et les problèmes inflammatoires tels que les gastrites, colites ou gastro-entérites. Elle a en outre des propriétés diurétiques. En infusion ou en teinture diluée, on l'utilisera en lavage intime contre les infections vaginales, en lotion sur les éruptions cutanées et les petites plaies, et en gargarisme contre les maux de gorge.

Attention : à éviter pendant la grossesse.

Allium sativum
Ail

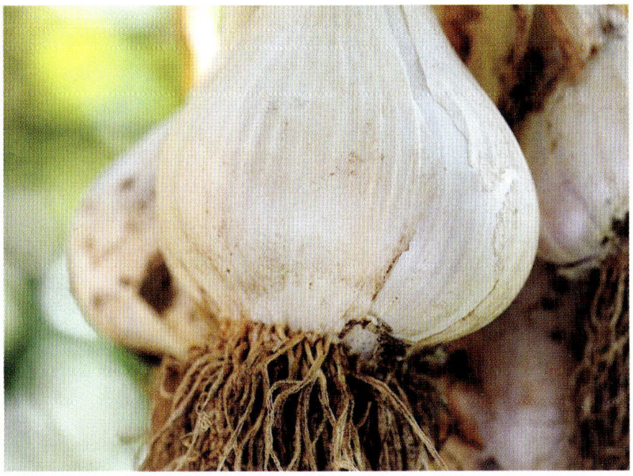

Cette vivace au parfum puissant est une excellente plante compagne, notamment au pied de rosiers car elle écarte les pucerons. Ses vertus antibactériennes, antivirales, antiparasitaires et antifongiques en font un excellent remède contre les infections. L'ail agit sur les appareils digestif, respiratoire et urinaire. Il désinfecte, stimule le système immunitaire et soigne les toux, rhumes, infections de l'estomac et de l'intestin, ainsi que la cystite.

Il est également décongestif, efficace contre les catarrhes et le rhume des foins ; expectorant, il traite les toux et l'asthme. L'ail a des effets remarquables sur le cœur et la circulation ; il fait baisser la tension artérielle et le taux de mauvais cholestérol. Il fluidifie le sang et par conséquent les risques d'accident cardio-vasculaire. Ses antioxydants protègent contre les maladies dégénératives, cardiaques et contre le cancer. De plus, les composés sulfurés de l'ail ont des propriétés antitumorales. L'ail aide également l'organisme à supporter le processus de vieillissement et il agit parallèlement comme fortifiant, un véritable « élixir de longue vie ».

Attention : pour tirer le plus grand profit des vertus thérapeutiques de l'ail, il faut le consommer cru. La cuisson détruit 95 % environ de ses propriétés. L'ail en gélules peut être efficace.

Aloe barbadensis
Aloe vera

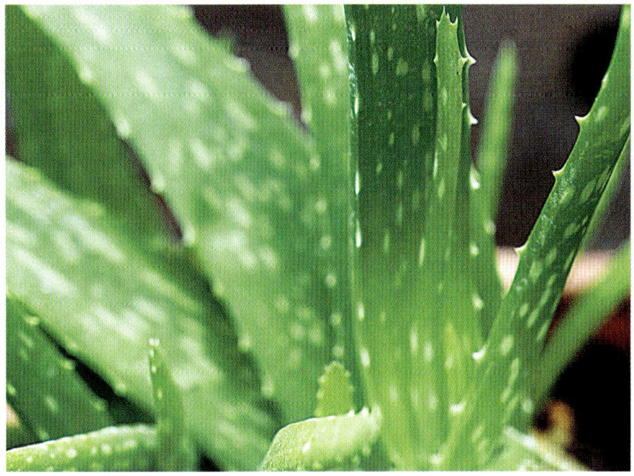

Cette succulente originaire d'Afrique prospère dans la plupart des régions tropicales. Sous les climats tempérés, elle se porte au mieux en intérieur, par exemple sur un rebord de fenêtre ensoleillé. Le gel mucilagineux renfermé par ses feuilles calme et guérit les affections cutanées : brûlures bénignes, coups de soleil, suites de radiothérapie, blessures, coupures et écorchures, hémorroïdes et problèmes de sensibilité et d'allergies cutanées tels que l'acné, l'eczéma et le psoriasis. Il a également une action rajeunissante sur la peau et peut réduire les rides.

Le gel mélangé à de l'eau donne ce qu'on appelle le jus d'aloe vera. Il est employé pour son effet rafraîchissant et hydratant dans les problèmes liés à l'inflammation et l'excès de température. Il fait merveille pour la digestion car il augmente la sécrétion d'enzymes digestives et équilibre la production d'acides gastriques ; il apaise et protège les muqueuses intestinales. Il permet de traiter les colites, ulcères peptiques, syndromes du colon irritable et affections abdominales inflammatoires. Laxatif doux, il élimine les toxines et l'échauffement de l'intestin et combat l'infection. Il régule également le métabolisme du sucre et des graisses ; il traite le diabète et peut aider à perdre du poids. Il est immunostimulant, antiviral, antifongique, antibactérien et peut être utilisé comme probiotique. Il est anti-inflammatoire et détoxifiant pour l'arthrite, remarquable pour la tension postmenstruelle et peut réduire les bouffées de chaleur de la ménopause.

Althaea officinalis
Guimauve

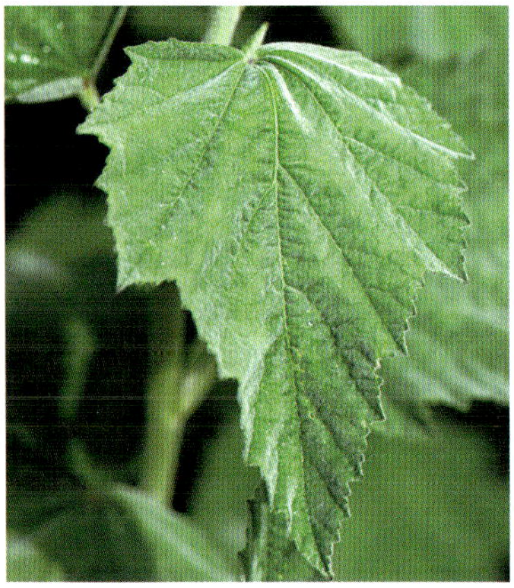

Cette belle et imposante vivace à feuilles veloutées et fleurs rose tendre se rencontre souvent dans les zones saumâtres proches du littoral. Les papillons l'adorent.

La guimauve est la plus apaisante des médications. Ses feuilles, fleurs et racines sont d'une efficacité remarquable dans les cas d'irritations et d'inflammations internes et externes. Elle est antiseptique, stimule le système immunitaire, la production de globules blancs et aide l'organisme à lutter contre l'infection. Expectorant doux, la guimauve apaise les toux sèches, les maux de gorge, l'asthme, les laryngites et bronchites. Elle atténue les problèmes digestifs et est un diurétique qui soulage la cystite et l'irritation de la vessie. Les feuilles de guimauve peuvent être frottées sur les morsures et les piqûres, les ébouillantages et les brûlures, les coups de soleil et les éruptions cutanées. Un cataplasme chaud aide à extraire une écharde, et un gargarisme soulage les maux de gorge et les gencives enflammées.

Anethum graveolens
Aneth

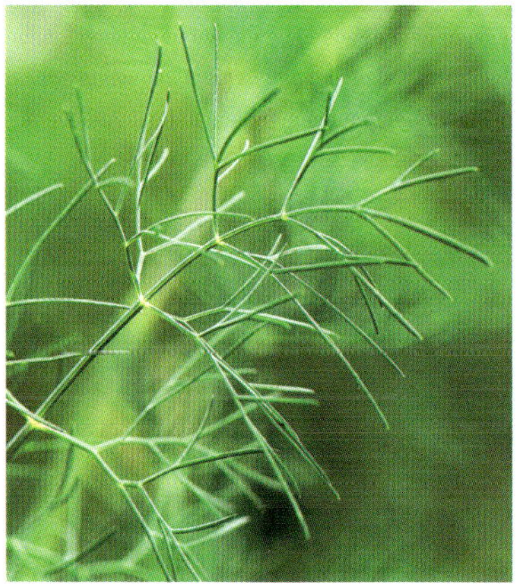

L'aneth, originaire des régions méditerranéennes, est une annuelle très aromatique à feuilles plumeuses et petites fleurs jaunes réunies en ombelles. Ses feuilles au goût anisé agrémentent salades, légumes, viandes et poissons. Ses graines sont souvent utilisées en condiment.

Le goût légèrement piquant de l'aneth stimule le flux des sucs digestifs, aiguise l'appétit et améliore la digestion. Son effet spasmolytique relâche la tension musculaire et favorise la bonne circulation de la nourriture et des résidus dans l'intestin. Les décoctions de graines soulagent les coliques et les gaz intestinaux, l'indigestion et la nausée, la constipation et la diarrhée. L'action relaxante de l'aneth apaise les toux irritantes et l'asthme. En ce qui concerne l'appareil génital, l'aneth soulage les douleurs menstruelles et régule les règles ; cette plante est utilisée depuis longtemps pour aider les accouchements et stimuler la montée de lait.

Apium graveolens
Céleri sauvage

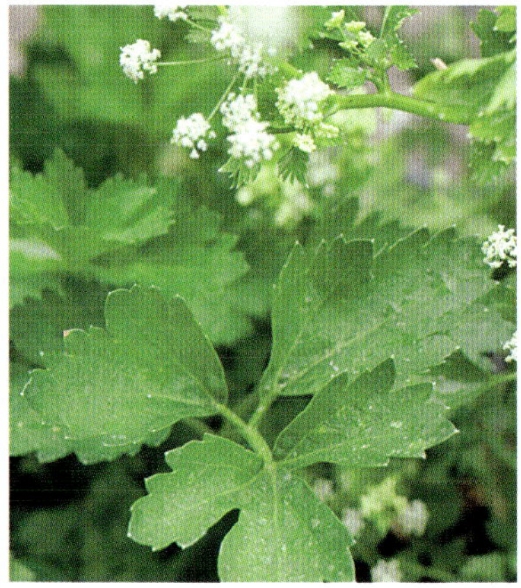

Le céleri sauvage, ou ache des marais, est une vigoureuse bisannuelle aromatique à racine bulbeuse charnue et l'ancêtre du céleri que nous cultivons aujourd'hui comme légume. On le trouve dans les terrains humides et marécageux.

Toutes les parties peuvent être consommées comme aliment et comme médication. Le céleri sauvage a les mêmes vertus que le persil et tous deux contiennent de l'apiol, un antiseptique actif sur l'appareil urinaire. Il a un effet diurétique bénéfique sur la rétention d'eau et la cystite et participe à l'élimination des toxines. Les feuilles et les graines sont un excellent remède pour l'arthrite et la goutte, ainsi qu'un tonique pour l'appareil digestif, et elles ont un effet euphorisant sur le système nerveux.

Borago officinalis
Bourrache

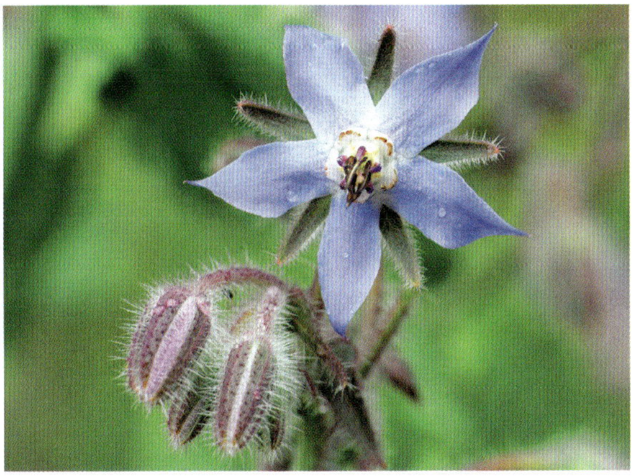

La bourrache est une annuelle charmante à jolies fleurs étoilées bleu vif, très prisées par les abeilles. Les jeunes feuilles sont extrêmement nutritives et apportent une saveur de concombre dans les salades, et les fleurs égaient les boissons et les gâteaux d'été. Plantée au pied des tomates, elle écarte les ravageurs.

Les feuilles et les fleurs sont utilisées pour soulager la tension et l'anxiété et remonter le moral. Leur action sur les glandes surrénales soutient l'organisme pendant les périodes de stress.

La bourrache a un effet rafraîchissant et dépuratif, et elle élimine les toxines et la température en augmentant la sudation et la miction. Elle peut être employée dans des médications contre l'arthrite, les affections cutanées, les fièvres et les infections infantiles comme la rougeole et la varicelle.

Grâce à son effet décongestif et apaisant, expectorant, la bourrache est un bon remède contre les rhumes, catarrhes, toux et infections des voies respiratoires. Elle augmente également les montées de lait. Les graines contiennent de l'acide gamma-linoléique, qui est excellent pour traiter les problèmes hormonaux, les allergies et l'arthrite.

Calendula officinalis
Souci

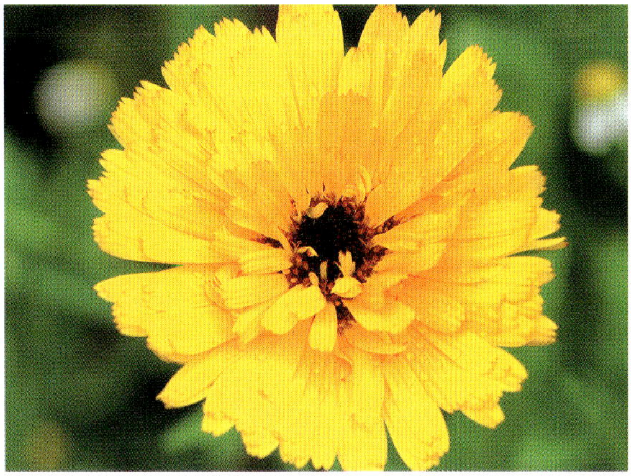

Ses fleurs sont dotées de propriétés astringentes et antiseptiques et aident à lutter contre les infections, dont les rhumes et la grippe, le virus de l'herpès, les infections pelviennes et intestinales (dont l'entérite, les amibiases ou les parasitoses) et les infections fongiques. Le souci favorise la guérison de la paroi gastrique et intestinale en soulageant les gastrites, les ulcères peptiques, les colites et les diverticulites. Ses principes amers stimulent l'appétit, améliorent la digestion et l'absorption ainsi que le fonctionnement du foie et de la vésicule biliaire. Une infusion chaude de souci améliore la circulation et favorise la sudation, ce qui calme les fièvres, améliore la circulation sanguine et lymphatique, et aide l'organisme à éliminer les toxines. Le souci favorise l'apparition des règles et soulage les douleurs qui les accompagnent. Il lutte aussi contre les endométrioses et les kystes. Ses propriétés hormonales participent au soulagement de symptômes comme les bouffées de chaleur.

Le souci aide à arrêter les saignements et accélère la cicatrisation des petites plaies ; ses vertus astringentes et antiseptiques sont efficaces sur les ulcères, les veines variqueuses et les hémorroïdes, les brûlures bénignes et les ébouillantages, les engelures et les boutons de fièvre, la cicatrisation des blessures infectées. Il traite également les problèmes dermatologiques tels que l'eczéma.

Attention : à éviter pendant la grossesse.

Capsicum frutescens Piment de Cayenne

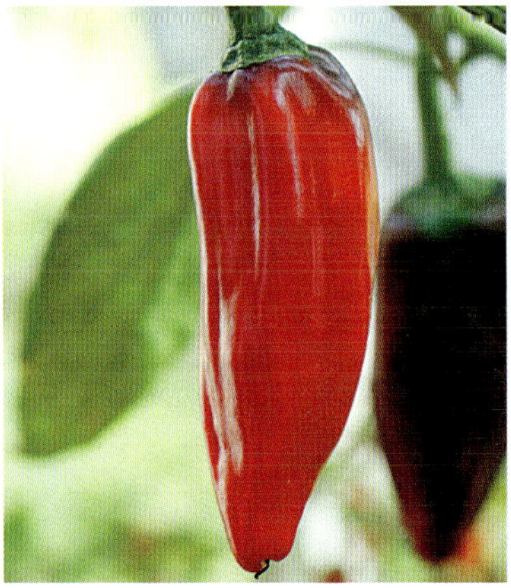

Les piments sont riches en bêta-carotène et en vitamine C, antioxydants naturels qui protègent contre les maladies dégénératives ou cardiovasculaires comme l'athérosclérose et l'angine de poitrine.

Une consommation régulière améliore les défenses immunitaires et aide à lutter contre les infections et les allergies. Le piment de Cayenne fait baisser la fièvre, soulage rhumes et infections. Il stimule la digestion. Ses propriétés chauffantes ont un effet antispasmodique, soulagent la douleur provoquée par une mauvaise circulation et déclenchent les règles tardives. Ils préviennent la coagulation du sang et peuvent faire baisser le taux de mauvais cholestérol en réduisant la production de cholestérol et de triglycérides par le foie. Les piments sont souvent utilisés dans les onguents et liniments pour soulager douleurs musculaires, névralgies, contusions, douleurs dorsales et engelures non ouvertes.

Carum carvi Carvi

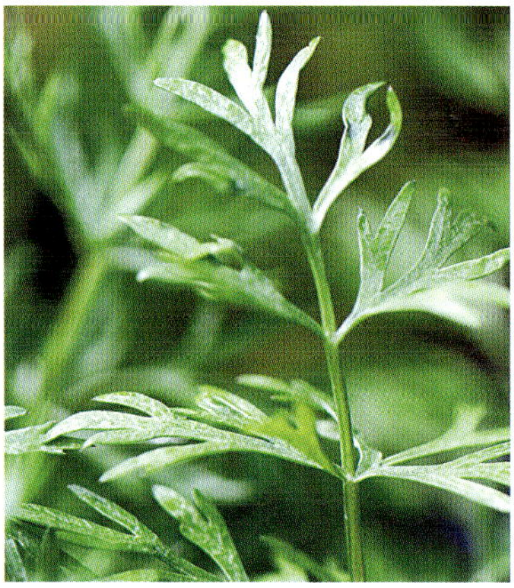

Bisannuelle et membre de la famille des carottes, le carvi affiche des feuilles plumeuses vert vif et des ombelles de fleurs blanches en été. L'odeur des feuilles, qui rappelle le persil, et la saveur épicée des graines sont fournies par une huile aromatique volatile qui stimule la digestion en relaxant les muscles de l'appareil digestif. Elle améliore l'appétit, la digestion et l'absorption par l'augmentation du flux des sucs digestifs. Les graines de carvi ont un effet chauffant car ils accroissent la circulation du sang dans l'organisme. Vous les utiliserez pour traiter les symptômes associés au froid, dont la fatigue, la léthargie, la digestion paresseuse et l'affaiblissement de l'immunité. Elles ont une action revigorante sur le physique et le moral, et leur huile volatile antiseptique aide à lutter contre l'infection. Une décoction chaude est expectorante et décongestive dans les cas de catarrhe bronchique et d'infection des voies respiratoires. Un gargarisme apaise les maux de gorge et les laryngites.

Centella/Hydrocotyle asiatica Gotu kola

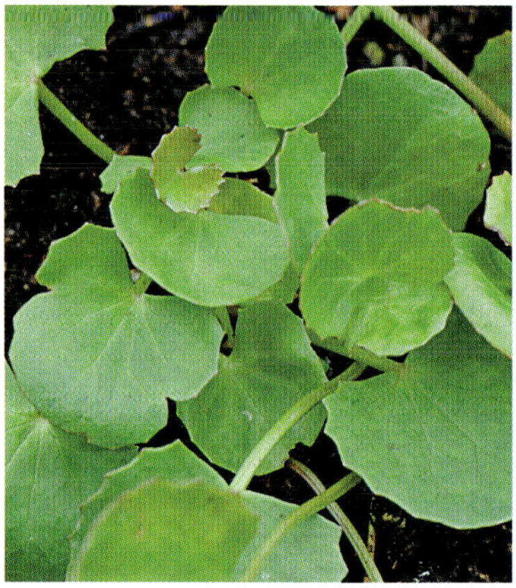

Le gotu kola est réputé améliorer la mémoire et la concentration. Les feuilles de ce tonifiant cérébral stimulent l'intellect, aident les enfants atteints d'autisme ou en butte à des difficultés scolaires. Le gotu kola protège contre le vieillissement et la maladie d'Alzheimer. Il est un excellent remède contre le stress, l'anxiété, l'insomnie et la dépression. Ses propriétés anticonvulsivantes permettent de traiter l'épilepsie. Il a un effet calmant sur l'appareil digestif. Son action contre les ulcères participe de ses vertus antibactériennes.

Le gotu kola augmente la vitesse de cicatrisation en accroissant la circulation dans la région. Il traite les problèmes inflammatoires cutanés, les œdèmes, la cellulite, la circulation sanguine défaillante et les veines variqueuses. Il est particulièrement recommandé dans les emplois post-opératoires, empêche les saignements et aide à lutter contre l'anémie. Il élimine également les toxines et calme les inflammations.

Chelidonium majus Chélidoine

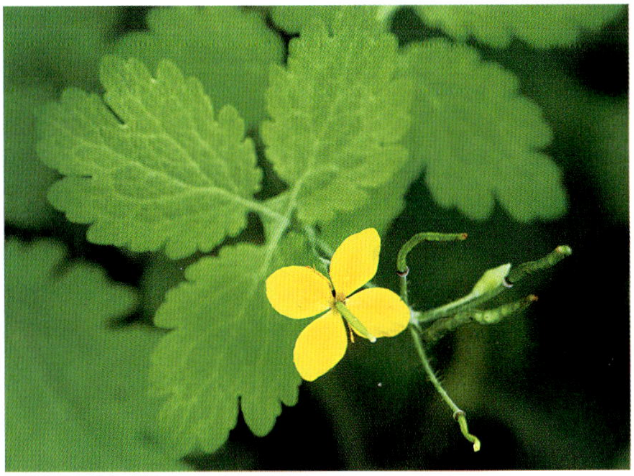

La chélidoine est une vivace charmante, proche parente du pavot cornu. On la rencontre dans la nature, dans les terres en friche ou cultivées, au pied des murs et dans les petits interstices des murs et des dallages. Toutes les parties de la plante contiennent un latex orange vif, au goût amer et âcre.

Les feuilles et les fleurs de la chélidoine sont traditionnellement utilisées pour traiter les problèmes oculaires inflammatoires et infectieux ; les herboristes professionnels le prescrivent dans les cas d'infections du foie et de la vésicule biliaire et de calculs biliaires. Elle a une action détoxifiante grâce à son effet diurétique sur le foie, l'organe purifiant de l'organisme par excellence. La chélidoine est un bon remède contre l'arthrite, la goutte, les allergies et les problèmes dermatologiques. Ses vertus hypnotiques permettent de soulager l'insomnie et les problèmes liés au stress. Le latex orange est un remède contre les verrues.

Attention : l'usage interne est déconseillé.

Chrysanthemum parthenium/ Tanacetum parthenium Grande camomille

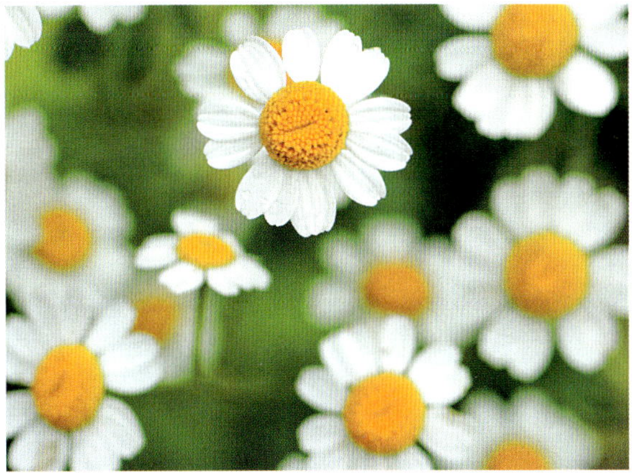

La grande camomille est une séduisante vivace rustique à feuilles aromatiques divisées en segments et fleurs capitulées très prisées des abeilles. Elle égaie le jardin d'herbes car ses fleurs vives s'épanouissent en fin d'été, quand beaucoup d'autres sont passées.

Cette plante est réputée comme remède aux maux de tête et aux migraines ; les feuilles fraîches peuvent être consommées tous les jours à titre préventif avec d'autres aliments, une salade par exemple. Leur saveur amère, qui améliore la digestion, aide à purifier l'organisme des toxines et de l'échauffement.

La grande camomille est également utilisée comme anti-inflammatoire pour l'arthrite et pour apaiser les douleurs névralgiques comme le zona et la sciatique. En infusion, elle fait tomber la fièvre et a une action décongestive en cas de rhume et de catarrhe. Elle soulage les allergies comme le rhume des foins et l'asthme grâce à ses propriétés antihistaminiques.

Attention : à éviter pendant la grossesse. Les feuilles fraîches consommées seules peuvent provoquer des aphtes.

Coriandrum sativum
Coriandre

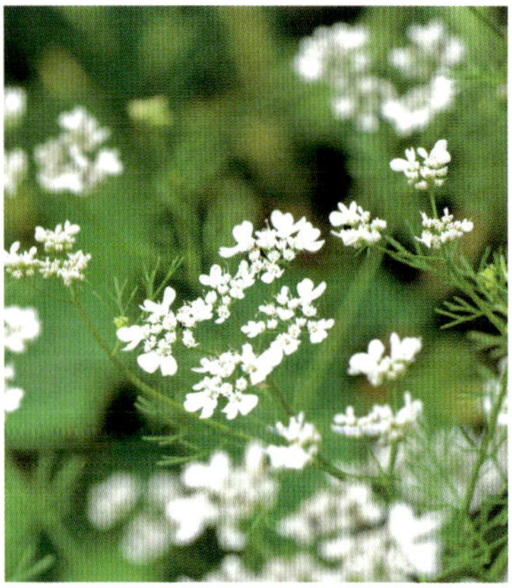

Ses graines sont excellentes pour la digestion, aiguisent l'appétit, améliorent la digestion et l'absorption des éléments nutritifs, et préviennent l'aérophagie et les ballonnements. La coriandre calme les nerfs et aide à relâcher la tension musculaire ; elle est donc utile pour soulager les troubles digestifs liés au stress ainsi que les douleurs menstruelles et les contractions de l'accouchement. Les feuilles et les graines ont un effet rafraîchissant, dépuratif et aident à faire tomber la fièvre. Elles aident à traiter les problèmes inflammatoires, dont les cystites, conjonctivites, maux de gorge et éruptions cutanées. Le suc des feuilles favorise l'élimination des toxines. Une décoction de graines froide peut atténuer les bouffées de chaleur de la ménopause et les suées nocturnes. Consommée régulièrement, la coriandre a un effet énergisant. Une décoction de graines chaude est un bon remède contre les fièvres, les rhumes, la grippe et les bronchites. Les huiles volatiles des graines ont des vertus antibactériennes.

Cynara scolymus
Artichaut

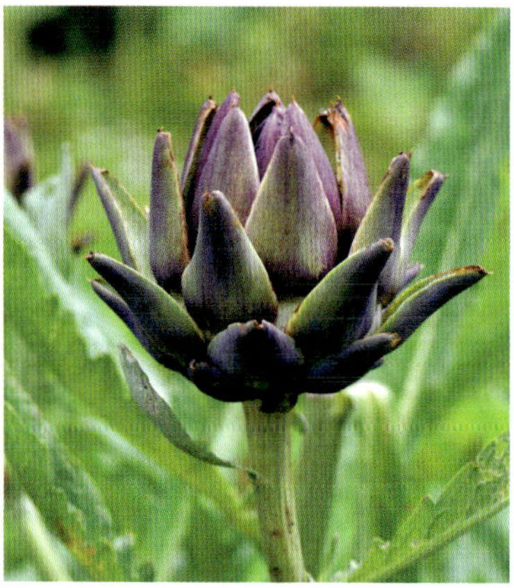

L'artichaut est une vivace rustique imposante, à la fois ornemental et comestible, à feuilles argentées et grandes fleurs bleu-gris rappelant le chardon. Les inflorescences constituent un légume familier, notamment dans les pays méditerranéens.

Les feuilles d'artichaut font baisser le cholestérol et protègent le cœur et les artères. Elles sont réputées pour améliorer le fonctionnement du foie et de la vésicule biliaire et sont utilisées dans les cas d'appétit et de digestion déficients, de brûlures d'estomac, de nausées et de problèmes dermatologiques tels que l'acné, l'eczéma et l'urticaire. Leurs vertus diurétiques améliorent l'élimination des urines et des toxines. Donc, grâce à son action bénéfique sur le foie, ainsi que sur les reins, l'artichaut est un bon remède dépuratif qui aide à se purifier des toxines et à soulager l'arthrite et la goutte.

Echinacea angustifolia
Échinacée

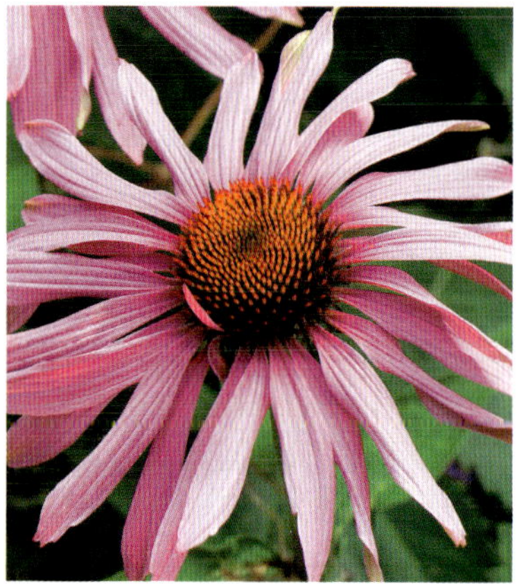

L'échinacée est une plante vivace à fleurs capitulées d'un rose pourpré éclatant. Toutes les parties de la plante sont renommées pour leur capacité immunostimulante et constituent un excellent remède contre les fièvres et toutes sortes d'infections, aiguës ou chroniques. Elles ont une action antivirale, antibactérienne et antifongique, ainsi que des propriétés antiallergiques. Les vertus anti-inflammatoires de l'échinacée agissent sur l'arthrite et la goutte, les affections cutanées et les problèmes tels que la maladie inflammatoire pelvienne. La teinture fait un bon bain de bouche pour une gingivite et un bain pour les plaies et les piqûres.

Prenez l'échinacée dès les premiers signes d'une infection aiguë, toutes les deux heures. En prévention ou pour une infection chronique, la dose est de 3 fois par jour jusqu'à 3 semaines d'affilée.

Eruca vesicaria/sativa
Roquette

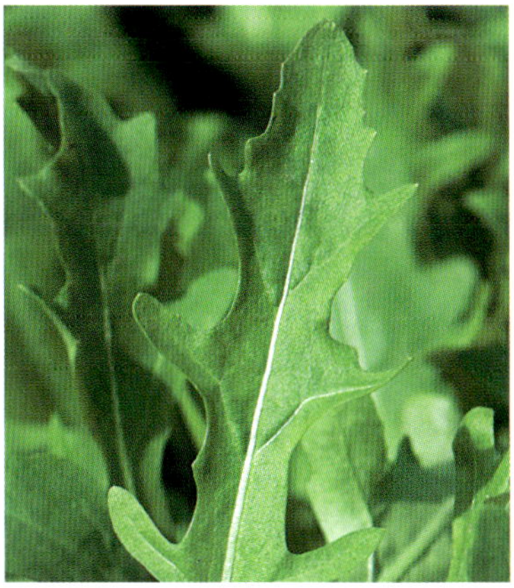

Appréciée pour ses feuilles à la saveur poivrée, la roquette pousse à l'état sauvage dans de nombreuses régions d'Europe et d'Asie. Les feuilles sont riches en vitamines A et C et en minéraux, notamment calcium et potassium, et en fer. La roquette était consommée autrefois pour prévenir le scorbut et comme émétique pour provoquer des vomissements qui éliminent les toxines de l'estomac. Les feuilles sont plus savoureuses jeunes. À des fins médicinales, elles sont cueillies plus tard, quand leur âcreté est plus prononcée.

Les propriétés stimulantes de la roquette agissent sur l'appareil digestif, où elles améliorent la l'absorption des aliments, et sur l'appareil respiratoire, qu'elles décongestionnent en fluidifiant le mucus ; elles soulagent les toux, rhumes, catarrhes et congestion bronchique. Les antioxydants naturels des feuilles renforcent les défenses immunitaires et préviennent les dommages causés par les radicaux libres.

Eschscholzia californica
Pavot de Californie

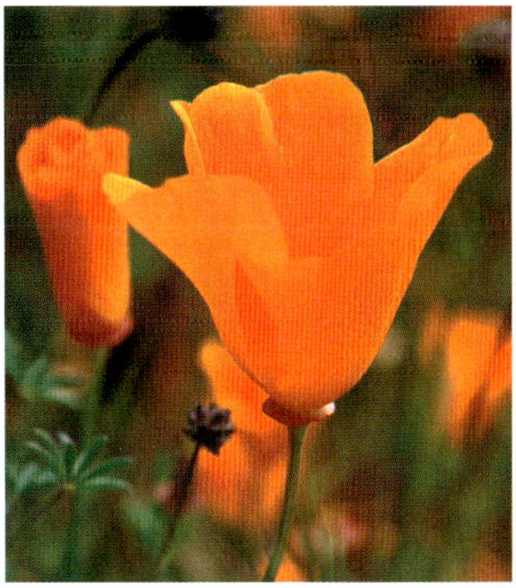

Cette fleur jaune orangé éclatante est un sédatif sans risque pour les enfants et les adultes. Toutes les parties de la plante, administrées sous forme d'infusion ou de teinture, calment l'agitation, l'anxiété, la tension et l'insomnie. Ses effets analgésiques et relaxants soulagent les migraines, maux de tête, névralgies, douleurs dorsales et musculaires, arthrites, sciatiques et zona. Elle peut être appliquée sur les zones douloureuses en cas de maux de dents ou de tête. Elle participe à équilibrer les émotions et à réduire le stress, et s'avère efficace dans le sevrage alcoolique, toxicologique ou tabagique. Grâce à ses propriétés apaisantes du système nerveux, le pavot de Californie agit sur le cœur et la circulation ; il ralentit un rythme cardiaque trop rapide, apaise les palpitations et diminue la tension artérielle. Ses merveilleux effets antispasmodiques soulagent les coliques d'origine gastrique, hépatique et biliaire.

Eupatorium perfoliatum
Eupatoire

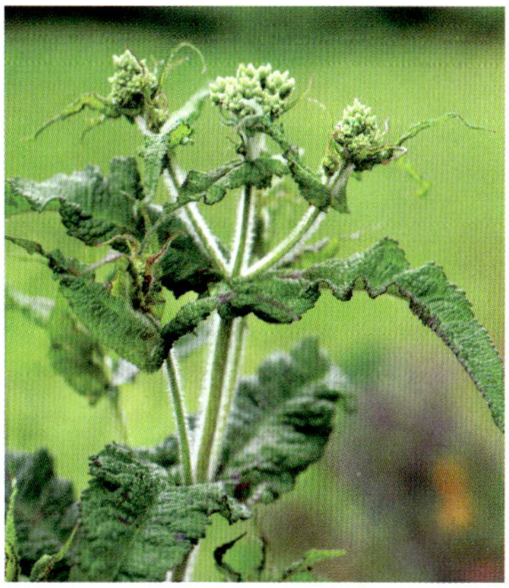

Originaire d'Amérique du Nord où on la rencontre dans les prairies et les zones marécageuses, l'eupatoire était réputée chez les Amérindiens qui l'utilisaient pour traiter la grippe et les fièvres.

Les feuilles et les fleurs sont immunostimulantes et aident à lutter contre les infections bactériennes et virales, dont l'herpès, les rhumes et la grippe. Une infusion chaude provoque la sudation, fait tomber la fièvre, et élimine les toxines. Elle soulage également la congestion catarrhale accompagnant le rhume des foins, la bronchite, le rhume et la toux. L'infusion froide peut être utilisée en lotion pour faire tomber la fièvre. Grâce à son action dépurative sur le foie et à son effet laxatif, elle élimine les toxines de l'appareil digestif et rend service dans les cas d'arthrite, de problèmes cutanés et de parasitoses.

Filipendula ulmaria
Reine-des-prés

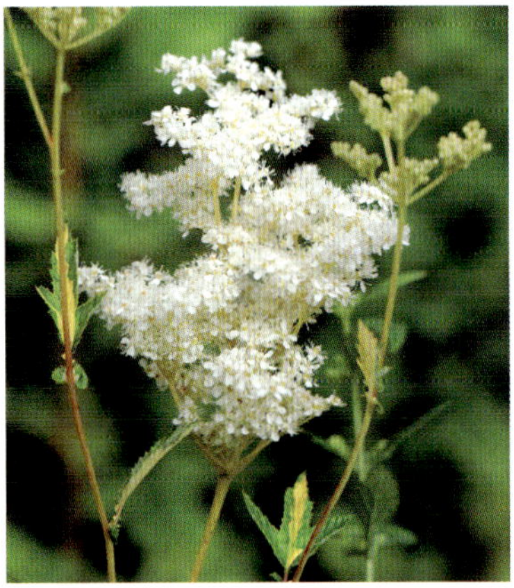

Ses feuilles et ses fleurs soignent divers troubles digestifs, dont l'acidité, les gastrites et les ulcères. Une infusion ou une teinture soulage les gaz intestinaux, diarrhées, syndromes de colon irritable, entérite et colique, flatulences et distension gastrique. Elle aura une action antiseptique et anti-inflammatoire.

La reine-des-prés est riche en vitamine C, fer, calcium, magnésium et silice et accélère la cicatrisation du tissu conjonctif. Elle soulage les douleurs et le gonflement de l'arthrite et de la goutte. Son action diurétique favorise l'élimination des liquides et toxines de l'organisme et son action analgésique apaise la douleur non seulement articulaire, mais aussi dans les cas de maux de tête et de névralgies. Une infusion chaude diminue les fièvres et les éruptions infectieuses et accélère la guérison. Elle a la réputation de ramollir les calcifications dans le corps et les plaques de cholestérol dans les artères.

Foeniculum vulgare
Fenouil

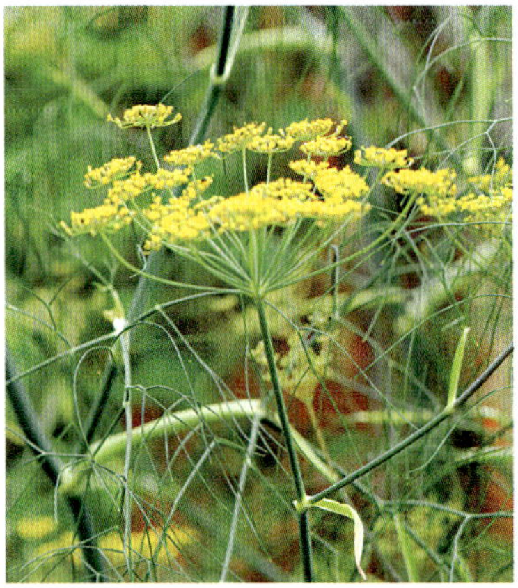

Le fenouil est une belle vivace à feuilles plumeuses bleu-vert dont les fleurs réunies en grandes ombelles sont suivies de graines très aromatiques.

Il a un effet chauffant et relaxant dans tout l'appareil digestif ; il aiguise l'appétit, améliore la digestion, notamment celle des glucides et des graisses. Il aide à relâcher la tension et les spasmes qui provoquent les coliques intestinales. En infusion, il calme les maux d'estomac et soulage les gaz, la nausée, l'indigestion et les brûlures d'estomac. Comme diurétique, il augmente l'élimination des liquides et des toxines, et il est réputé lutter contre la rétention d'eau, l'arthrite et la cellulite. Ses effets antispasmodiques s'étendent à l'utérus et il soulage les douleurs menstruelles ; sa teneur en phyto-œstrogènes aide à réguler le cycle menstruel et est bénéfique au cours de la ménopause. Dans l'appareil respiratoire, le fenouil adoucit les toux sèches.

Fragaria vesca
Fraisier sauvage

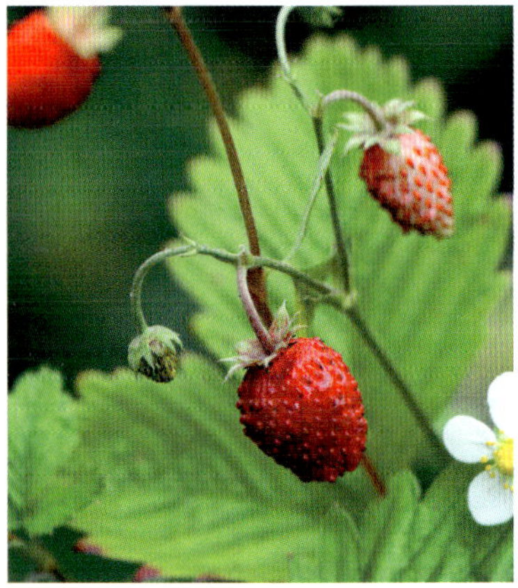

Ses feuilles ont des propriétés astringentes et peuvent être utilisées en gargarisme et en bain de bouche. Les propriétés amères des racines stimulent le foie et améliorent la digestion. Les fruits sont riches en vitamine C et servent à calmer les fièvres et à traiter la rétention d'eau, la constipation et la goutte. Ils sont extrêmement nutritifs, riches en vitamines et en minéraux.

Le calcium et le magnésium présents dans les fruits et les feuilles soutiennent le système nerveux. Les graines, riches en pectine, ont un effet laxatif doux et participent à la réduction du mauvais cholestérol. Les fruits sont efficaces dans la prévention des maladies cardiovasculaires et de l'hypertension. Mais les graines provoquent parfois des irritations chez les personnes souffrant de problèmes digestifs inflammatoires.

Attention : une consommation excessive peut provoquer des réactions allergiques.

Glechoma hederacea
Lierre terrestre

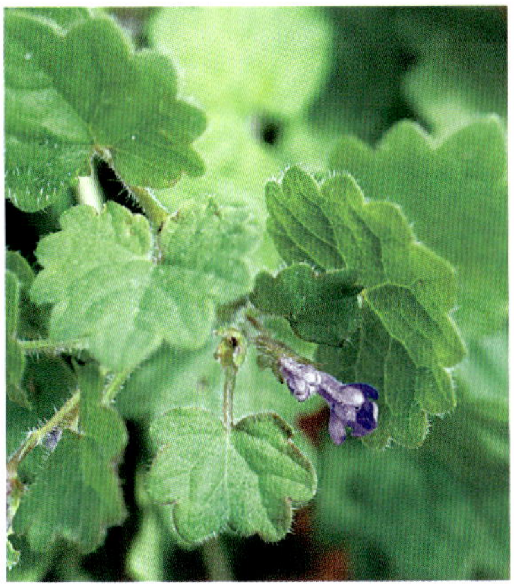

Le lierre terrestre est réputé pour ses propriétés antiseptiques et expectorantes, et son action sur les rhumes, grippes, toux et infections bronchiques. En raison de sa douceur, il est parfait pour traiter, chez les enfants, les problèmes catarrhaux des oreilles, du nez et de la gorge, les maux de tête congestifs et les problèmes de mucus bronchique ; administré en infusion chaude, il est fébrifuge.

Il améliore l'appétit et la digestion, et protège la muqueuse intestinale de l'irritation et de l'inflammation. Il peut être utilisé contre les gaz intestinaux, les ballonnements, les nausées et les diarrhées, et on y avait traditionnellement recours comme vermifuge. Son action diurétique soulage la rétention d'eau, élimine les toxines de l'organisme et traite la cystite et les infections de l'appareil urinaire. L'infusion ou la teinture diluée peut être utilisée en gargarisme pour les maux de gorge et en lotion pour baigner les yeux enflammés et soigner les petites plaies.

Hypericum perforatum
Millepertuis

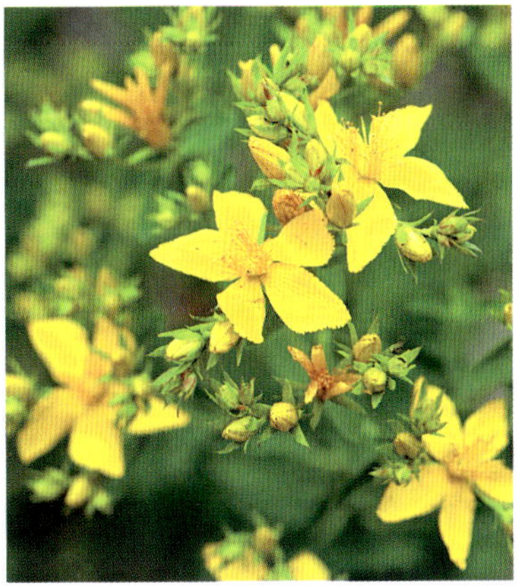

Le millepertuis agit sur le système nerveux, soulage l'anxiété, et il est réputé comme antidépresseur. Il est recommandé pour traiter la dépression saisonnière et la fatigue due au décalage horaire. Il est excellent dans le traitement des problèmes émotionnels durant la ménopause et c'est l'une des meilleures plantes vulnéraires.

Dans l'appareil digestif, c'est un bon remède astringent et antiseptique contre la diarrhée et la dysenterie ; il peut accélérer la guérison des ulcères peptiques et des gastrites et protège le foie contre les toxines. Ses actions antibactériennes et antivirales évitent diverses infections. Son action diurétique réduit la rétention d'eau et accélère l'élimination des toxines.

Attention : peut provoquer une photosensibilisation. À éviter durant la grossesse et en association avec des antidépresseurs. Consultez votre médecin avant de l'utiliser si vous prenez d'autres médicaments.

Lavandula officinalis
Lavande

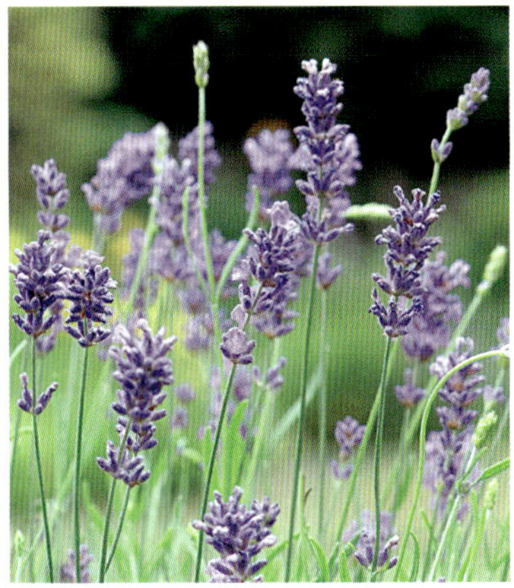

Ses fleurs calment l'anxiété et soulagent les symptômes liés au stress, dont la tension musculaire, les maux de tête, les migraines, les palpitations et l'insomnie. La lavande est salutaire pour le moral et chasse la dépression.

L'effet relaxant de la lavande calme spasmes et coliques, apaise les gaz intestinaux, les nausées et l'indigestion, ainsi que les divers troubles gastriques et intestinaux liés au stress. Expectorante et antispasmodique, elle a des propriétés antibactériennes qui aident à lutter contre les infections. Son action diurétique douce en fait un bon remède dépuratif.

La lavande est un excellent antiseptique de premier secours. Elle accélère la cicatrisation en stimulant la réparation tissulaire et limite la formation de cicatrice. L'huile appliquée pure peut soulager la douleur et accélérer la guérison des brûlures et ébouillantages, des morsures et piqûres d'insectes, des plaies, des blessures et des ulcères.

Leonurus cardiaca Agripaume

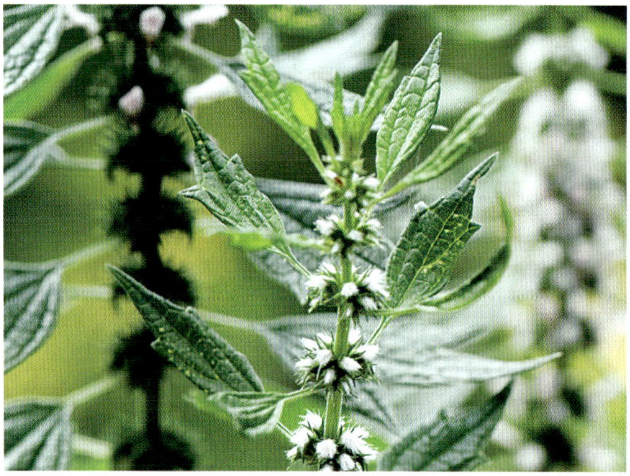

L'agripaume affiche des feuilles à cinq lobes et des verticilles de fleurs rosâtres. On la rencontre dans de nombreuses régions d'Europe, sur les talus et dans les haies. Les feuilles et les fleurs ont un effet relaxant et tonifiant sur les muscles de l'utérus. On les utilise pour soulager les douleurs menstruelles et réguler les règles. Elles ont une action sédative douce ; elles desserrent la tension et l'anxiété de la naissance à venir et participent à prévenir l'infection post-partum et la dépression postnatale.

L'agripaume est un bon tonique nerveux général qui réduit l'anxiété, l'irritabilité et les sautes d'humeur de la ménopause ; elle calme également les symptômes liés au stress comme les palpitations et l'arythmie cardiaque. Elle était utilisée traditionnellement pour fortifier et réjouir le cœur et on continue de l'employer pour son action protectrice sur le cœur et la circulation, car elle diminue la tension artérielle, la coagulation du sang et les taux de cholestérol.

Amère et rafraîchissante, l'infusion ou la teinture d'agripaume permet de lutter contre l'acidité et les brûlures d'estomac. Elle soulage les troubles digestifs liés au stress. En usage externe, elle peut être utilisée en lotion pour traiter la vaginite et le muguet.

Attention : à éviter en début de grossesse. N'utiliser que quelques semaines avant l'accouchement.

Matricaria recutita/Anthemis nobilis/ Chamaemelum nobile Camomille

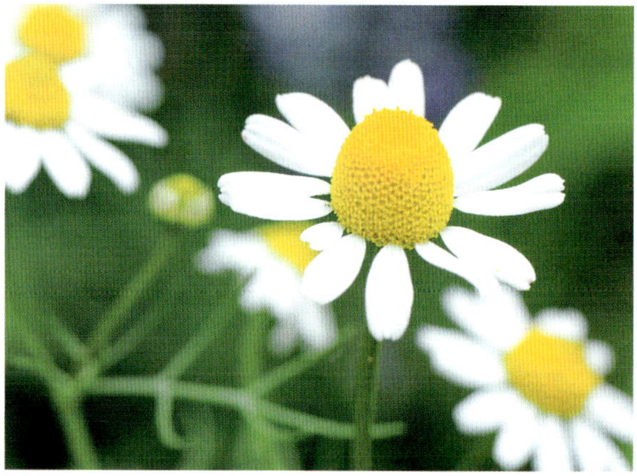

Les camomilles allemande *(Matricaria recutita)* et romaine (*Anthemis nobilis*, syn. *Chamaemelum nobile*) font merveille sur les troubles liés au stress, notamment si la digestion est affectée et dans les cas de reflux gastrique, ulcères peptiques et gaz intestinaux. La camomille est réputée pour apaiser les bébés, soulager les coliques, les problèmes dentaires et de sommeil et pour calmer les enfants irritables. Prise en infusion, elle favorise un sommeil paisible. Ses propriétés analgésiques calment les maux de tête, névralgies, maux de dents, douleurs et courbatures de la grippe, arthrite et goutte. Elle détend les muscles. Elle réduit les symptômes de tension postmenstruelle, les migraines liées aux règles et peut être administrée dans les cas d'interruption des règles due au stress, de mastite et de troubles liés à la ménopause, pour calmer les nausées de la grossesse et faciliter les contractions de l'accouchement. Antihistaminique naturel, elle soulage les rhumes des foins, les rhinites allergiques, l'eczéma et l'asthme. Immunostimulante, elle réduit les inflammations et, antibactérienne et antifongique, elle traite les fièvres et les infections. Son action antiseptique et anti-inflammatoire améliore la cicatrisation des ulcères, plaies, brûlures et ébouillantages, et des affections cutanées.

Attention : la camomille peut provoquer des réactions allergiques : éruptions cutanées, urticaire, difficultés respiratoires ou autres réactions d'hypersensibilité. Évitez la camomille si vous êtes allergique aux plantes de la famille des Astéracées/Composées.

Melissa officinalis
Mélisse

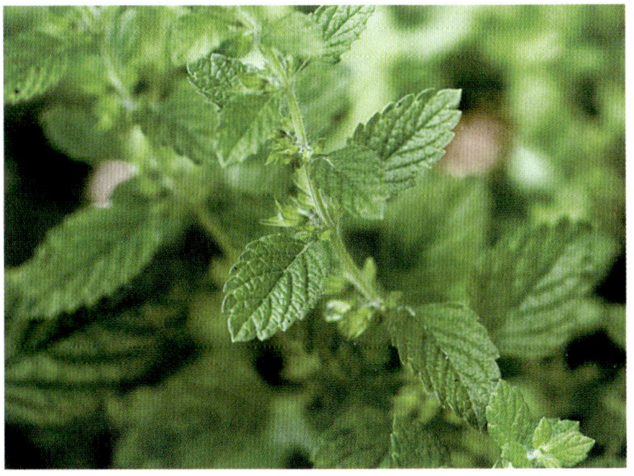

Cette vivace est très prisée pour son goût et son odeur qui rappellent le citron. Les feuilles et les fleurs parfument les boissons estivales, les salades de fruits et les desserts, et sont délicieuses en infusion. *Melissa* signifie « abeille » en grec : elle est très appréciée par les abeilles et, plantée près d'une ruche, attire de nouveaux membres dans la colonie.

La mélisse est un merveilleux remède pour les troubles nerveux ; elle combat la dépression, calme l'anxiété, relâche la tension, favorise la relaxation et un sommeil paisible. Elle est recommandée aux étudiants pour améliorer la concentration et calmer le stress ou l'angoisse des examens ; elle soulage les céphalées nerveuses et les névralgies.

Elle a une affinité avec le système digestif, calmant la tension et soulageant l'irritation et l'inflammation. En infusion ou en teinture, elle lutte contre l'indigestion d'origine nerveuse, les coliques, les gaz intestinaux, les nausées, les diarrhées et les troubles digestifs liés au stress. Elle équilibre le cœur et calme les spasmes qui provoquent des douleurs menstruelles. Elle peut soulager les symptômes de tension postmenstruelle et, administrée avant l'accouchement, elle diminue les douleurs. En infusion chaude, elle diminue la fièvre, la congestion catarrhale et est un excellent remède contre les infections, bactériennes et virales, comme l'herpès et les oreillons. Elle a une action antihistaminique contre les allergies comme le rhume des foins et l'eczéma.

Mentha piperita
Menthe poivrée

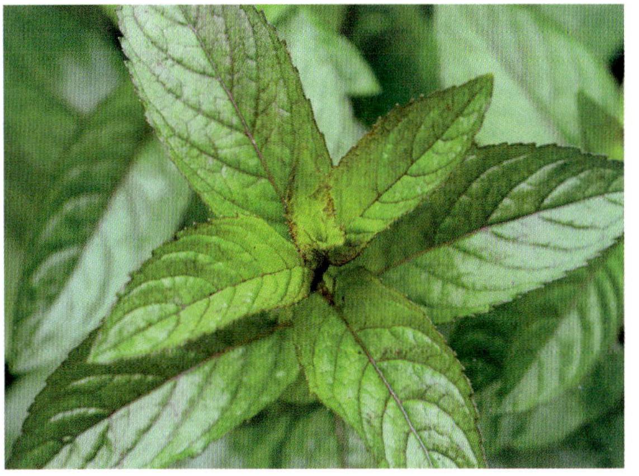

La menthe aiguise l'appétit et améliore la digestion. Par son action relaxante et anti-inflammatoire, elle soulage la douleur et les spasmes de la goutte et peut être utilisée pour traiter maux d'estomac, coliques, gaz intestinaux, brûlures d'estomac, indigestions, nausées, vomissements et mal des transports. En infusion ou en teinture, la menthe poivrée protège l'appareil digestif de l'irritation et de l'infection et lutte efficacement contre les troubles intestinaux, la maladie de Crohn et les colites ulcéreuses. Elle stimule le foie par son action dépurative et évite la formation des calculs biliaires.

L'action antispasmodique de la menthe soulage la tension et les spasmes. Ses propriétés analgésiques soulagent la douleur – maux de tête, migraine, douleurs dorsales, sciatique, arthrite et goutte. L'huile volatile qui lui confère son goût et son parfum merveilleux a des vertus antibactériennes, antivirales, antifongiques et antiparasitaires. Une infusion chaude prise aux premiers signes d'infection est excellente. En infusion chaude, la menthe fait affluer le sang sous la surface de la peau et provoque la sudation ; ceci en fait un remède remarquable des fièvres et un excellent dépuratif grâce à l'élimination des toxines par les pores. Son action astringente et décongestive permet de soulager la congestion catarrhale. Appliquée sur la peau, la menthe poivrée élimine la teigne et les boutons de fièvre. En gargarisme, elle traite les maux de gorge et, en bain de bouche, les problèmes de gencive et les aphtes.

Ocimum basilicum
Basilic

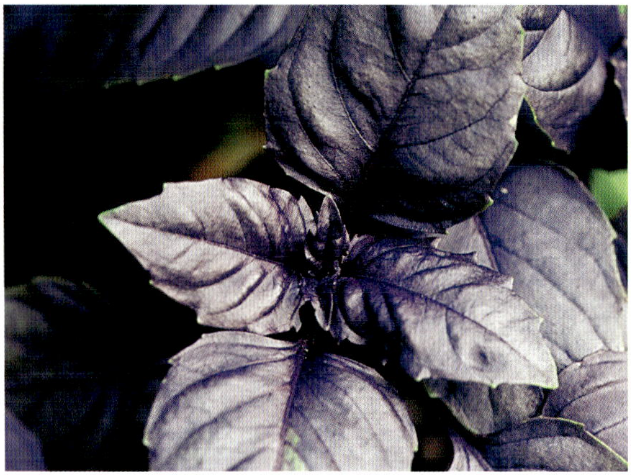

Le basilic est une annuelle frileuse à la fragrance épicée dont les notes de girofle relèvent la cuisine méditerranéenne. Elle peut être cultivée en pot sur un rebord de fenêtre ensoleillé ou dans le jardin en été, quand tout risque de gel est passé. Les feuilles sont délicieuses avec les tomates, dans les salades, les soupes, les sauces de pâtes et les ragoûts.

C'est un excellent tonique relaxant pour les nerfs. Bon tranquillisant naturel, il apaise la tension et l'anxiété et égaie l'humeur. Parallèlement, il est stimulant et combat la fatigue et la léthargie. Il éclaircit les idées et améliore la concentration et la mémoire, et constitue un excellent remède contre les symptômes liés au stress, dont les migraines, maux de tête, douleurs nerveuses, indigestion et tension musculaire, coliques, ainsi que pour les toux sèches, l'asthme et les douleurs menstruelles. L'infusion chaude de basilic a une action décongestive, elle est donc précieuse dans les cas de rhume, grippe, catarrhe, toux catarrhale et maux de gorge. Ses propriétés antiseptiques aident à lutter contre les infections. Le basilic a un effet relaxant sur l'appareil respiratoire, utile dans les cas d'asthme et de toux sèche, et sur l'appareil digestif, permettant de soulager les crampes, diarrhées, nausées et constipation. En friction, les feuilles de basilic accélèrent la guérison des petites coupures et écorchures, morsures et piqûres.

Ocimum sanctum
Basilic sacré, tulsi

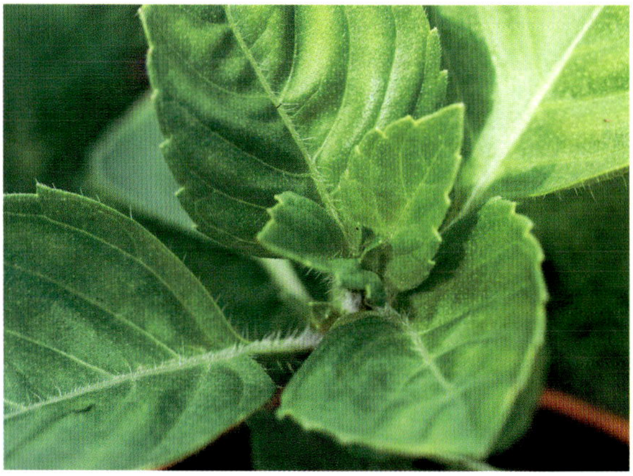

Le basilic sacré est réputé agir sur l'appareil digestif, aidant à soulager douleurs et coliques, gaz intestinaux et ballonnements. Il améliore la digestion, agit comme laxatif, est un probiotique et un antiparasitaire. Il a aussi une action antiulcéreuse. Il peut être utilisé dans les cas de vomissements, dysbiose, candidose et vers. Le basilic sacré a une action anti-inflammatoire, immunostimulante et adaptogène, qui améliore la résistance de l'organisme aux stress de toutes sortes ; il protège les cellules saines de la toxicité des radiations et de la chimiothérapie, et protège le cœur des dommages causés par la chimiothérapie. Il fait baisser les taux de sucre, de cholestérol et de triglycérides dans le sang. Il a un effet relaxant sur le système respiratoire et agit comme un décongestif, expectorant et antihistaminique. Il est un excellent remède aux allergies comme le rhume des foins, la rhinite, l'asthme et la congestion bronchique.

Le basilic sacré agit positivement sur le moral ainsi que sur l'anxiété, la dépression légère, les insomnies et les problèmes liés au stress comme les maux de tête et le syndrome de colon irritable. Une infusion tiède soulage la cystite et les infections de l'appareil urinaire et élimine les toxines grâce à ses vertus diurétiques. On peut appliquer le jus des feuilles fraîches sur les éruptions cutanées allergiques et l'acné. Il accélère la cicatrisation.

Attention : à éviter pendant la grossesse.

Origanum marjorana
Marjolaine

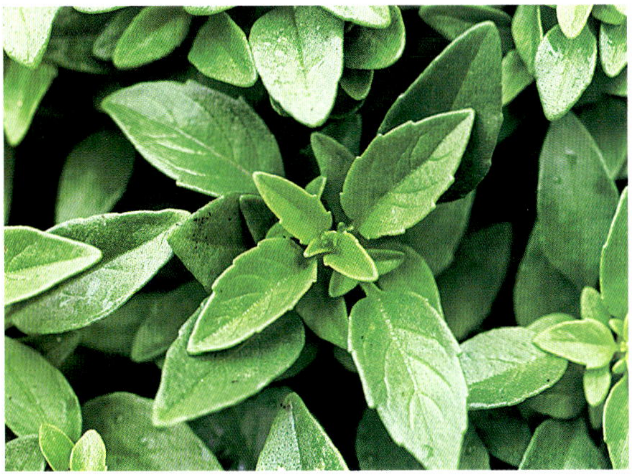

Ses feuilles et fleurs ont des propriétés chauffantes et relaxantes. Elles améliorent la circulation et soulagent engelures et crampes ; elles relâchent la tension musculaire, atténuent les douleurs abdominales, les crampes menstruelles, les maux de tête et l'endolorissement des muscles.

Infusion et teinture de marjolaine sont de bons toniques pour les nerfs ; elles calment la tension et l'anxiété, allègent l'humeur, augmentent l'énergie et favorisent cependant l'endormissement. Elles sont efficaces sur les symptômes liés au stress. La marjolaine stimule l'appétit et la digestion. Elle peut soulager les nausées, les gaz intestinaux, les spasmes du colon et la constipation. Ses huiles volatiles sont fortement antiseptiques et en font un bon remède pour les infections gastriques et intestinales et nombre d'autres infections. La marjolaine est utile pendant ou après un traitement par antibiotiques car elle favorise la reconstitution de la flore intestinale. Elle est un bon immunostimulant qui aide à repousser les toux, rhumes, grippes et fièvres. En infusion chaude, elle est fébrifuge et un décongestif efficace, excellent pour le traitement des rhumes, toux, congestion bronchique et nasale, sinusite et rhume des foins. Ses antioxydants contribuent à protéger l'organisme contre le vieillissement et ses propriétés diurétiques combattent la rétention d'eau et favorisent l'élimination des toxines. Ajoutée à une huile de massage, la marjolaine soulage les muscles et articulations douloureux.

Petroselinum crispum
Persil

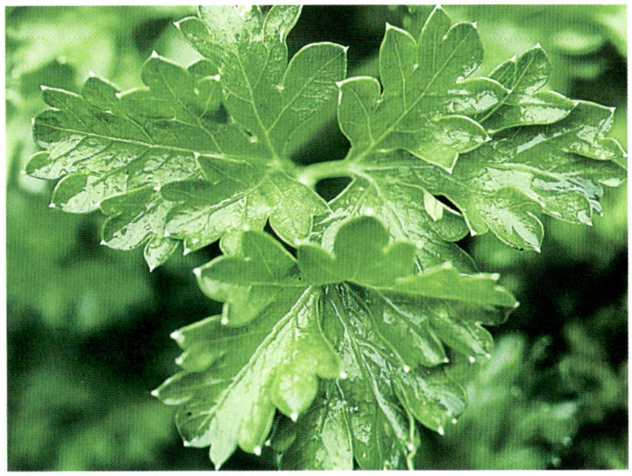

Le persil est une vivace rustique dont les feuilles sont extrêmement nutritives. Il est riche en vitamines A, B et C, en minéraux (fer, calcium, magnésium, sodium et manganèse) et en acides gras. Il stimule l'appétit et améliore la digestion ; il est un bon tonique dans les cas d'asthénie et d'anémie. Ses propriétés digestives permettent de tirer profit de ses vitamines et minéraux pour les personnes ayant une digestion défaillante.

Le persil a un effet relaxant, soulage les coliques, les gaz intestinaux et l'indigestion d'origine nerveuse, ainsi que les céphalées, les migraines, l'asthme et le syndrome de colon irritable. Ses huiles volatiles antiseptiques aident à combattre les infections. Les feuilles et les graines stimulent les reins ; leur action diurétique est bénéfique dans les infections urinaires et la rétention d'eau et dans les cas de rétention d'eau, et elle favorise l'élimination des toxines propices à l'arthrite et la goutte. Le persil stimule les muscles utérins et facilite les contractions au cours de l'accouchement, et il accroît la lactation. Il stimule également la circulation. Il a un effet tonifiant sur le système nerveux et apaise l'anxiété et la dépression. Les feuilles fraîches pilées soulagent l'irritation des piqûres d'insectes. Cuites dans du vin et appliquées en cataplasme, elles étaient un remède traditionnel pour les contusions et les entorses, et le jus de persil était utilisé pour soulager les maux de dents et d'oreilles.

Attention : à éviter durant la grossesse et dans les cas de maladie rénale.

Plantago major/minor/lanceolata
Plantain

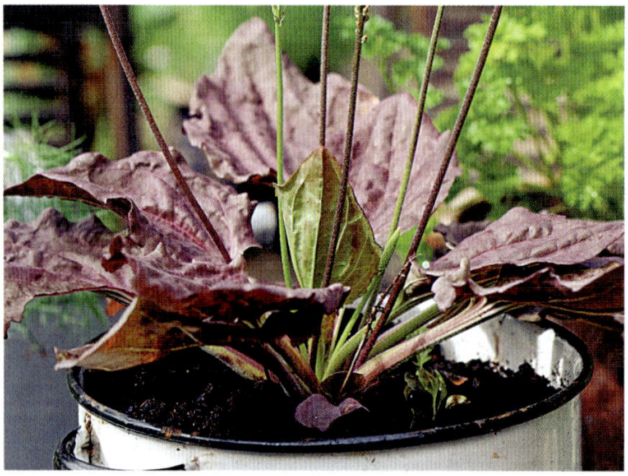

Le plantain est une vivace qu'on rencontre fréquemment dans les pelouses, les terres cultivées et en friche ; il est reconnaissable à ses épis cylindriques. Selon les variétés, les feuilles sont plus larges ou plus petites ; celles de *P. lanceolata* sont longues et étroites, à nervures fortement marquées. Les jeunes feuilles sont un apport nourrissant dans les salades.

Les feuilles de plantain ont une action calmante sur tout l'organisme, notamment sur les appareils respiratoire, digestif et urinaire, où il soulage les irritations et les inflammations telles que colite, gastrite, bronchite, toux sèche irritante et cystite. Astringentes, elles arrêtent les saignements et favorisent la cicatrisation, sur le plan interne comme externe, et sont un excellent remède pour les gastrites, diarrhées et catarrhes.

Le plantain est antiseptique, dépuratif et un expectorant efficace. Une infusion chaude ou une teinture traitera le rhume, la congestion des sinus et les affections allergiques comme le rhume des foins et l'asthme. Les feuilles fraîches peuvent être appliquées sur les brûlures d'orties et les piqûres de guêpe et d'abeille, de moustique et de puce.

Prunella vulgaris
Brunelle

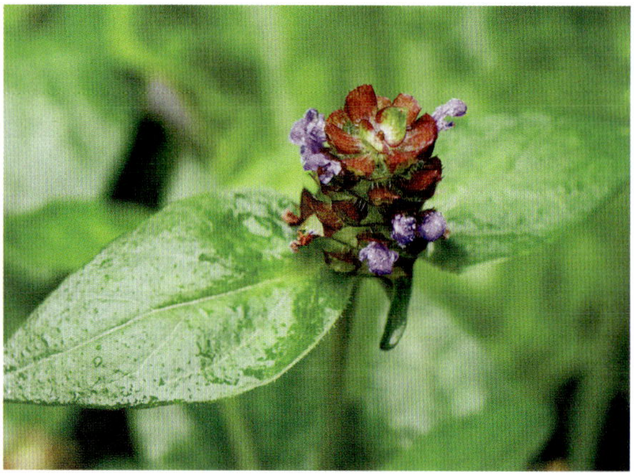

La brunelle renforce nos capacités de cicatrisation et nos défenses immunitaires. Les feuilles et les fleurs soutiennent le système nerveux en période de stress et aident à soulager les maux de tête (notamment s'ils sont liés à l'anxiété), les vertiges, l'hypersensibilité à la lumière et l'hypertension artérielle. Antibiotique efficace contre diverses infections bactériennes, elle a une affinité avec le système lymphatique et peut être employée dans les cas de gonflement glandulaire, oreillons, fièvre glandulaire et mastite. En infusion chaude, elle est fébrifuge. Son action détoxifiante participe à éliminer les furoncles et autres problèmes inflammatoires cutanés, et rend service dans le traitement de la goutte. Une infusion ou une teinture est un bon remède astringent pour la diarrhée et les troubles intestinaux inflammatoires, comme les colites, ainsi que pour les règles abondantes.

La brunelle est un remède traditionnel pour les plaies. L'application d'infusion ou de plante fraîche arrête le saignement des coupures, réduit le gonflement des blessures et brûlures bénignes, morsures et piqûres, affections cutanées inflammatoires, hémorroïdes, veines et ulcères variqueux. L'infusion ou la teinture est un bon gargarisme astringent pour les maux de gorge, un bain de bouche pour les aphtes et les gencives saignantes, ou une lotion rafraîchissante pour les problèmes oculaires inflammatoires, dont la conjonctivite, la blépharite et l'orgelet.

Rosa spp.
Rose

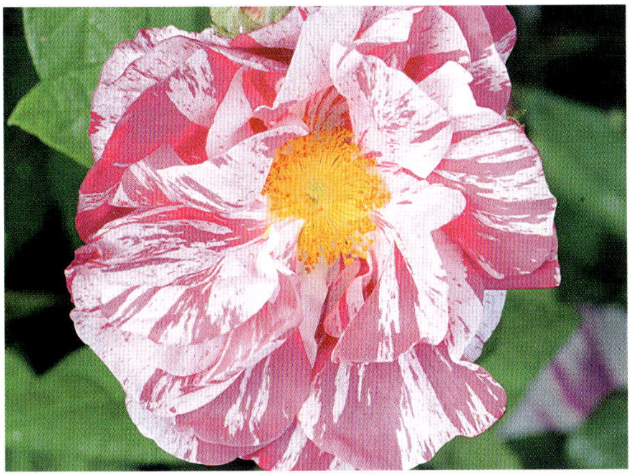

Les roses renforcent les défenses immunitaires et aident à se débarrasser des symptômes de rhume et de grippe, maux de gorge, catarrhe et infections bronchiques. Elles participent à la restauration de la flore bactérienne après une perturbation. Leur action astringente réduit l'hyperacidité et la suractivité gastrique, qui provoque une faim et une soif excessives. Le sirop de cynorhodon ou les décoctions de capsules vides soulage la diarrhée, les crampes d'estomac, la constipation, la nausée et l'indigestion. Les pétales et les cynorhodons sont antiseptiques et diurétiques ; ils réduisent l'inflammation et dissolvent les calculs et concrétions solides. En infusion, en teinture ou en poudre, ils soulagent les infections de l'appareil urinaire, la rétention d'eau ; remède dépuratif pour éliminer les toxines, ils sont efficaces dans le traitement de l'arthrite.

Les cynorhodons, les pétales et l'huile ont un effet reconstituant sur le système nerveux et calment l'anxiété. Ils sont un bon remède à l'insomnie, la dépression, l'irritabilité, la colère, la fatigue physique et mentale. Ils soulagent la tension postmenstruelle, la congestion pelvienne, les règles trop abondantes, les bouffées de chaleur, les suées nocturnes et les sautes d'humeur. L'eau de rose purifie et tonifie la peau, élimine l'inflammation dans les cas d'acné, de boutons, de furoncles, d'abcès et d'yeux irrités.

Attention : à éviter pendant la grossesse.

Rosmarinus officinalis
Romarin

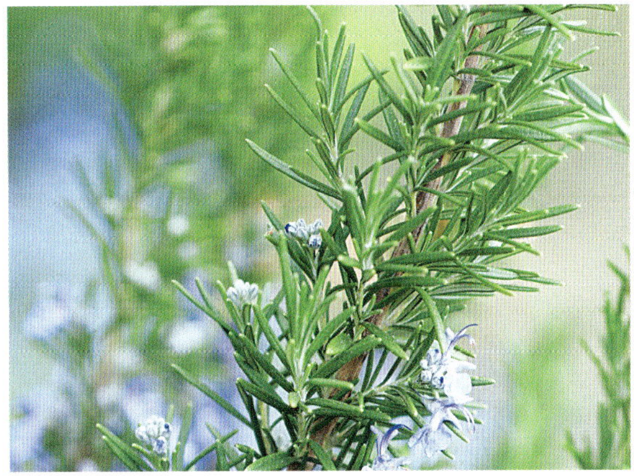

Ses feuilles et fleurs ont un effet stimulant et relaxant sur le système nerveux central ; elles réduisent l'anxiété et la dépression tout en augmentant l'énergie et la concentration, la vivacité mentale et l'égalité d'humeur. En prises régulières, le romarin est un excellent contre les céphalées et les migraines.

Il contient une huile volatile hautement antiseptique aux propriétés antibactériennes, antivirales et antifongiques, qui améliore les défenses immunitaires. L'infusion chaude de romarin aide à lutter contre les premiers symptômes de rhume, grippe, toux et infections bronchiques, et fait baisser la fièvre. Son âcreté a une action décongestive dans le traitement des rhumes, bronchites et asthme. Ses propriétés chauffantes et stimulantes augmentent le flux des sucs digestifs et de la bile, améliorent la digestion et la fonction hépatique et aident ainsi à détoxifier l'organisme. Il est excellent pour les troubles hépatiques, les calculs biliaires, la jaunisse et, en éliminant les toxines et les déchets, pour la goutte, l'arthrite et les affections dermatologiques. Appliqué sur la peau, le romarin a un effet chauffant et, en faisant affluer le sang sous la surface de la peau, il aide à la résorption de l'inflammation et accélère la cicatrisation. Il est employé pour soigner les coupures et les blessures, les plaies, les engelures, les ébouillantages et les brûlures. C'est un remède efficace pour apaiser les douleurs des articulations arthritiques, des muscles et pour traiter les infections locales comme le muguet vaginal.

Salvia officinalis
Sauge

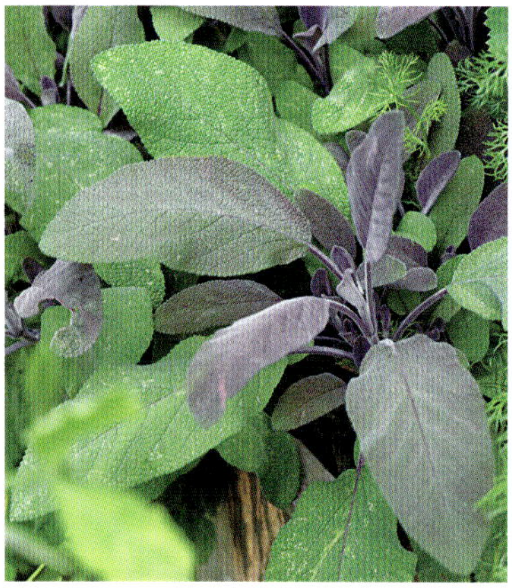

La sauge agit sur le système nerveux et c'est un bon tonifiant pour le cerveau. Elle est efficace contre les infections et peut traiter rhumes, grippes, fièvres, maux de gorge et bronchites. Ses propriétés diurétiques en font un bon remède détoxifiant, utile pour l'arthrite et la goutte. Dans l'appareil digestif, elle relâche la tension et calme les coliques, stimule l'appétit et la digestion, et soutient le foie dans sa tâche de détoxication. Elle protège la muqueuse intestinale de l'irritation et l'inflammation, et calme la diarrhée. La sauge peut être prise pour régulariser les règles et traiter les troubles de la ménopause. Elle est un excellent antiseptique de premier secours. On peut l'employer en gargarisme contre les maux de gorge, en bain de bouche contre les aphtes, en lotion et en douche dans le cas d'infections vaginales.

Attention : à éviter pendant la grossesse et l'allaitement.

Salvia sclarea
Sauge sclarée

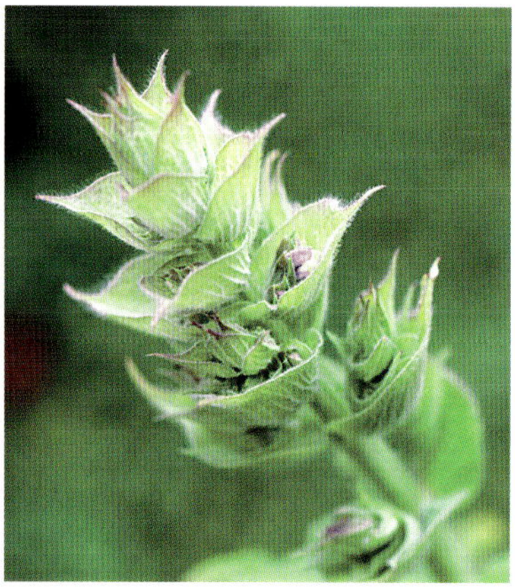

La sauge sclarée est une plante relaxante et tonifiante pour les nerfs, recommandée contre les troubles liés au stress (céphalées, insomnie et indigestion). Les préparations de feuilles et de fleurs sont utilisées pour soulager les douleurs et les spasmes de l'appareil digestif, les douleurs menstruelles et les contractions au cours de l'accouchement. Cette plante possède en outre un effet fortifiant, réduit la fatigue et aide à combattre la dépression.

La sauge sclarée agit sur le système respiratoire et soulage l'asthme et les toux sèches irritantes. Comme la sauge rouge, elle régule la transpiration ; elle est utile pendant la ménopause, notamment en raison de ses propriétés œstrogéniques. Elle fournit une lotion calmante pour les yeux.

Attention : à éviter pendant la grossesse et à ne pas associer à une consommation d'alcool.

Scutellaria lateriflora
Scutellaire

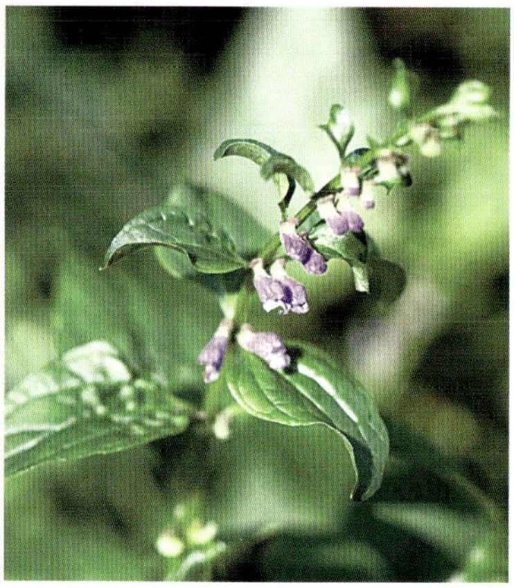

Ses feuilles et ses fleurs sont riches en nutriments essentiels pour un système nerveux sain et constituent un tonique parfait pour mieux supporter une vie débordante d'activité et de stress.

La scutellaire détend et apaise, aide à réduire l'anxiété et relaxe les muscles tendus et douloureux. Elle calme l'agitation, combat la dépression, dissipe la fatigue et favorise l'endormissement. C'est une excellente alternative aux tranquillisants et antidépresseurs ou pour aider au sevrage de ces subtances. Associé à des plantes ayant une action équilibrante sur la production d'hormones, comme le gattilier, la scutellaire aide à réduire les symptômes émotionnels de tension postmenstruelle et de la ménopause et à lisser les sautes d'humeur. Elle aide à soulager les douleurs telles que les céphalées nerveuses et l'arthrite et peut être utilisée contre les palpitations, l'épilepsie, les troubles digestifs liés au stress ; en infusion chaude, elle contribue à faire baisser la fièvre.

Stachys betonica
Bétoine

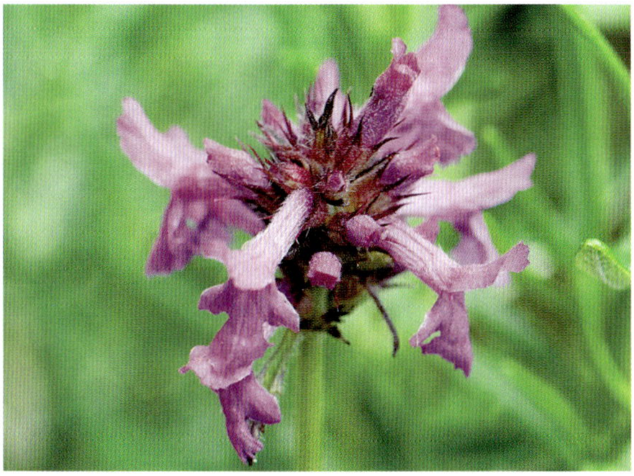

Les fleurs et les feuilles de la bétoine sont un excellent remède contre les maux de tête d'origines variées, dont une mauvaise irrigation sanguine de la tête, un foie paresseux ou la tension. Elles sont idéales pour soutenir le système nerveux en période de stress. La bétoine soulage les douleurs nerveuses comme la sciatique. Elle est dépurative et apaise les douleurs de l'arthrite, de la goutte et des rhumatismes. Elle est traditionnellement utilisée pour traiter les convulsions et les palpitations nerveuses. Elle traite aussi les douleurs menstruelles et la tension postmenstruelle, stimule le muscle utérin et déclenche les règles retardées. Elle est rafraîchissante et relaxante face aux troubles de la ménopause.

Elle calme l'indigestion, les coliques, les gaz intestinaux, les troubles hépatiques et biliaires ainsi que la diarrhée. Elle a une action décongestive et, en infusion chaude, permet de se débarrasser des rhumes de cerveau, catarrhes, sinusites et toux. Elle fait aussi baisser le taux de glycémie. En lotion et en crème, la bétoine arrête les saignements, accélère la cicatrisation et évite l'infection des coupures, blessures, plaies, ulcères, veines variqueuses et hémorroïdes, contusions, entorses et foulures ; elle est aussi utilisée pour purifier la peau. Elle est traditionnellement prisée comme du tabac pour calmer saignements de nez et maux de tête.

Attention : à éviter pendant la grossesse.

Taraxacum officinale
Pissenlit

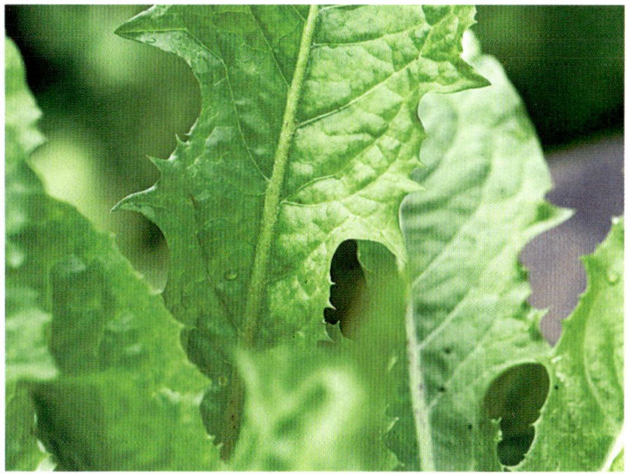

Ses jeunes feuilles sont très nutritives et ajoutent une note délicatement amère aux salades. Les racines grillées sont un excellent succédané de café.

Le pissenlit est un digestif amer et un tonique hépatique qui aiguise l'appétit et stimule la digestion. Les racines et les feuilles ont une action détoxifiante sur le foie et des propriétés diurétiques qui contribuent à l'élimination des toxines par les reins. Les jeunes feuilles sont traditionnellement consommées au printemps pour leurs vertus purifiantes et toniques. La racine est utilisée pour traiter les problèmes de foie, hépatite, infections de la vésicule biliaire, calculs biliaires et symptômes associés à une insuffisance hépatique, tels que fatigue, maux de tête, irritabilité et diverses dermatoses. L'utilisation régulière de pissenlit est efficace pour lutter contre l'arthrite, la goutte, la rétention d'eau, les infections urinaires, les problèmes de prostate, l'indigestion et la constipation. On peut appliquer le suc blanc des tiges sur les verrues pour les éliminer.

L'action thérapeutique du pissenlit sur l'appareil digestif s'étend au pancréas, où il aide à réguler la sécrétion d'insuline et peut donc être utile dans les cas de diabète et d'hypoglycémie.

Attention : le suc laiteux peut provoquer des nausées, des vomissements ou une diarrhée chez les enfants qui le consommeraient en quantité excessive.

Thymus vulgaris
Thym

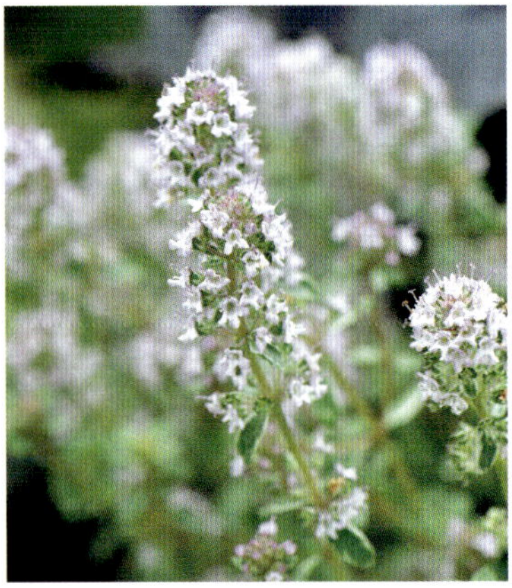

En infusion, en teinture ou en inhalation d'huile essentielle, le thym renforce le système immunitaire et aide à lutter contre l'infection. Par ses actions antimicrobiennes, expectorantes et spasmolytiques, il est excellent contre les infections respiratoires et bronchiques. Le thym relâche la tension dans l'appareil digestif. Ses propriétés astringentes protègent la muqueuse intestinale de l'irritation, l'inflammation et l'infection, et son action antimicrobienne est efficace dans le traitement des infections intestinales.

Son effet chauffant est bénéfique sur une mauvaise circulation. Le thym dissipe l'épuisement mental et physique, soulage la tension et chasse la dépression. Dépuratif, il aide à éliminer les toxines. En association avec des plantes calmantes, il soulage la cystite et le syndrome de colon irritable. Ils aident à éliminer l'acide urique et les toxines qui contribuent à la goutte et à l'arthrite.

Tropaeolum majus
Capucine

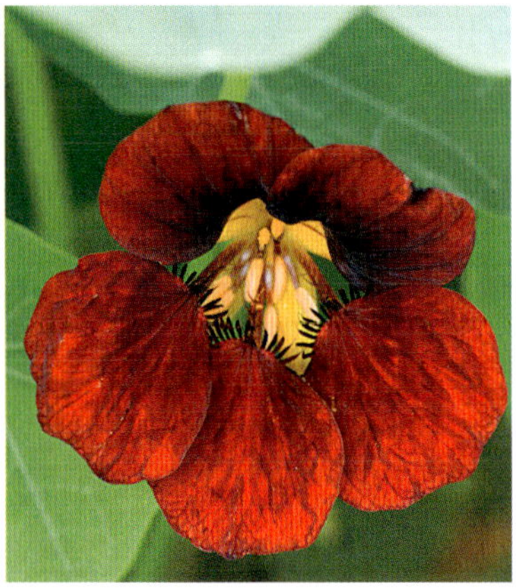

Les feuilles et les fleurs de capucine ont une saveur amère et piquante qui stimule l'appétit, améliore la digestion. Elles traitent efficacement des défaillances digestives et hépatiques. Elles stimulent l'action du foie, du pancréas et de la vésicule biliaire, ainsi que la sécrétion d'enzymes digestives et assurent le bon fonctionnement de l'intestin. La capucine a également une action diurétique et ses propriétés antimicrobiennes en font un bon remède pour les infections urinaires et la rétention d'eau. Elle est un bon dépuratif du sang, améliore la circulation et renforce le système immunitaire. Elle a une action décongestive et elle est bénéfique pour les personnes fatiguées et sujettes aux infections.

La capucine est principalement utilisée comme traitement des infections respiratoires. Elle est expectorante, ainsi qu'antibiotique, antiseptique et antifongique.

Urtica dioica
Ortie

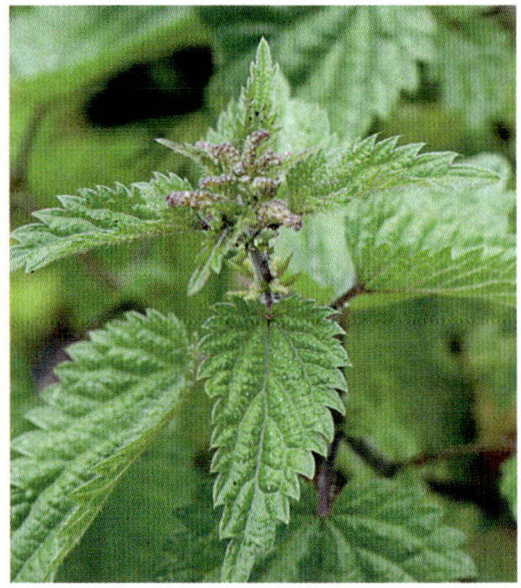

L'ortie est riche en vitamines et minéraux, notamment en fer, calcium, silice et potassium. Elle constitue un bon tonique printanier. En stimulant l'action du foie et des reins, elle aide à éliminer les toxines de l'organisme. En augmentant l'excrétion d'acide urique, elle soulage la goutte et l'arthrite et fait baisser la glycémie. Les graines d'ortie améliorent le fonctionnement de la thyroïde. Les racines sont efficaces dans les cas d'hyperplasie de la prostate. L'ortie est un diurétique naturel et peut soulager la rétention d'eau, la cystite et l'urétrite. Ses propriétés astringentes réduisent les saignements ; le jus frais ou l'infusion peuvent être appliqués sur les petites plaies pour arrêter les saignements et accélérer la cicatrisation. L'ortie active la lactation, est riche en fer et participe à augmenter le taux d'hémoglobine dans les cas d'anémie. L'infusion chaude atténue la congestion catarrhale et fait tomber la fièvre, et elle est un bon remède contre les allergies telles que l'eczéma et l'asthme.

Verbena officinalis
Verveine

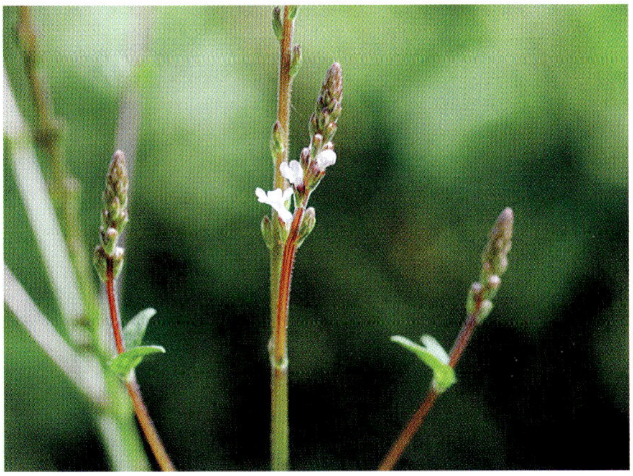

La verveine est une vivace rustique qu'on rencontre à l'état sauvage dans les haies et dans les terrains secs ; elle affiche des petites fleurs lilas réunies en épis longs et minces. Elle est cultivée dans plusieurs pays d'Europe, dont la France, où l'infusion de fleurs et de feuilles de verveine reste très prisée.

La verveine est un excellent tonique du système nerveux, qui calme, chasse la dépression et soutient l'organisme en cas de stress. On l'utilisera pour traiter la plupart des symptômes liés au stress, tels que les céphalées, l'indigestion, l'insomnie, l'hypertension, les douleurs et l'épuisement nerveux.

Cette plante aiguise l'appétit, améliore la digestion et l'absorption. Son goût amer stimule le foie, organe détoxifiant par excellence, et contribue à l'élimination des toxines de l'organisme et au soulagement des symptômes comme les maux de tête, l'irritabilité et la constipation. En infusion chaude, elle fait baisser la fièvre ; en infusion froide, elle a une action détoxifiante et elle est un bon remède contre la cystite. Elle active la sécrétion du lait chez les mères qui allaitent et aide à régulariser les règles.

Viola tricolor
Pensée sauvage

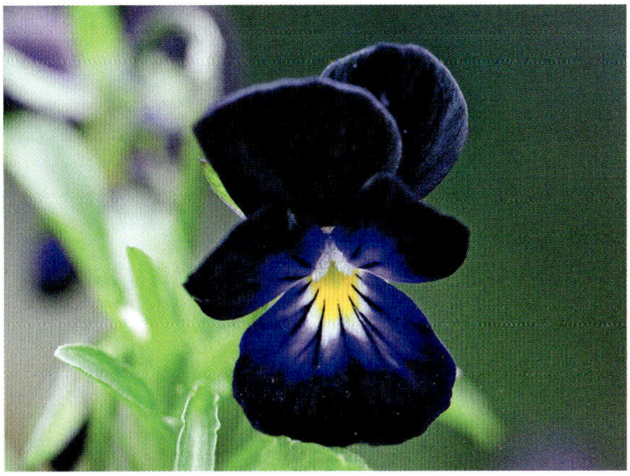

Cette charmante annuelle à ravissantes fleurs cordiformes est commune dans les terres cultivées. Dans une jardinière, c'est une plante précieuse car elle fleurit sans interruption du printemps à l'automne.

Les feuilles et les fleurs de la pensée sauvage ont des effets calmants et expectorants, sont efficaces contre les troubles bronchiques inflammatoires, les toux sèches, irritantes, la coqueluche, l'asthme et la laryngite. En infusion chaude, elle soulage la congestion des muqueuses et fait tomber la fièvre.

Par son action diurétique, elle soulage la cystite et la rétention d'eau et elle a un effet détoxifiant. Elle est souvent prescrite pour rafraîchir l'organisme. C'est en outre un dépuratif naturel de la peau ; ses salicylates sont également utiles dans le traitement de l'arthrite et de la goutte. Elle a un effet bénéfique sur la circulation, réduit l'hypertension, fortifie les vaisseaux sanguins et aide à prévenir l'artériosclérose.

Index

Les numéros de page en gras se rapportent aux entrées principales.

Remerciements

Produit par Bookworx
Edition : Jo Godfrey Wood, Designer: Peggy Sadler

Editeur : Sarah Ford
Responsable de projet : Camilla Davis
Photographe : Juliette Wade
Graphisme : Eoghan O' Brien
Contrôleur : Caroline Alberti

Photographies de Juliette Wade,
sauf page 127 milieu : Alamy/Brad Perks Lightscapes

Merci à Sian Hemmings pour son aide dans la composition
et l'entretien des potées